颜氏内科学术经验丛书

第二辑

颜乾麟
医话医论医案集

主审◎颜乾麟

主编◎刘爱华　费鸿翔

U0247936

上海科学技术出版社

图书在版编目（CIP）数据

颜乾麟医话医论医案集. 第二辑 / 刘爱华，费鸿翔
主编. -- 上海：上海科学技术出版社，2021.1
（颜氏内科学术经验丛书）
ISBN 978-7-5478-5123-4

Ⅰ．①颜… Ⅱ．①刘… ②费… Ⅲ．①医话－汇编－
中国－清代②医论－汇编－中国－现代③医案－汇编－中
国－清代 Ⅳ．①R249.7

中国版本图书馆CIP数据核字(2020)第203468号

颜乾麟医话医论医案集
主审　　颜乾麟
主编　　刘爱华　　费鸿翔

上海世纪出版（集团）有限公司
上海科学技术出版社　出版、发行
（上海钦州南路71号　邮政编码 200235　www.sstp.cn）
苏州望电印刷有限公司印刷
开本 787×1092　1/16　印张 16.5
字数 250 千字
2021 年 1 月第 1 版　2021 年 1 月第 1 次印刷
ISBN 978－7－5478－5123－4/R·2203
定价：58.00 元

本书如有缺页、错装或坏损等严重质量问题，请向工厂联系调换

内容

提要

　　颜氏内科传承已有百余年历史，颜氏内科流派现已成为海派中医流派传承研究基地之一。颜乾麟教授为颜氏内科第三代传人，全国名老中医工作室指导专家，全国第四、第五、第六批老中医药专家学术经验继承工作指导老师，2020 年获"上海市中医药杰出贡献奖"。

　　全书分三大部分："医话集"部分反映了颜乾麟教授深厚的中医功底，并提出自己的创新性看法，正符合守正创新的理念；"医论集"与"医案集"为学生们跟诊所整理，反映了颜乾麟教授在传承其祖父亦鲁公和其父"国医大师"颜德馨教授学术思想观点上的新思想。

　　全书凝练精华，医案选取严谨，皆由颜乾麟教授指导修改后所整理，于中医临床医师极富参考价值。

颜乾麟医话医论医案集

颜氏内科学术经验丛书

乙未暮春 李邪唐题

编委会名单

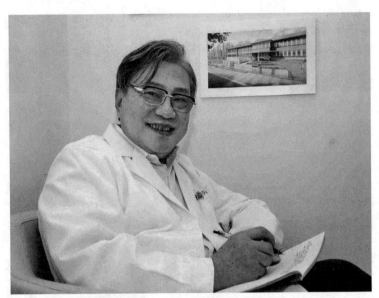

颜乾麟教授（1945— ），颜氏内科第三代传人

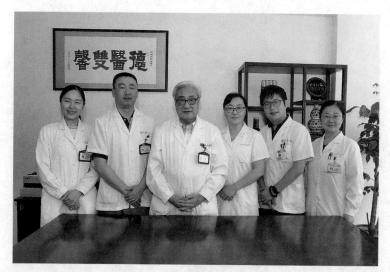

颜氏内科传人

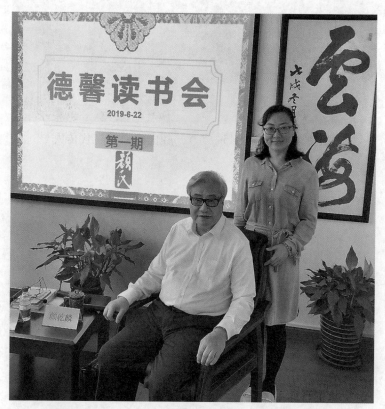

颜氏内科第三代传人颜乾麟与第四代传人刘爱华

前言

颜氏内科源远流长，名医辈出，是海派中医流派的重要组成部分。颜氏内科由颜亦鲁始创，又由其传人颜德馨和颜乾麟等不断融入新说而得以发扬光大，在中医诊治心脑血管病、疑难病方面不断探索创新，获得了许多突破性的进展。

颜乾麟，江苏丹阳人，主任医师，海派中医颜氏内科第三代传承人，为国家第四、第五、第六批全国老中医药专家学术经验继承工作指导老师。颜乾麟教授自幼受到中医文化熏陶，熟读中医书籍，伺诊于祖父与父亲左右，具深厚的中医功底，不仅在临床上解决众多疑难病症，在继承前辈学术思想的基础上又提出了"心病宜温""脑病宜清"等学术思想，并著书、带教、讲课，为颜氏内科的传承发展做出了极大贡献。2007年获得"全国首届中医药传承高徒奖"，2011年被评为"上海市名中医"，2012年被评为"全国名老中医药工作室"指导专家，2020年获"上海市中医药杰出贡献奖"。

为了做好名老中医学术思想和临床经验的总结推广工作，我们颜氏内科团队于2015年8月整理出版了《颜乾麟医话医论医案集（第一辑）》，在中医界引起了广泛而良好的反响，读者认为通过学习，能感悟颜氏内科长期临床实践总结出来的学术经验，对自身提高启发颇深。习近平总书记提出"传承精华，守正创新"，为了更好地传承研究颜乾麟学术经验，我们将近年随师学习临证的医话、医论、医案进行细致的记录和整理，由颜乾麟老师认真审稿，多次修改、完善而完成此书。本书主要由医话、医论和医案三个部分组成，医话部分包括中药古用和中医入门二十讲（下部）等；医论部分包括治法篇、方药篇和学术思想篇；医案部分总结了内科、皮肤科、五官科、妇科和儿科疾病案例。

医学之目的是大同的，即解除大众疾苦，保持身心健康，颜氏内科始终秉承着这样的理念传承与发扬中医。谨以此书献给广大中医工作者和爱好者，以期为中医初学者指引正确的学习道路，为中医临床工作者提供临证思路，也对有志于继承、发扬中医者有所启发。

编者

2020 年 7 月

目

录

颜乾麟医话集

颜乾麟医论集

颜乾麟医案集

颜氏内科学术经验丛书

颜乾麟医话医论医案集

颜乾麟医话集

中药古用

导　言

近代对中药的研究，每每冠以中药新用，即对某个中药进行药理分析或动物实验，根据其所含有的成分开展临床观察。笔者并不想否定这种研究思路，然而在当前大力倡导传承中国传统文化的形势下，面对浩如烟海的中医中药书籍，却很少看到发掘整理历代医籍中有关中药的文章。想到此处，多有"古调虽自爱，今人多不弹"之叹。先贤之明验，为后学之矜式。为此，笔者欲开辟"中药古用"一栏，广泛收集古代文献中有关中药的点点滴滴，或野史轶事，或名家应用心得，聚沙成塔，整理成文，略作发挥，以飨同道，冀读者能择善而从之。

一、茵陈退热

历代本草均谓茵陈为退黄专药，如清代陈士铎《本草新编》谓茵陈"专治瘅症发黄，非黄症，断不可用，果是真黄病，可用之为君"。其实，茵陈具有良好的退热功效，为世人所疏忽。

茵陈的退热功效在甘露消毒丹的应用中尤为突出，方中重用滑石、茵陈、黄芩三药，可谓君药。本方最早载于《医效秘传》一书，相传为叶天士所创制，王孟英在《温热经纬》中转载此方，并谓："但看病人舌苔淡白或厚腻，或干黄者，是暑湿，热变之邪尚在气分，悉以此丹治之立效。"笔者在临床上遇到湿热并重之发热患者，或高热烦渴，或低热绵绵，辄投此方出入，往往有立竿见影之效。

茵陈性味微苦、微辛，微寒；气味芳香，既有芳香化湿之功，又有辛苦泄热之效，擅长清热化湿，善治暑湿等发热病症，故清代汪昂《本草备要》谓其"苦燥湿，寒胜热，入足太阴经发汗利水，以泄太阴阳明之湿热……治伤寒时疾，狂热瘴症"。近代药理研究也证实茵陈有明显降温作用，降温幅度随剂量加大而增加，作用时间随剂量加大而延长，一般在给药前后30分钟即可出现体温下降。

清代林玉友《本草辑要》谓："凡药之为用，草木昆虫产之有地，根叶花实采之有时，失其地则性味少异，失其时则气味不全。"茵陈的采集时间有着严格要求，有歌谣曰："三月茵陈四月蒿，五月六月当柴烧。"三月间茵陈之叶刚刚发出，其叶密批白茸毛，软绵如绒，故而安徽地区称其名为"猴子毛"，茵陈若长至五六月，其叶茸毛脱落，其药效也随之减失。

茵陈虽然善长退黄，但绝不是退黄专药，在其他疾病中也经常应用，例如治疗痛风的当归拈痛汤（当归、茵陈、羌活、防风、升麻、葛根、苍术、白术、黄芩、知母、苦参、猪苓、泽泻、甘草）以及治疗茧唇的清凉甘露饮（犀角、银柴胡、茵陈、石斛、枳壳、麦冬、生地、知母、枇杷叶）中均用茵陈以清热利湿，可见茵陈的应用范围还远远没有被发掘出来，值得深入研究。

二、紫菀通便

紫菀通便，见于宋代施德操《北窗灸輠录》一书，谓："蔡元长苦大肠秘固，医不能通，盖元长不肯服大黄等药故也，时史载之末知之，往谒之，久之乃得见，已诊脉，史欲示奇，曰：请求二十钱。元长曰：何为？曰：欲市紫菀耳。遂市紫菀，末之以进，须臾遂通。元长大惊，问其说，曰：大肠，肺之传送，今之秘无他，以肺气浊耳，紫菀清肺气，此所以通也。"

紫菀苦、辛，温；功效润肺气、下气，化痰止咳，故而中药教科书《中药学》将其列入止咳平喘类，谓紫菀用于咳嗽气逆、咯痰不愈，以及肺虚久咳、痰中带血等各种类型的咳嗽，但未论及其通便功效。

泛读历代中药书籍，唯明代贾所学《药品化义》中多次论及紫菀的通便功能，如谓紫菀"因其体润，善能滋肾，盖肾主二便，以此润大便燥结"；论续断"若同紫菀用之，调血润燥，治血枯便闭"；论芄"合紫菀，润肠利便"；论麻仁"以此同紫菀、杏仁，润其肺气，滋其大肠，则便自利矣"。

海派中医颜氏内科认为紫菀的通便功能，除了开肺润下的药性外，尚与其具有调气通阳功效相关。清代名医尤在泾治疗胸痹证，每以紫菀为君，谓："胸背为阳之分，痹着不通，当通其阳，盖阳不外行，而郁于中，则内反热而外及寒，通阳必以辛温，而辛温又碍于脏气，拟辛润通便以代之。"或单用紫菀三两煎汤服下；或配以杏仁、白蔻、橘皮、桔梗等，调畅气机，以开其痹。

由于紫菀具有开上调气的作用，故在临床上尚有通利小便之功，正如《本草正义》谓："凡小便不利之候，多有由于气化不宣者，古人谓之气癃，不调其气，但与渗利，亦必不效，惟紫菀疏泄肺气，则上窍开而下窍亦泄，石顽谓其通调水道，其用在是，非仅以其温润也。"

紫菀通便的典例也证明肺为气之上源，肺与大肠相表里等中医理论，对临床用药依然有着重要的指导意义。

三、车前子治水泻

笔者早年随家父德馨教授抄方学习时，见家父习取车前子治疗急性水泻，屡治屡效。毕业后赴安徽嘉山县农村工作，每诊治水泻患者，即取新鲜车前草一两煎汤口服，也有立竿见影之效。

近读清代徐士銮《医方丛话》一书，见书中记载"欧阳文忠公尝得暴下，国医不能愈。夫人云：市人有此药，三文一贴，甚效。公曰：吾辈脏腑与市人不同，不可服。夫人使以国医药杂进之，一服而愈。公召卖者，厚遗之，求其方，久之乃肯传，但用车前子一味为末，饮下二钱云。此药利水道而不动气，水道利而清浊分，谷脏自止矣"。书中又有单方：车前子一钱，泽泻一钱，厚朴一钱二分，共为细末，滚水调服，有"立止水泻"之功，乃知车前子治水泻，古就有之。

车前子生长在车道路边，故取其名，其叶的形状相似于猪的耳朵，在安徽的农村称其为"猪耳朵棵子"，味甘性寒，其性下降，长于清热渗湿，全草作用与子相似，唯车前子尚可治疗眼疾。

颜氏内科流派认为暴病多实多热，久病多虚多寒。凡急性水泻，粪如水样者，当宗叶天士"湿胜多成五泻，欲使湿去，必利小便"之说，取车前子利小便以实大肠；若老年慢性泄泻，又当遵李中梓"若年已五十以上者，降气多而升气少，得之淡渗之品，是降之又降，更益其阴而重竭其阳，必用升阳补气之剂，同升、柴、羌、独、防用之，所谓湿寒之胜，以风举之，又曰下者举之"之言，在辨证基础上，加入升阳之药。两者一升一降，千差万别，不可混淆。

中医药院校教材《中药学》载车前子用于暑湿泄泻，有失偏颇，分析车前子药性，言其适应证为急性水泻则更为妥当，不知对否，尚祈高明指正。

四、苍术解郁

苍术气味芳香，善行而不守，故有行气解郁之功。由于平胃散的广泛应用，苍术燥湿之功大著于世，而行气解郁之效即被疏忽。其实，历代医家早已认识到苍术有良好的行气解郁的作用，如《玉楸药解》谓："苍术走而不守……泄水开郁，苍术独长。"《本草正义》也谓："苍术气味雄厚，较白术愈猛，能彻上彻下。"

越鞠丸是一张著名的解郁方剂，各版教材书皆谓苍术仅能解除湿邪。其实，创制本方的医家朱丹溪却有另一种说法："越鞠丸用苍术、香附，苍术能径入诸经，疏泄阴阳之湿，通行敛涩，香附乃阴中快气之药，一升一降，故郁散而平"。故而他认为苍术"总能解诸郁"。后世至清代，汪昂在《本草备案》中明确指出，苍术"能总解痰、火、气、血、湿、食六郁"。

苍术所以有显著的燥湿功效，不仅与其气味辛烈有关，更与行气解郁的作用相连。明代余世用《医源经旨》谓："气郁而湿滞，湿滞而成热，热郁而成痰，痰滞而血不行，血滞而食不消，此六者相因而为病也，是以治法皆当以顺气为先。"人之气道贵乎通顺，苍术味辛能行能散，俾气机畅行，津液流通，则不治湿而湿邪自去。

苍术解郁功效还表现在养生防老方面，《神农本草经》谓："必欲长生，当服山精"。山精为苍术的别名，古代文献认为苍术有强身养生、延缓衰老的功效，与其行气解郁的作用相关，老人多气而少血，《寿亲养老新书》谓："眉寿之人，形气虽衰，心亦自壮""性气不定，止如小儿""缘老人孤僻，易于伤感，越觉孤寂，便生郁闷。"苍术既能行气解郁，又能燥湿健脾，十分适宜老年人服用。为之，此书将平胃散列为养老天下第一方，称此方有"温养脾元，平和胃气，宽中进食"之功，谓"此方煮透，滋味相和而美，与众不同，所以为佳，老人尤宜服之"。

五、半夏治失眠

半夏性温味辛，有毒，《神农本草经》将此药列为下品，功效燥湿化痰，降逆止呕，消痞散结。由于其擅长化痰，故而临床多用于多种痰证，如清代陈士铎《本草秘录》谓："无论火痰、寒痰、湿痰、老痰与痰核、痰涎、痰结、痰迷，俱可用。"而对其所治疗失眠的功用很少提及。

半夏治失眠，最早记载在《黄帝内经》一书，《灵枢·邪客》谓："其汤方以流水千里以外者八升，扬之万遍，取其清五升，煮之，炊以苇薪火，沸置秫米一升，治半夏五合，徐炊，令竭为一升半，去其滓，饮汁一小杯，日三稍益，以知为度，故其病新发者，覆杯则卧，汗出则已矣。久者，三饮而已也。"

历代医家对此并未深入研究与应用，仅在盛唐时代，孙思邈《备急千金要方》创温胆汤，由半夏、竹茹、枳实、陈皮、生姜、甘草组成，主治大病后虚烦不能眠；明代王肯堂《证治准绳》创十味温胆汤（即温胆汤去竹茹，加酸枣仁、远志、五味子、熟地、人参、红枣），用治心胆虚怯、触事易惊或梦寐不祥，导致心胆惊扰，气郁变生诸证。

直到清代，陆以湉在《冷庐医话》一书中，才对历代医家应用半夏治疗失眠做了较好整理。为谓："汪春圃《拔粹医案》亦有以黄连、肉桂治不寐症者，丁俊文每日晡后发热微渴，心胸间怔忡如筑，至晚则生懊憹，欲骂欲哭，昼夜不能寐，诸药不效，延至一载有余。汪诊其脉，左寸浮洪，两尺沉细，知属阴亏阳盛。仿《灵枢》秫米半夏汤，如法煎成，外用肉桂三钱、黄连三钱，另煎，乘热同和入内，徐徐温服，自未至戌尽剂，是夜即得酣睡。"次日巳牌方醒。又谓："西溪居士《医学密旨》中载：'尝治一人患不睡，心肾兼补之药，遍尝不效，诊其脉，知为阴阳违和，二气不交，以半夏三钱、夏枯草三钱，浓煎服之，即得安睡，仍投补心等药而愈。'盖半夏得阴而生，夏枯草得至阳而长，则阴阳配合之妙也。"

由此可见，半夏对失眠一证，确有相当疗效，古人取半夏治失眠，或取秫米为配；或以交泰丸为佐；或用夏枯草为辅，其用意也颇为巧思，临床勿以平易而忽之。

六、牛蒡子消疮疡

牛蒡子又名大力子、恶实、鼠粘子。味辛苦，性寒，归肺胃经。《中药学》教材书将其列入辛凉解表药，谓其功效疏散风热，解毒透疹，利咽散肿。强调其主要应用于外感风热、咽喉肿痛以及麻疹初期、疹出不畅等，而对其擅长治疗疮疡的功用则浅尝即止，未作发挥。

《内经》谓："诸痛疮疡，皆属于心。"又曰："营气不从，逆于肉里，乃生痛肿。"可见疮疡多于心火热毒稽汤，气血壅滞而成。牛蒡子辛能散结，苦能泻热，性冷滑利，既能散壅结之热毒，又可通利大便而泻火邪，故而为疮疡所常用。如治乳痈结肿疼痛，脓未成者，常与连翘、天花粉、角针等同用，以增清热解毒，散结消肿之功，方如《外科正宗》牛蒡子汤；如大头瘟、痄腮等风热病毒之证，常与黄连、黄芩、升麻、柴胡等相配，共奏散风热、解肿毒之效，方为《东垣试效方》普济消毒饮。

历代中医药学对牛蒡子善治疮疡也多有描述，如明代贾所学《药品化义》谓：牛蒡子主治"诸毒热壅，马刀瘰疬，颈项痰核，血热痘，时行疹子，皮肤瘾疹"。清代王洪绪在《外科证治全生集》谓治疗肛门溃疡，"取活牛蒡草根、枝、叶……捣烂涂入肛内，拔毒平肛。牛蒡即大力草，俗呼气杀医生草"。

此外，牛蒡子也常被用于伤科疾病，如海派中医石氏伤科认为牛蒡子擅长祛痰消肿，通行十二经络，取其与僵蚕、白蒺藜、独活、秦艽、白芷、半夏、桑枝等同用，方如石氏牛蒡子汤，治疗风寒痰湿入络，周身关节疼痛等证，颇有效验。

明代杜文燮《药鉴》谓：牛蒡子"苦能解毒退热，而利咽喉之痛，并甘桔为妙；辛能达表润肌，而散疮疡之肿，同解毒尤良；合气与味，又治腰膝凝滞之血。"论述中肯，要言不繁，可谓较全面概括了牛蒡子的功效。

七、人参益智

人参益智，最早文献可见于《神农本草经》。谓：人参"开心益智，久服轻身延年。"历代本草书籍虽然也指明人参有安神益智功能，但在实践应用上，则多用于失眠多梦、惊悸怔忡等安神方面。轻者单用，重症多入复方，如《济生方》中的归脾汤，《校注妇人良方》中的天王补心丹等，却很少使用其益智功效。

用人参组方治疗健忘者，当首推唐代孙思邈的《备急千金方》，书中定志丸，取人参配茯苓、菖蒲、远志各等分，为末，炼蜜为丸，梧桐子大，每服七丸，日三次，主治"心气不足，五脏不足，甚者忧愁悲伤，匆匆喜忘"。嗣后，宋代许叔微《普济本事方》创宁志膏，由人参、酸枣仁、辰砂、乳香组成，并谓："予族弟妇，缘兵火失心，制此方与之，服二十粒愈，亲识多传去，服之皆验。"清代郑寿全在《医理真传》中列参枣汤，由人参、枣仁、猪心、甘草组成，主治老年人健忘、言语重复者。

心主神，脾主思与智。若心脾气虚，则精神不安，遇事易忘，故明代方谷在《医林绳墨》中谓："又有老人而多忘者，此则老人气血衰弱，神思昏迷，志意颓败也，又有心气不能专主，脾气不能善思，随事可应，不能善记，谓之健忘。"人参味甘微甜，其性微温。性禀中和，善补心脾之气，心脾之气强则心窍通利，能思而智益深，如《本草汇言》谓："人参补气生血，助精养神之药也。"近代经动物实验也证实人参及其制剂在提高学习能力、改善记忆等方面有明显促进作用，而且对记忆的各阶段均有影响。

随着人类平均寿命的延长，老年人健忘以及老年性痴呆已成为常见症状和疾病，人参在老年认知功能失常的治疗中，应该有其使用价值，值得深化研究。

八、补骨脂治不能进食

补骨脂出自我国现存最早的药物炮炙专著《雷公炮炙论》。《药性论》称为破故纸。本品辛、苦，大温；入脾肾经。教科书《中药学》谓其具有补肾壮阳、固精缩尿，温脾止泻等作用，主治肾阳不足之阳痿、腰痛或下元不固的遗精遗尿，尿频久泻等。而对补骨脂温肾暖脾，治疗不能进食的功效却很少有方书提及。

许叔微《普济本事方》载二神丸，用补骨脂 120 克，生肉豆蔻 60 克，共为细末，用大肥枣 49 只，生姜 120 克，切片同煮，枣烂去姜，取枣剥去皮核用肉，研为膏，入药和杵，丸如梧桐子大，每服 30 丸，盐汤下。主治脾肾虚弱，全不进食。并谓："有人全不进食，服补脾药皆不验，予授此方，服之欣然能食，此病不可全作脾虚，盖因肾气怯弱，真元衰劣，自是不能消化饮食，譬如鼎釜之中，置诸米谷，下无火力，虽终日米不熟，其何能化？"

由于四神丸治疗五更泻的功效著称于世，以致补骨脂温补脾肾，开胃进食的功能反而不彰，实属可惜。

《黄帝内经》谓："脾胃者，仓廪之官，五味出焉。"脾主运化，胃主磨谷，其性喜温而恶寒，喜燥而恶湿，最忌寒凉之物。昔柳公度善摄生以致寿，尝曰：我不以气海熟生物，亦不以元气佐喜怒也。为此，根据"火生土"的理论，历代医家特别重视肾阳对脾胃运化磨谷的影响，如明代周子干《慎斋遗书》谓："凡欲补土者，当先补火……如不思饮食，此属阳明胃土受病，须补少阴君火。"孟河医家马培之亦谓："脾胃为中土之脏，仓廪之官，赖肾火而生。"

《玉楸药解》谓：补骨脂能"温暖水土，消化饮食，升达脾胃，收敛滑泄、遗精、带下、溺多、便滑诸证。"比较全面地总结了补骨脂的功效。

九、骨碎补疗牙痛

先祖父亦鲁公受业于孟河马培之高徒贺季衡，在他遗作《颜亦鲁诊余集》中有一则医案按语："治牙痛久久无效，贺师原方不动，仅加青盐、骨碎补，药到病除，至此，牙痛多用之，每每获效。"

骨碎补一名猴姜，味苦性温，归肝肾两经，功效补肾活血，续伤止血，多用于肾虚腹痛，耳聋久泻或跌扑损伤。而对其治牙痛的特殊功用却少有提及。

骨碎补为苦温补肾之品，缘于肾主骨，齿为骨之余，故而医家喜用骨碎补治牙痛，如明代薛己《本草约言》谓："骨碎补味苦性温，无毒，入足少阴肾经，最能固齿杀虫"。

先祖父亦鲁公谓："牙痛不外虚火、风火、蛀牙，虚则补之，实则泻之，虫蛀则去之，不二法门也。"历代不少医家认为骨碎补仅适用于虚证牙痛，如张山雷在《本草正义》谓："骨碎补……能引升浮之热，藏于下焦窟宅，是可以治上热下冷。李濒湖谓研末同猪肾煨食，可治疗耳鸣及肾虚久泻、牙痛，皆是此意，非可通治胃家实火牙痛。"

然而，查清代徐守愚《医案梦记》中治一妇人唇口焦黑结壳，喉痛齿痛，牙床糜烂，饮食不能入口，药用黄柏、知母、桂枝、骨碎补、桑叶、丹皮、白芷、桔梗、甘草、青盐冲入。服药五剂，诸证减半。并注曰：骨碎补固齿驱风，青盐引浮火归根。可见骨碎补作为治疗牙痛的特效药，用于胃火牙痛，也有治疗效果。

此外，不仅内服骨碎补对牙痛有良好的止痛效果，而且外用对牙病也有相当疗效，如明代蒋仪《药镜》谓骨碎补配"青盐槐角，拌擦牙龈，能令齿固"。清代《得配本草》谓将骨碎补"瓦锅慢火炒黑，为末，擦牙痛出血神效"。

十、麻黄散邪止痒

麻黄首先于《神农本草经》列为中品，李时珍谓其味麻色黄而名。麻黄味辛而微苦，性温，归肺、膀胱经，功效发汗，平喘，利水。因其善于发汗，故《中药学》将其列为辛温解表药的代表药物，主治风寒表实证，而对其散邪止痒功效却只字不提。

查阅文献，清代以来，已有不少医家开始扩大麻黄的应用范围，如取其宣肺祛风的功效用于皮肤痒疹之病，清代林玉友《本草辑要》、汪昂《本草备要》均提及麻黄能治"毒风疹痹"，而其中描述较详细的当推徐大椿与黄宫绣。《神农本草经百种录》谓麻黄"轻扬上达，无气无味，乃气味中之最轻者，故能透出皮肤毛孔之外，又能深入凝痰积血之中，凡药力所不能到之处，此能无微不至，较之气雄力厚者，其力更大"。《本草求真》谓："麻黄辛温、微苦，中空而浮，入足太阳膀胱，兼入手太阴肺……至于手少阴心之风热斑疹，足厥阴之风痛目痛，审其腠理坚闭，病应用散，亦当审实以投。"为麻黄治疗瘙痒明显的皮肤病，提供了理论依据。

"国医大师"颜德馨教授认为肺主皮肤，皮肤瘙痒多由风、湿、热诸邪侵袭肺经相关，推崇《诸病源候论》所言："肺主皮毛，脾主肌肉，气薄腠理，风邪夹湿乘入，化为热毒，侵食肌肤，浸渍血脉，延扰日久，浅则外溢而脂液不停，深则内寄而烦躁不安，"临床习用生麻黄为主药，治疗顽固性湿疹、银屑病、慢性荨麻疹等皮肤瘙痒难忍者，并创立麻黄蝉衣汤（生麻黄、蝉衣、西河柳、赤芍、丹皮、槐花、苍术、黄连、甘草）治疗急慢性荨麻疹、每有立竿见影之效。

外科大家赵炳南治疗荨麻疹自拟麻黄汤（麻黄、干姜皮、浮萍、杏仁、陈皮、丹皮、白僵蚕、丹参、白鲜皮），与家父德馨教授的麻黄蝉衣汤异曲同工，均取麻黄为君，以散邪止痒，唯前者偏于风热证，后者侧重风寒湿证，临床辨证而施，皆有良效。

十一、葶苈子治咳嗽上气

葶苈子味辛苦，性大寒，归肺、膀胱经。历代医家取其泻肺功能，多用于实证咳喘，如《别录》曰："久服令人虚。"《本草经疏》谓："不利于脾胃虚弱及真阴不足之人。"教科书《中药学》亦谓："用于痰涎壅滞，咳嗽喘促的实证。"颜氏内科在长期临床实践中，发现葶苈子功擅肃肺，与麻黄相使而用，最能顺应肺的宣肃功能，只须配伍适当，凡咳嗽上气，虚实皆可用之，效如桴鼓。

笔者曾治一位亲戚因严重肺部感染住进 ICU，以气管插管呼吸机维持，然感染久久不能控制，予以麻杏石甘葶苈子汤加减，其中葶苈子剂量运用至 30 克，患者服用数剂后感染控制，竟能脱机，ICU 医护人员极为惊讶，何药如此神奇。

事实上颜氏内科擅用葶苈子可追溯到先祖父亦鲁公，在《颜亦鲁诊余集》载咳喘案一则："胡某，面浮足肿，胸胀咳嗽气粗，右脉滑大，服麻黄、甜葶苈开之泻之，两剂即平。"观其立案简洁，用方简练，取效迅疾。头面浮肿，咳嗽胸胀，可知肺气壅实；右脉滑大，可明痰饮为患，脉证相参，病属喘病，辨证为痰饮壅肺，以麻黄、甜葶苈对药组方，宣肺理气，降逆化痰，"开""泻"二字最能体现此对药功效特点。

家父德馨教授治疗肺系疾病喜用葶苈子，奉其为圣药，临证凡见痰热所致咳嗽上气，辄加葶苈子一味，谓葶苈子功能祛痰止咳、下气行水，主之痰热壅肺之咳嗽。肺部感染为诸邪（风寒痰热）致肺气不利，治节失司，气逆上行，肺失其用，如火动痰升、风痰上壅，当以肃肺祛痰为要。每在辨证用药基础上加入葶苈子一味，多有事半功倍之效。

中医入门二十讲（下）

一、中医病机学

病机，指的是病理机制，即疾病发生、发展、变化和转归的机制。中医病机学与西医病理学有相似之处，但又有很大区别。两者均研究疾病的病因、发病机制及其规律，但西医病理学着重研究患者局部的形态结构和功能代谢的变化，而中医病机学是以整体观点为指导，去把握和认识疾病的发病规律。

中医学认为，每一种疾病，都会有一个基本病机，所以在《素问·至真要大论》中有记载著名的病机十九条，如"诸风掉眩，皆属于肝；诸寒收引，皆属于肾；诸湿肿满，皆属于脾；诸气膹郁，皆属于肺；诸痛痒疮，皆属于心……"针对基本病机，进行处方用药，往往可获较满意疗效。

然而，以上基本病机并非固定不变，随着病邪的强弱，正气的盛衰，疾病的病机会出现变化和转归，且有规律可循。为此，我们的先辈总结了疾病的传变规律，来指导如何审机论治。如针对外感疾病，总结出六经辨证，卫气营血辨证，三焦辨证体系；针对内伤疾病，总结出阴阳辨证，气血辨证，脏腑辨证体系等。

《黄帝内经》明确指出："谨察病机，各司其属。"讲的就是论治疾病必须要审查病机，审查疾病的本质关键，以及疾病的变化所在，疾病的发病原因和疾病的传变去向。我们经常讲中医学的特色是辨证论治，其实所谓辨证论治，实质上应该是审机论治。

当前，一些中医教材把中医学诊治疾病的模式编写成分型论治，即一种疾病分成几种类型，每种类型对应相应的症状群，应该指定的处方和药物等。其最大的弊病就是不能体现出疾病病机的动态演变，把圆机活法的审机论治，讲成刻舟求剑的分型论治。两者大相径庭，这种纸上谈兵的教育方式是培养不出真正中医人才的。

因此，学好用好病机理论，是学好中医学的关键之一。

二、四诊之首——望诊

中医学的诊断方法分为望、闻、问、切，通常称之为四诊。望诊为四诊之首，为此，古代医家十分强调望诊的重要性，如《内经》有"望而知之谓之神"之说；《伤寒论》有"上工望而知之"之论；《医宗金鉴》又有"医家造精微，通幽里，未有不先望而得之者"等记载。古代神医扁鹊通过望诊，发现齐桓公的病由轻转重，直至病入膏肓的故事，也表明望诊在中医诊断疾病中有着指导意义。

望诊包括望色泽与望部位两个方面。

中医学认为，皮肤的颜色与光泽是人体脏腑气血盛衰的标志之一。如正常人的面部皮肤的颜色是红黄隐隐，具有光泽。但有病的时候，面色就会出现缺乏光泽的红、黄、白、青、黑五种不同的颜色，其中红色主热病，黄而无泽为脾虚，白色为气血虚弱，青色表示气血流行不畅、体内有瘀，黑色为阴寒之证。

通过望面、舌等部位来了解五脏六腑的病理变化，也是中医望诊的重要内容。以面部为例，《医学答问》谓："额上属心；左颧、目眦属肝；右颊、鼻孔属肺；瞳神、下颏属肾；眼胞、鼻准属脾；口唇、人中属胃。"人体内部器官有了病变，必然会反映到体表特定部位，通过视觉观察这些部位的形态与色泽，可以判断疾病所在。

望舌是望诊中重要的一环，通过望舌也可以诊断疾病。望舌包括望舌质与望舌苔两个部分，正常人的舌质为淡红色，如果舌质偏红，表示患者患了热证；舌质偏淡为气血两亏的征象；舌质偏紫，提示患者体内有瘀血；舌质偏胖是气虚湿阻的表现。正常人的舌苔为白色，如舌苔白腻，表明患者得了寒湿证；舌苔黄腻，证明患者患了湿热证等等。

此外，中医望诊还有望形态、望分泌物以及目诊、指甲诊等内容。《灵枢·本脏》曰："视其外应，以知其内脏，则知其所病矣。"我们的祖先在长期实践中，通过无数反复细致的观察与验证，逐步探索出来的望诊内容，是中医学的精华，值得我们后辈传承与发扬。

三、闻诊

中医的闻诊，是运用听觉和嗅觉诊察疾病的一种方法，包括听声音和嗅气味两方面。人体发出的各种声音和气味，都是由脏腑生理活动产生的，一旦体内脏腑出现病变，那么在声音及气味上就会出现异常表现。

听声音是听患者的语言、呼吸、咳嗽等声音的改变，从中可以辨别疾病的虚实情况。一般而言，声音亢进，呼吸有力者，多属实证；反之，声音低微，呼吸无力者，多属虚证。清代医家马培之谓："音声本乎脏气，气盛则声扬，气虚则声怯。"金代名医李东垣在《内外伤辨惑论》中亦指出："其外伤贼邪，必语声前轻后重，高厉而有力；若是劳役所伤，饮食不节，表虚不足之病，必短气气促，上气高喘，懒语，其声困弱而无力，至易见也。"

嗅气味是嗅患者体内发出的气味和排出物气味的变化，以从中辨别疾病的寒热情况。一般而论，体内或分泌物气味秽臭者，多属热证；反之，气味清淡者，多属寒证。如清代医家梁玉瑜在《医学答问》中谓："鼻气冷，口不臭，喷气无气味者，是虚寒里症也，治宜温补；如呻吟腹痛，口气酸糟者，热滞也，治宜消滞行气。"

此外，有些特殊的语声也可以反映某些疾病的病机。如谵语，指神识不清，胡言乱语而声高有力，多由邪热或痰火扰乱心神所致，见于急性热病邪入营血，或癫狂患者；郑声是以神态昏沉，甚或不清，语言重复，声音低弱，时断时续为特征，此为心气大伤、精神涣散的垂危征象，多见于危重疾病后期；独语是自语喃喃，无人时言，见人便止，首尾不续，多为痰浊蒙蔽，心神失常所致，可见于痴呆病。

正如《医学答问》中言："闻者，察其声音气息，以审病所在也。"应用闻诊辨别疾病的寒热虚实，既客观又真实，对临床辨证论治具有指导意义。而在实践中，不少医者在四诊应用时，往往忽略闻诊的重要性，这是不应该的。

四、问诊

中医问诊是医生通过询问患者或者患者家属，以了解病情，辨别疾病表里寒热虚实的一种方法。

问诊，从何处问起？明代医学家张景岳在总结前人问诊要点的基础上写成《十问歌》，清代陈修园又将其略作修改补充为："一问寒热二问汗，三问头身四问便，五问饮食六胸腹，七聋八渴俱当辨，九问旧病十问因，再兼服药参机变，妇女尤必问经期，迟速闭崩皆可见，再添片语告儿科，天花麻疹全占验。"清代名医喻嘉言在《寓意草》极闸人定议病式一文中对问诊的内容又作了详细补充，如"人之形志苦乐若何？病始何日？初服何药？次日再服何药？某药稍效，某药不效？时下昼夜孰重？寒热孰多？饮食喜恶多寡，二便滑涩无有。"

中医的问诊，很早就融合了心理治疗、整体观点、辨证论治等因素。因此，在问诊过程中，首先医生要态度和善，认真负责，使患者有一种安全感；其次要抓住患者的主诉，按照辨证论治的原则，全面了解病情，要善于分析，去伪存真，避免主观片面，果断抓住疾病本质，做出诊断。

清代医家余听鸿曾治一位十九岁女性，反复呕吐一年半，前医迭进旋覆代赭汤、进退黄连汤、四磨饮等，均饮之即吐，余听鸿方用大半夏汤合金匮肾气丸同煎，也倾吐而尽。由是余听鸿细问其患者之始末，得知患者每日仅能饮人乳一杯，但需分三五次服，方能饮尽不吐，或吞服金匮肾气丸三五粒，也能下咽。乃改用大半夏汤浓煎，频频小口饮服，金匮肾气丸和入蒸饭捣丸吞服，服后则未见再吐，如此调理三月而愈。这个案例显示了问诊在诊断治疗中的重要性。

中医学认为，诊治疾病，面对的不仅是"病"，还有"人"。既然是人，就要参考其年龄、性别、生长发育、禀赋等因素；又要了解其气质、性格、情志、智力和社会经历、人际关系、经济地位、生活方式；以及季节、气候、地理位置等自然环境对人的影响。这些对寻找病因，协助诊断，指导治疗均具重要意义。一个只懂疾病的生理病理，不懂的患者心理的医生，绝不是好医生。

五、切脉

中医学的切诊，主要指的是切脉。切脉是指医家用手指切按患者的两侧桡动脉，根据脉动应指的状态，来诊断疾病的方法。由于手腕桡骨茎突内侧一段的脉搏大约长一寸左右，所以中医学将其称为寸口脉。并认为寸口是十二经脉流注的部位，与全身脏腑气血关系密切，按切寸口脉，可以反映脏腑功能，气血盛衰的状况，既方便，又实用，故沿用至今并依然发挥着独特的诊断作用。

寸口脉分为寸、关、尺三部。诊脉时，先用中指按在患者掌后高骨内侧，定为关部；然后用示指按在关前，定为寸部；用环指按在关后，定为尺部。左右手的寸关尺部分候相应的脏腑，如左寸候心，关候肝，尺候肾；右寸候肺，关候脾，尺候命门。

《素问·脉要精微论》曰："尺内两旁，则季胁也，尺外以候肾，尺里以候腹。中附上，左外以候肝，内以候膈；右外以候胃，内以候脾。上附上，右外以候肺，内以候胸中；左外以候心，内以候膻中。前以候前，后以候后。上竟上者，胸喉中事也。下竟下者，少腹腰股膝胫足中事也。"其中对寸口脉分候脏腑进行了详细的叙述，至今亦具重要的指导意义。

诊脉的指法有举、按、寻等。如明代医家滑伯仁在《诊家枢要》所言："持脉之要有三，曰举、按、寻。轻手循之曰举；重手取之曰按；不轻不重，委曲求之曰寻。"不同的指法有着相应的指导意义。《医学答问》谓："轻按以分表里，中按以审寒热，重按以辨虚实。"张仲景在《金匮要略》中谓："脉大为劳，脉极虚亦为劳。"其中言脉大，必然是轻按脉大，重按无力，方可谓虚劳。如医家滑伯仁曾诊一人，暑月病身冷汗出，口干烦躁，喜冷恶热，欲坐泥水中，切其脉浮而数，按之豁然空散，诊为阴盛格阳，以真武汤冷饮，一进汗止，再进躁除，三服而安。提示脉诊在诊治疾病中的重要作用和不可替代性。

《内经》曰："持脉有道，虚静为保。"是言在医者诊脉时当宁心静气，而患者也当处于心平气和、安静的状态中。明代名医汪石山曾诊一远道而来的耳聋患者，切其两手脉象均数，乃谓"此恐乘轿远来，脉未定耳"，次日再诊，其脉皆稍敛，不及五至，非此日前之甚数也。此为医家诊脉时当注意之事项也。

需要强调的是切脉固然重要，但临证时必当望、闻、问诊合参，才利于疾病的精确诊断。

六、中药的四气五味

中药的药性理论包括四气五味、升降浮沉、补泻、归经等内容。这些理论都是我们祖先在长期实践中不断积累与总结而形成的，所以古代有"神农尝百草"的传说。

用气味来说明药性是中药学的特色。所谓气，即指药物性质，分为四种：寒、热、温、凉；所谓味，即指药物味道，分为五味：辛、甘、酸、苦、咸，简称四气五味。自古以来，各种中药书籍，每论述一药物时，首先必标明性味，这对于认识各种药物的药效，以及其共性与个性，指导临床用药，均具实际意义。

寒与凉、温与热为程度上之差异。即凉者寒之渐，温者热之微。不同的药性皆为药物作用于机体所产生的反应。例如人喝了白酒，就会出现热的现象，所以白酒属于温热性；吃了西瓜就会出现清凉的感觉，所以西瓜属于寒凉性。

药物的五味可通过味觉加以辨别。古人在长期生活实践中，不仅知道食物具有五种不同的味道，而且总结出五味有不同的药效，如《内经》所言之"辛散、酸收、甘缓、苦坚、咸软"便是对五味作用的归纳。后世医家在此基础上做了进一步发挥，将其补充为辛能散能行，甘能补能和，苦能燥能泻，酸能收能涩，咸能软能下。例如辛味的生姜有发汗、行气作用；味甘的蜂蜜具滋补功效；味苦的黄连能泻火；味酸的乌梅有收敛止汗止泻的药效；味咸的芒硝有软化大便的功能。

药物的性与味关系密切，只有把两者结合起来，才能全面而正确地了解和使用药物。历代医家在医疗实践中认真总结自己的用药经验，撰写了大量的药学专著，如《神农本草经》《新修本草》《本草纲目》《本草纲目拾遗》等，认真学习这些著作，是掌握中药知识的必要途径。

清代医家唐容川曾谓："设人身之气偏衰，则生疾病，又借药物一气之偏，以调吾身之盛衰而使归于和平，则无病矣。"利用药物的气味来纠正人体的阴阳、寒热、虚实的偏差，使其恢复平衡状态为中医治疗学之特色，其对临床的指导意义值得重视。

七、中药的配伍

中药配伍，就是根据药物的性能，有选择地将两种以上的药物合在一起应用，以适应病情的需要。配伍是应用中药的主要形式，在临床上具有重要意义，由于疾病的传变复杂多变，或数病相兼，或虚实并见，但凭单味药很难兼顾，因此必须把多种药适当地配合使用，才能适应复杂的病情。

中国最早的药物书籍《神农本草经》中就有"七情合和"之说，讲的就是单味药应用与药和药之间的配伍方法总结为七种情况，简称"七情"。按其作用而言，大致可分成五个方面。

其一，凡不用其他药物辅助，依靠单味药发挥作用的方法，称为单行。如独参汤，用一味人参大补元气，药专力宏，治疗休克等危重疾病，每能见功。

其二，两药相配提高疗效的配伍方法，称为相须与相使。其中，把功效相同的药物相配，称为相须，如人参配黄芪；而把功效不同的药物相配，可

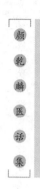

以提高疗效的称为相使，如黄芪配防风。

其三，两药相配可以减轻或消除药物的毒性与副作用的配伍方法，称为相杀或相畏。如乌头、附子有毒性的应用，必须配甘草以解其毒。

其四，两药相配，使药物的原有功效降低，甚至丧失，称为相恶。

其五，两药相配会产生毒性反应或剧烈副作用，称为相反。古人为了提示后人不要误用相恶、相反的配伍，专门编写了"十八反歌""十九畏歌"（相恶），便于朗读与记忆。

在临床上，充分应用中药的相须、相使的配伍，以提高治疗效果；使用相杀、相畏的原则，以减轻药物的毒性；避免相恶、相反的配伍，这才是正确应用中药的方法。

中药的疗效，在于正确的药物配伍，而不是剂量越大越好。例如扶阳派本来是云南地区的一个医学流派，由于所处的环境及饮食习惯，附子的用量特别大，这本无可非议，然而国内中医界错误的进行大肆宣扬，使其影响扩大到全国，各地盲目地模仿使用，全不遵循"因地制宜"的原则，势必会产生极大的不良后果。

八、方剂的组成

根据疾病的需要，古人在应用药物治疗疾病的过程中，从使用单味药发展到药物配伍应用，再从药物配伍使用发展到组方应用，这是中医方剂形成的过程。

方剂的组成以君臣佐使为原则，如《素问·至真要大论》谓："主病之为君，佐君之谓臣，应臣之谓使。"一方中，针对疾病主证并起主要治疗作用的药物，称为君药；辅助君药以加强疗效的药物，称为臣药；治疗疾病的次要症状，或消除、减缓君药、臣药的毒性或烈性的药物称为佐药；调和诸药或引经药，称为使药。"不传中药之秘在于量"，故方剂有效与否，很大程度上取决于君臣佐使药物的配伍与剂量。

自东汉名医张仲景著《伤寒杂病论》，创立伤寒诸方，历经唐、宋、元、明、清，各代医家创制的方剂不可胜记。按方剂的不同功效，古人将其分为十剂：宣可去壅剂、通可去滞剂、补可去弱剂、泄可去闭剂、轻可去实剂、重可去怯剂、滑可去着剂、涩可去脱剂、燥可去湿剂、湿可去枯剂。

知方甚易，用方甚难。古今诸方，补气不过四君，补血不过四物，养胃不过异功，益脾不过六君，补火不过八味，滋阴不过六味，发表不过麻黄、桂枝，消痰不过二陈、参苏饮，对症甚验，治病甚灵，若病不对症，方不应手。故为医者，理应认真钻研医理，决不能"袭几句阴阳虚实，五行生克笼统套语"（徐灵胎言），就到处泛泛而谈，开一些隔靴搔痒的方剂，不求有功，但求无过。

徐灵胎在《慎疾刍言》中谓："医之为道，全在身考。如服我之药，而病情不减，或反加重，则必深自痛惩，广求必效之法而后已，则学问自能日进。"这些肺腑之言，对每一位从事临床的中医人，都有着刻骨铭心的现实意义。

九、治法概论

辨证施治是中医诊治疾病的基本原则。辨证就是运用中医理论分析四诊所获的感性材料，明确疾病的本质和传变规律；施治是根据辨证的结果拟定相应的治疗方法。所以治法是辨证论治中的一个重要环节。

清代医家程国彭在《医学心语》一书中，把中医治法概括为八法，谓："论病之原，以内伤、外感四字括之；论病之情，则以寒、热、虚、实、表、里、阴、阳八字统之；而论治病之方，则又以汗、和、下、消、吐、清、温、补八法尽之。"

汗法，就是发汗祛邪的治疗方法，具有解表、退肿、消散疮疡等作用；吐法，就是运用催吐的方药，促使患者呕吐，以解除病痛的治疗方法；下法，就是泻下二便，逐邪下出的治疗方法；和法，就是调解脏腑气血阴阳的偏盛偏衰，促使机体平衡，恢复健康的治疗方法；清法，就是清除热邪的治疗方法；温法，就是祛除寒邪的治疗方法；消法，就是消除有形实邪的治疗方法；补法，就是针对人体阴阳气血或某脏腑的虚损，给以补养的治疗方法。

上述治疗八法，不能孤立对待。因病情错综复杂，难以用单一治法概括，常需数种方法结合应用，才能达到治疗效果。如程国彭所言："一法之中，八法备焉，百法备焉。"

然而，在临床实践运用中，中医的治疗方法已远远超出八法的范围。国医大师颜德馨教授从事临床七十余载，在长期实践中提出气血为生命之本，认为气血以充盈、流畅、平衡为贵，气血不和则百病丛生，从而创立"衡法"理论，取活血化瘀药与补气、理气等药相配，组成衡法方剂用以调畅气血，不仅在治疗疑难杂病证中取得良好疗效，而且在延缓人体衰老的研究中也卓显疗效。

未立法，先拟方，凭主观想象，堆积一些药物，这样的处方是治不好病的，而这种现象在当前中医界比比皆是。"依法立方"是中医学的一条重要原则，治法是制方的理论依据，方剂是治法的具体体现，后辈中医当勤勉学习，避免"盲人摸象"。

十、读书与临证是学好中医之本

历史悠久的中医学是中国传统文化的重要组成部分，在当今强调传承传统文化的背景下，让更多的人学习中医，这当然是一件好事。

学习任何一门学问，都要下一番功夫，学习中医也不例外。近贤秦伯未生前为了普及中医学，专门写了一本《中医入门》的书，在书中特别提出："我还认为学习中医理论必须与中医的经验相结合，这样的学习比较扎实。"然而，在学习中医的热潮中，自始至终存在着两个问题，或不重视理论学习，或不重视临床实践。

《宋元明清名医类案》中有一段话发人深思："俗云：熟读王叔和，不如临证多。此乃世医欺人之语，非确论也。心中无此理论，即临证千百，乃属茫然不悟，所以多读明贤专集，为第一义。"笔者在参评研究生答辩、职称晋升、外地人才引进时，多次、反复地向被考者问同一问题：你看过几本历代中医学著作？结果是非常失望的，几乎所有的被考者千篇一律回答是很少看古代医著。仅仅满足于中医教材，怎能成为名副其实的中医人才！

临床实践的最佳形式是跟师抄方学习。学习老师如何把中医理论转化为中医思维与临床技巧，使自己在临床上能用活理论、深化理论，掌握辨证论治的基本功。现在中医界有一种倾向，就是大力提倡创新。然而，目前中医界最缺乏的却是没有做好传承，没有全面原汁原味的传承，怎会有货真价实的创新！连最基本的理论知识都没有掌握，所谓的创新也是有悖于中医药的，作为后生晚辈应该多多学习中医经典，多多临床实践，万不可搬用"创新"二字掩盖自身中医学术修养的缺乏。

清代医家梁玉瑜在《医学答问》中谓："学问之道，半在读书，半由阅历。"当今中医泰斗谓："读经典，做临床。"这些至理名言，是应该成为所有中医接班人的座右铭。中医的生命在于疗效，一旦哪一天，中医传承断层，中医看不好病了，那中医也就自生自灭了。因此，普及中医知识和传承中医精髓，的确是当务之急！

颜乾麟论中医

一、郑钦安并不是扶阳派鼻祖

近来中医药界盛行扶阳一说，滥用重用附子有毒之品，全不顾《内经》"大毒治病，十去其六"之说，为了寻找理论依据，硬把清代名医郑钦安氏作为扶阳派鼻祖，就其扶阳的观点作为他们乱用附子的理论依据，实在是大大冤枉了郑氏。

笔者认为郑钦安并不是扶阳派的代表，而是阴阳辨证的倡导者。试从郑氏代表作《医理真传》《医法圆通》讲起，在《医理真传》叙中自述："余沉潜于斯二十余载，始知人身阴阳合一之道，仲景立方垂法之美……余不揣鄙陋，以管窥之见，谨将乾坤化育，人身性命之与夫气机盈缩，内因外因，阳虚阴虚，病情实据，用方用法，活通之妙，译言数十条，以明仲景立法垂方之苦心。"在《医法圆通》叙中又谓："余亦粗知医，每闲暇必细检阅，随地随时，穷究天地生人生物，盈虚消长，这个道理，思之日久，偶悟得天地一阴阳耳……万物总是在阴阳中，仲景分配六经，亦不过将一气分布上下、左右四旁之意，探客邪之伏匿耳。舍阴阳外，岂另有法哉！"一般而言，医家在著书立说过程中，往往会在"自序"或"叙"中表达自己的学术观点，郑氏也不例外。

细谈郑氏两本著作，足可证明其为阴阳辨证倡导者，如《医法圆通》中谓"万古一阴阳耳。阴盛者，扶阳为急；阳盛者，扶阴为先。此二语实治病金针，救生宝筏，惜乎人之不得其要耳。"试以"经来淋漓不断"一病而言，郑氏谓："按经来淋漓不断一证，有元气太虚，统摄失职者；有因冲任伏热，迫血妄行者……法宜养阴清热，如黄连泻心汤、生地芩连汤之类。"谁能说郑氏不用寒凉药物治病呢。

二、虚不受补刍议

"虚不受补"一般指因脾胃虚弱、体质差异等因素导致补益之药不能被机体转化吸收而发挥其功效。临床常有患者提出疑问，言久病体虚，为何服用西洋参、阿胶等补品，反而引起身体更加不适，出现腹胀、溏泄、乏力等症状。

清代名医吴鞠通撰写的《俗传虚不受补论》论述道："俗传虚不受补，便束手无策，以为可告无愧。盖曰非我之不会补，彼不受也。不知虚不受补之症有三：一者湿热盘踞中焦，二者肝木横穿土位，三者前医误用呆腻闭塞胃气、苦寒伤残胃阳等弊。湿热者，宣其湿而即受补；肝木横者，宣肝络，使不克土即受补；误伤胃气者，先和胃气即受补矣。和胃有阴阳之别、寒热之分。胃阳受伤，和以橘皮、半夏之类；胃阴受伤，和以鲜果汁、甘凉药品之类。随症类推，惟胃气绝者不受补，则不可救矣。"

故对于第一种情况，笔者常以清化湿热之法以祛体内浊气，使气机通畅，再以补益；或补气化湿之法同用，然必用颜氏内科常用之苍白二术以健脾运脾，使得补药可入。对于第二种情况，当疏肝理气为先，或用补气行气之法，使得肝气得疏，不致克犯脾胃，再投补益则能进之。对于第三种情况，则要避免蛮补呆补，或欲投苦寒必佐运脾之法。

颜氏内科推崇甘淡平补之法，所用药多为甘平和缓之品，看似平淡，确有疗效。世人喜欢补药，时医迎其所好，专集补方，概投滋补，卒至气血壅滞，阻塞中宫，弊病迭见。笔者主张应以清补为主，以符合"秋冬养阴"之理论，处方用药极其注重健脾和胃，补益运脾并重，补益喜用生晒参、沙参、玉竹、麦冬、山药、枣仁、当归、白芍、五味子等，以泽泻、茯苓、青陈皮、木香等理气和胃，并酌加少量的清上温下药对，如黄连、肉桂，以促进人体气血津液的畅通。

三、病症繁杂当从肝论治

在临床中经常会遇到一些症状复杂、久治不愈、难以确定病名的疾病，医者往往难于下手，患者长期被病痛折磨，辗转于中西医之间。这些病因未明、病机复杂、症状纷繁、治疗棘手的难辨难治性疾病，其病理可能涉及如气滞、血瘀、痰凝、水饮、湿毒、食积，乃至虚实夹杂，寒热转化，耗阴动血等。历代名医对此从不同角度探讨其治法，有"百病生痰、痰生百病"

"怪病多痰""诸般怪症皆属于痰"之说，提倡怪病从治痰着手；亦有主张从瘀论治者，如清代医家王清任创诸多逐瘀汤。先祖父亦鲁公则强调："肝为万病之贼。"受此理论的启示，同时基于多年的临床实践，笔者提出对于病机复杂，症状纷繁的疾病当从肝论治。

表面上看症状杂乱，多而无序，难于抓住重点，然仔细分析，可以找到共同点，即气机升降出入失常，而气机升降失常的关键脏腑是肝胆。肝，古人称其为"将军之官"，属木，应春阳升发之气，主一身气机疏泄，又藏一身之血，与胆相表里，《黄帝内经》云："凡十一脏皆取决于胆也。"李东垣谓："胆者，少阳春升之气，春气升则万化安，故胆所春升，则余脏从之。"若肝气郁滞，或亢或升降失司，气血失职，则诸脏受累。诚如清代名医张聿青所谓："吾人脏腑阴阳，一升必配一降。肝，脏义，本主左升；胆，腑义，本主右降。升者太过，则必化风化火；降者太过，则生沦陷诸痰。"因此，复杂的病变无不与肝有密切关系，"诸病不离郁，诸郁不离肝""气血冲和，万病不生，一有怫郁，诸病生焉"。肝郁则气滞，引发痰凝、血瘀，而痰瘀多生怪病，清代医家金子久谓："见症丛杂，多是肝病"，叶天士亦谓："郁则气滞，气滞久则必化热，热郁则津液耗而不流，升降之机失度，初伤气分，久延血分，延及郁劳沉疴……"故从肝入手治疗病机症状繁杂的疾病，可以化繁为简，抓住疾病的根本。故善调其肝，以治百病，胥有事半功倍之效。

四、痰饮病三温法治疗

痰饮与痰为二种不同概念，痰饮为病名，多为痰饮、悬饮、溢饮与支饮，其为阴邪，最易伤阳，属寒象居多；痰既为病理产物，又为致病因素，每由湿邪热化而成，多属热象。故《临证指南》谓："古称痰因气滞热郁，治当清热理气为先""若因寒因湿者，更当于痰饮门兼参而治之。"

张仲景《金匮要略·痰饮咳嗽病脉证并治》谓："病痰饮者，当以温药和之。"提出了痰饮病的治疗原则。笔者遵循以上原则，认为以"温药"治疗痰饮的方法当有三：一曰温燥，方用小青龙汤、平胃散之类，意在温化痰饮；二曰温通，方如苓桂术甘汤等，旨在疏通痰饮所致的气血壅滞；三曰温补，方取金匮肾气丸、香砂六君汤，取其温补脾肾，以绝生饮之源。

遵循先祖父颜亦鲁公所言："痰饮为患，上至巅顶，下至涌泉，随气升降，周身内外皆到，五脏六腑俱有，痰饮为患，表现虽异，但病源则一，均与脾胃失运有关。"在临床上强调痰饮病的治疗应以实脾燥湿为本，燥湿治标，实脾治本。所谓实脾者，即健运脾胃气机，俾脾胃气机顺畅，津液流通，则不治痰饮，而痰饮自消。曾治一例肺心病合并急性感染患者，高烧不退，咳喘并重，难以平卧，痰多色白，夹有泡沫，下肢浮肿，先进抗生素、清开灵等寒凉之品，效果不显。改用小青龙汤出入，一周后咳喘渐平，肢肿亦退。病情稳定后取四君子合苓桂术甘汤善后，此遵循"寒则涩而不流，温则消而去之"的原则，在辨证基础上酌加健脾益气、温化痰湿之品，阳光所到之处，冰雪融消，气血津液自然畅通。

五、四季如何养生

随着国内人民的生活水平提高，中医养生思想也成为热门话题，不论是期刊杂志，还是电台电视，都大讲特讲各类中医养生观点，其中不免出现良莠不齐的现象，戏说中医者有之，滥竽充数者亦有之。更有甚者，有的所谓养生专家为了自圆其说，一会儿讲中医理论，一会儿又谈西医观点，让听众不知所措。如何回归中医养生观的真面目，是真正有良心的中医人的使命。

中医养生的最高境界应该是天人相应的养生观，即顺应自然界的四季气候变化来调节人体的饮食起居，劳逸结合，保持精神与形体的相称统一。

天人相应的理论，是中国传统文化对自然科学的一大贡献。古人在天人相应整体观点上创造了科学的养生理论与方法，一年四季规律是万物由生而死，由始而终的根本法则，人顺应四季养生就能健康无病；反之，则可能患病夭折，如《素问·四气调神大论》所言："夫四时阴阳者，万物之根本也。所以圣人春夏养阳，秋冬养阴，以从其根。逆其根，则伐其本，坏其真矣。故阴阳四时者，万物之始终也，死生之根本也。逆之则灾害生，从之则苛疾不起。"故有《灵枢·本神》中"故智者之养生也，必顺四时而适寒暑"之言论。

《摄生论》谓："摄生之要，在去其害生者。"自然界的一切生物都受四季春温、夏热、秋凉、冬寒气候变化的影响，如春季多风，体虚之人易感冒发热；夏季多汗，伤津耗气，易使人疲劳；长夏最易湿困脾胃，引起纳呆泄泻；秋季干燥，易致咳嗽绵绵；冬季气候寒冷，阳气内藏，很容易诱发哮喘及心血管病发生。因此，不同季节，各有不同的养生大要，务求适应气候，顺应天时而避外邪，是养生所必须遵循的原则。

六、谈谈当今中医人的责任

中医是中华传统文化的重要组成部分，国家现在非常重视传统文化。对此，我们中医应该给予怎样的回答？应该怎样发展中医呢？笔者认为，我们中医要给当前社会做出三个回答。

（一）传播正宗理念，保护中医爱好者

有很多中医爱好者，尽管不是学中医专业的，但他们非常热爱中医，这对我们来讲是好事，又是一个压力。我们如何把一个真正的、传统的中医传授给他们？

中医是个热门话题，现在电台、电视台都在讲中医，那么这里的中医是否正宗呢？我们要打个问号，如果全是正宗的中医，那么社会上就不会出现中医爱好者上当受骗的现象了。有段时间盛传把"吃出来的病再吃回去"，其中就讲了绿豆能治百病，确实有很多人都相信这个说法。中医认为，疾病是由表里、寒热、阴阳、气血等失调造成的，绿豆是寒性的，它只能治疗热性症，这么看来绿豆怎么能治百病呢？如果我们能把一些真正的中医知识教给中医爱好者，并通过他们将其传播到社会去，那么就会减少上当受骗现象的发生了。

关于中医有许多认识误区。比如膏方，在商业的炒作下，膏方价格一直在涨，全民进补的热情也越来越高，说什么一年四季都可以吃膏方滋补。实际上，同汤药、丸剂、散剂等一样，膏方在中医里只是一个剂型，用不着这样去炒作。膏方在一年四季都可以吃，不同的是，春、夏、秋季吃膏方主要是用来治病，冬季的膏方才是进补的。

这些误导有商家的问题，但医生有没有责任呢？社会上有些商家为了推销，就说价格越贵的参疗效越好。照此说法，那么当属西洋参最好了，而实际上经过加工的红参才是真正好，因为它有大补元气的作用。但现在不管中医还是西医，一提到红参就好像看到了老虎、狮子，不敢用，其实人参经过炮制可以有很好的效果。气虚者吃生晒参，阳虚者吃红参，阴虚者吃西洋参。诸如此类的东西很少有人去梳理，这些理论都需要中医界给予回答。

其实，误导中医爱好者或者相信中医的人，对他们甚至于中医自身都是个损伤。所以，我的想法就是对中医爱好者一定要加以保护，一定要把我们

真正的、传统的、好的内容告诉大家，让他们能识别真中医还是假中医，不断扩大中医的影响力，让越来越多的人相信中医、学习中医。

（二）中医界要争鸣，只有争鸣才能发展创新

不要只研讨，不争鸣，忌"一团和气"。任何一个学科，不去争鸣、不去讨论，就不可能得到发展。中医界应该有百花齐放、百家争鸣的局面，但现在中医界却死气沉沉，很少有人去讨论中医的学术观点。中医的许多研讨会是只研不讨，大家一团和气，只讲优点，不谈弊端，这样中医如何能提高？我们中医界要很好地把中医的理论、中医的方法、中医的所有好的东西，系统地整理一下，要规范化。

我们颜氏内科有个特点，就是用药剂量小，我的方子经常传到浙江等其他省市去，受到当地临床医生的质疑，反馈回来的信息是：这样小剂量的方子能看好病吗？我认为，中医取效并不是剂量越大越好，而是辨证正确与否。我们能学张仲景的大剂量，也应该学学李东垣的小剂量，能用小剂量治好病，为什么非要用大剂量呢？是药三分毒，就算现在没有反应，难保长久下来不会对肝脏、肾脏有损害。

（三）中医不单单是调理，也能看好病

最近，我的孙女发烧，我带她去一所三甲医院看病，西医大夫给她开了退烧药美林和中成药小儿柴桂冲剂，对西药服用方法交代得很仔细。我问这个中成药怎么吃，他笑笑说："随便吃。"其实，中药也有严格的应用指征，但西医开中药，认为其可用可不用，完全是个附属品。所以说，中医的确面临着很大的考验。我们要用疗效证实中医不单单是调理，也能解决疑难杂症，能把很多疾病用中医方法看好。

在学医时，父亲一直教导我："你不要放弃阵地，中医的阵地不能越来越缩、越来越小，要不断扩大。"确实如此，如果什么病都得西医看，中医就看点感冒、胃肠疾病，中医的地位必然会越来越小。中医要振作起来，不要变成一个附属品。

七、慢性支气管炎的冬病夏治

慢性支气管炎的防治原则是发作时治标，缓解期治本。根据"春夏养阳"的原则，给予补肺、健脾、益肾以扶正固本。虽然部分患者在缓解期没

有症状，表面上与正常人无异，但实际上气道内的慢性炎症并没有控制，"夙根"并没有清除，所以必须积极治疗。人们平时常说的"冬病夏治"也就是这个意思。

缓解期治本的常用方法是补肺法、健脾法、益肾法。

（一）补肺法

中医学认为肺气虚必然就会影响呼吸功能，导致呼吸不畅，咳嗽气喘。肺气虚表现为乏力、气短、咯痰清稀、容易出汗、怕风，常易感冒，每因气候变化而诱发，发作前喷嚏频作，鼻塞流清涕。常用的中成药有补中益气丸和玉屏风散。"玉屏风"方名，是称赞本方功效有似御风的屏障，珍贵如玉。

（二）健脾法

中医学认为肺与脾有着密切关系。脾失健运，则津液代谢障碍，水液停滞，聚而生痰，影响了肺的宣降，而出现咳嗽痰多等症状。所以古人有"脾为生痰之源，肺为贮痰之器"的说法。古人提出"补脾益肺"的治法。

脾气虚症状表现为胃口不佳、饮食不多、食后腹胀、大便溏薄、乏力肢倦、面色萎黄，或平素痰多色白，或食油腻易腹泻，每因饮食不当而引发。健脾益气可以用六君子丸、参苓白术丸等中成药。还值得为读者介绍的是首届"国医大师"颜德馨教授的经验，他按"冬病夏治"的观点，用苓桂术甘汤加味方预防本病，常于夏季三伏天嘱咐患者连用本方一月，即可减少发作或不发作，颇为可取。该方组成是：茯苓9克，桂枝4.5克，炒白术9克，炙甘草3克，水煎服，同时服胎盘粉1.5克（每日2次），三伏天每日一剂，连用一月。前四味药即苓桂术甘汤，是古代治疗痰饮病的代表方剂。再加胎盘粉补肾益精，益气养血，补肺定喘，效果更佳。

（三）益肾法

肺主呼气，肾主纳气，肺的呼吸功能需要肾的纳气作用来维护。所以古人有"肺为气之主，肾为气之根"之说，若肾的精气不足，纳气无力，则气浮于上。所以在哮喘的防治中，无论急性期还是缓解期补肾法都是重要的。

肾阴虚的患者表现腰酸腿软、头晕耳鸣、口干、手足心热、夜间盗汗、形体消瘦，可以用都气丸或麦味地黄丸（六味地黄丸加麦冬、五味子）等中成药治疗。肾阳虚则表现为腰膝酸软，畏寒肢冷尤以下肢为甚，或大便溏薄，或小便清长，夜尿多，常用的中成药是金匮肾气丸。

以上为慢性支气管炎缓解期的一些方便易行的方法，如购药服用，应请医生对症加减处方为宜。

八、关于中医临床思维的思考

中医学在漫长的医疗实践过程中，一直受到中国传统文化的影响。因此，在它的理论体系中，包含着丰富的朴素唯物主义观点和辨证法思想。这些理论不仅源于实践，而且一直有效地指导着临床实践，经得起实践的检验，并在长期的医疗实践中，逐渐形成了独特认识人体生理病理的临床思维模式。由于临床思维是决定临床疗效的关键，而创新的临床思维又是中医理论发展的基础，所以积极开展中医临床思维的研究，对于传承与弘扬中医药有着重大的现实意义。

（一）研究中医临床思维的意义

所谓中医临床思维，就是指医者在临床诊疗过程中，应用自己掌握的中医理论和自身的实践经验，在判断和分析疾病本质、发病规律，制定治疗、预防疾病的原则及处方用药过程中所表现的思维活动。

中医临床思维贯穿于整个诊疗过程中，根据临床诊疗的不同阶段，临床思维大致可分为3种表现形式：① 在诊断疾病过程中所表现的思维，称之为中医诊断思维；② 根据患者的症状进行辨别所表现的思维，称之为中医辨证思维；③ 制定具体治疗方剂和药物配伍所表现的思维，称之为中医治疗思维。这3个阶段所表现出来的思维相互联系，相互渗透，相互影响。

中医临床思维的研究，是以探讨医者在临床实践全过程中的思维活动为主要内容，因此，临床思维包括中医理论是否全面掌握、临床经验是否丰富、处方用药是否正确等，能直接反映一个医者的专业水平。唐代孙思邈在《千金翼方》中提到："医者，意也，善于用意即为良医。"指的就是行医治病，贵在思维。任何一名医者，要想在临床上取得良好的治疗效果，其基本条件就是必须完善自身的临床思维。实际上，一个高明的医者与一般的医者之间的差异，最主要的一个方面，就是思考问题能力的差异，即临床思维能力的差异。因此，加强对中医临床思维的培养与训练，提升医生的临床思维能力，不仅有利于提高中医中药治疗疾病的效果，而且也是造就优秀中医临床型人才的必经之路。

临床思维能有效地把中医理论与临床实践融汇贯通，是提升中医学术水平和提高治疗效果的基础。从这个意义而言，临床思维是中医理论发展的动力与源泉。数千年来，中医名医名说辈出，如张仲景的伤寒六经辨证法、刘完素的脏腑六气病机说、李东垣的脾胃论、朱丹溪的阳有余阴不足说、张景岳的阳非有余论、吴有性的瘟病学、叶桂的温病卫气营血辨治体系等，这些学术思想的独特之处，均来源于独特而创新的临床思维，而这些创新临床思维又都引发中医理论的发展与进步。

（二）中医临床思维的指导思想

整体观、辨证论治、动态平衡观是中医学的核心理论。这些核心理论自始至终指导着整个临床活动，也是构成中医临床思维模式的理论基础和指导思想。

中医学认识到人体是一个有机的整体。人体各脏腑组织在结构上不可分割，在功能上相互协调，在病理上相互损伤。同时，人类作为自然界的一员，每时每刻都受到自然界春夏秋冬变化的影响，自然界给人类提供赖以生存的必要条件，而它的变化运动又经常直接或间接地影响着人体的生理病理。由于中医学非常重视人体本身的整体性及人与外界环境的相互联系，所以因时、因地、因人制宜就成了中医认识疾病的重要原则。在临床诊断疾病思维过程中，必须充分分析外界环境与人体活动的联系，人体局部病变与整体的关系，只有这样，才能卓有成效地进行临床诊治活动。

将四诊搜集的有关疾病的多种症状加以分析综合、概括，判断为某种性质的证候过程，称为辨证；根据辨证结果，确定相应的治疗方法的过程，称之为论治，辨证与论治是紧密相连的两部分。辨证论治作为指导临床诊治疾病的基本原则，要求医者在临床辨证思维过程中，既应该看到一种疾病可表现出多种不同症状，又须注意不同疾病在其发展到某些阶段可出现类同症状，因此，可以采取"同病异治"或"异病同治"的方法来解决，这正是辨证论治的精神实质。

在正常生理活动中，人体总是保持着协调和平衡状态，而这种生理平衡建立在气机的"升降出入，无器不有"，血液的"流行不止，环周不休"的恒动基础上。疾病的发生与发展，可以用人体失去平衡和失去协调来解释，这种失衡与失调，既可表现为人体阴阳的失衡，又可表现为脏腑组织之间的失调。中医学治疗法则的精髓，在于"谨察阴阳所在而调之，以平为期""疏其血气，令其调达而致和平"，故中医临床治疗思维的目的，就在于应用各种具体的治疗手段，以疏通气血，调整机体阴阳与脏腑，使之建立新的平衡与协调，从而达到治愈疾病的目的。

（三）中医临床思维的培养与训练

任何一种中医临床思维都离不开知识，如果没有知识，就不能形成思维，更不可能熟练运用，因此知识要素决定着思维功能的强弱。一般而言，知识越丰富，相应地在此基础上建立起来的思维也越完整，而知识的积累包括读书学习与临床实践，两者不可缺一。

要想具备扎实的中医理论基础，就必须认真读书，读书是掌握中医理论的最佳方式，因为任何一种思维都以记忆为基础，记忆是创造之母，而读书背诵就是一种记忆储存，有了丰富的记忆储存，才能进行创造性思维活动。当前，中医学院在读学生学习中医理论存在着局限于教材学习的现象，各地也先后编辑出版很多中医教材，学习这些教材，有利于建立一个基本中医理论的框架，但离全面掌握中医理论的要求还有很大差距，这正是中医大学生毕业后，临床不会诊治疾病的根本原因所在。因此，必须重视学习中医经典原著，包括历代名医论著，如张仲景、刘完素、李东垣、许叔微、周慎斋、叶天士等名医著作，他们在各自的医疗实践中，形成各具特色的学术思想和诊疗疾病的临床思维，通过学习他们的著作，可以开阔眼界，启迪思维，从而不断提高自身的临床思维水平。

中医学是实践性很强的一门学科，因此，在掌握中医理论的同时，加强中医实践活动更为重要，要早实践，多临床，常运用，反复训练，仔细思考，才能逐渐掌握正确的中医临床思维。读书、临床、再读书、再临床，如此不断循环，正符合辩证唯物主义的认识路线："实践、认识、再实践、再认识"，这种形式也正是培养中医人才的有效方法。临床实践最佳途径就是师承制的教学模式，在跟老师抄方的过程中，要学习老师的学术思想、临床经验和诊疗思维特点，尤其要学习老师知常达变，圆机活法，把理论转化为临床诊治技巧的思维。通过老师的点拨，使得所学的书本知识与临床实践融汇贯通；通过老师验案的学习，联系有关经典理论知识的应用，可以显示中医理论的实用价值，也能够增强自身学习中医的信心与决心。

九、中医病机理论的思考

（一）病机理论与辨证论治

中医诊治疾病的过程可以分为收集症状、辨析证候、识别病机、确立治疗原则、制定治疗方案等。其中最能体现中医诊疗特色的是辨证、识机和立法三个方面，而辨证的过程，实际上就是识别病机的过程，制定治法和方法又是根据病机设计确定的，因此，中医辨证过程中，审识病机乃是关键的环节。中医历来强调辨证中辨识病机的重要性，早在《内经》就倡导"审察病机，无失气宜"，并提出"病机十九条"作为范例；《神农本草经》首先言及"病机"一词，并谓"凡欲治病，先察其源，先候病机"；《伤寒论》《金匮要略》以六经、脏腑的病机变化为依据，对外感和内伤病进行辨证；清代叶天士、吴鞠通创立了卫气营血、三焦为核心的辨证识机体系。由此可见，病机理论在中医辨证论治中占有相当重要的地位。

辨证论治作为中医学的特色，其运用正确与否，取决于医者的理论水平、临床经验和思维能力，其中思维能力尤为重要，因为辨证是手段和思维的过程，识机是目的和思维的结论，所谓"圆机活法"就是要求医者在临证过程中，能运用自己的理论知识和经验，灵活把握疾病发生的变化，掌握主要矛盾与次要矛盾的转化，从中审察疾病的病机所在，而施与适宜的治法，决不可随心所欲，胶柱鼓瑟。当前"中医缺才"，简而言之，就是缺乏中医思维的人才，缺乏能熟练运用中医理论在诊治疾病过程中进行正确审识病机的人才。

（二）病机理论与中医学术创新

病机是中医学分析疾病的一个理论假说，具有分析、解决中医临床问题和指导临床实践的作用，它能有效地把中医理论与临床实践融汇贯通，是提升中医学术水平和提高治疗效果的基础。从这个意义上说，病机理论是中医继承、发展、创新的突破口，中医药发展史表明，病机理论的创新促进着中医理论的发展。金元医家刘河间的脏腑六气病机学提出，阐发了火热病机，补充了燥邪致病因素；张从正的"气血流通为贵"的论述；李东垣的"火与元气，不能两立"的提出；朱丹溪的"阳常有余，阴常不足"和"湿热相火"的阐释；吴又可瘟疫病机的阐明以及王清任瘀血病机的发挥等，都引发了中医理论和实践的进步，促进了中医理论不断改善，增加了临床治疗手段。从以上医家的贡献可以看出，病机理论是中医学科新的理论增长点，它作为中医解析、认识疾病的一种理论，值得深入研究。

病机理论的创新，不是单凭主观臆测所能得到，必须经历临床实践、反复检验、不断总结。一个新的病机假说融入中医理论，成为辨证论治遵循的思路，大致需要经过几个阶段：临床发现新的问题并提出病机假说；应用相应的治疗方法进行临床与实验研究；得出结论后再经多次检验得以证实，最终形成新的病机理论。

（三）病机理论研究设想

中医理论与实践的研究，离不开继承，只有正确的传承，才能有健康的发展。中医病机理论研究也必须在梳理历代中医病机文献的基础上，才能有真正发展。针对目前有关中医病机理论研究资料不多的情况下，可以有目的地选择气血病机、基本病机以及病机演变规律等内容进行研究，从中找到突破口，逐渐形成完整的理论体系，发展成为现代中医病机学。

1. 气血病机的研究

气血是构成人体最基本的物质，是脏腑经络等组织器官进行生理活动的物质基础，生命的本质在于气血，离开气血就无所谓生命，而气血失和不仅是脏腑、经络、形体、官窍等多种病变的基础，而且也是分析和研究各种临床疾病病机的基础，所以《内经》有"气血失和，百病乃变化而生"之说。

国家标准《中医病证分类与编码》中，气证类别有 69 个证名，血证类别有 89 个证名。从临床和基础研究成果来看，气血病证在心脑血管、呼吸、消化、泌尿、皮肤、骨骼系统疾病中大量存在，说明气血病证既有广泛性，又有复杂性。众多疾病发病情况和病机变化错综复杂，但在复杂的病机中大多涉及气血；另一方面，气血失调也会产生多种病变，因此可以说，气血失和是机体病变和脏腑失调的集中病理反映，它与任何一脏一腑的病理变化都可发生关系，气血失和，循行受阻，就会导致脏腑功能低下，进而出现功能失调和病理障碍，引起脏腑病变，疾病丛生。所以从气血角度辨证，可以把握疾病在人体中的整个病机。我们在中医防治心脑血管病的研究中，发现气血失衡是众多心脑血管疾病的基本病机，通过疏通调和气血可以调整脏腑组织功能活动，使其从病理状态转至正常生理状态，从而治愈疾病，机体恢复健康。抓住气血病机这一关键环节开展病机理论研究，可谓"得其要者"。

2. 基本病机的研究

基本病机有广义和狭义两种概念，广义而言是指机体对于致病因素侵袭或影响所产生的基本病理反应，包括邪正盛衰、阴阳失调、气血失和等，是病机变化的一般规律，也是分析具体疾病病机的基础；而狭义的概念乃是指具体疾病的基本病机。人体由若干脏腑、组织、器官所组成，五脏六腑各有其不同的生理功能，当这些脏腑出现病变时，就会产生不同的病机，临床疾病多种多样，不同的疾病和不同的证候，各有其特殊的基本病机。以咳嗽为例，尽管有外感、内伤、寒、热、燥、痰等不同病因，然而"宣降失和"是其基本病机，治疗总以宣肃肺气为主；又如黄疸证，基本病机为"湿邪困阻"，所以《金匮要略》谓"诸黄家病，但利其小便"，在论治处方中总要加入茵陈、车前草等利水退黄之品。疾病的基本病机大致有以下特点：从疾病开始即存在，并自始至终影响着疾病的发展；对疾病的病机演变起主要影响；针对基本病机治疗，可以使疾病好转或治愈。

深入研究疾病的基本病机，确立治疗原则或治法，有利于把握治疗的原则性和方向性，从而使辨证论治既能解决疾病现阶段的主要矛盾，又能兼顾疾病的全过程，有效地指导辨证论治，无疑具有重要的现实意义。中医学对许多西医学疾病的基本病机认识，尚有不少空白或不足，想要对这些疾病取得更好的疗效，一定要加强基本病机的研究，我们在编写《颜德馨中医心脑诊治精粹》一书中，对心脑系统 20 个病证的基本病机进行了论述，如冠心病基本病机为阳虚邪实，中风的基本病机为气血逆乱等，为审机论治作了初步尝试。

3. 病机演变的研究

在中医学术中，习惯用四个字或八个字来概括病机。然而，这大多只能简单地概括疾病的初始病机，或疾病某阶段的病机，不能概括疾病病机的全过程。许多疾病，特别是复杂的疾病，从病因作用于机体，到某病特征性症状出现，以至疾病的发展，其病机不是一成不变的，而是根据正邪相搏，脏腑相传，气血虚实变化而出现不同的病机。正确的辨证论治方法就是要根据疾病基本病机不同阶段的演变特点进行分期，在每一个阶段再根据病因病机侧重点不同而进行论治，所以必须重视病机演变规律的研究。我们在防治阿尔茨海默病的研究过程中，抓住其发病隐匿、病程缠绵、症状多变的特点，针对肝郁血瘀的基本病机和不同阶段的病机变化，予以分期论治，取得较满意的效果。如早期除记忆力减退外，多有抑郁症状，病机多属肝郁血瘀，治宜疏肝化瘀；中期多表现为认知功能障碍，并出现精神行为症状，病机为肝郁化火，瘀热犯心，治宜清火开窍；后期表现为严重痴呆，甚则终日卧床不起，二便失禁，病机为郁火伤正，心肾阳虚，治宜温阳活血。

病机演变规律研究要求认识疾病发生发展全过程，并掌握贯穿整个疾病发展过程中基本病机变化，抓住其证型之间的演变规律，这种动态辨证观，充分体现中医辨证论治的精髓和内涵，尽管疾病在演变过程中可出现许多不同的证型，然而却都有其内在联系，这是因为这些证型变化都受到基本病机的制约和影响。辨证论治的灵活性就在于它紧紧抓住疾病在某一阶段病机变化特点而用药，而不是始终用一方一法治疗，而目前比较流行的分型论治，其弊病在于把灵活的辨证审机论治套上了固有的枷锁，使它失去灵活应用的神采之处。

总之，以气血病机为纲，把握和深化疾病基本病机和病机演变规律的研究，认真探识其内涵是非常必要的。

十、浅议"衡法"与"和法"

"衡法"为先父国医大师颜德馨教授所创，成为八法之外的一个重要治疗原则。气血学说是其主要理论基础，调气活血为其主要治法，平衡阴阳是其治病目的，故称之为"衡法"。"和法"的概念来源于《医学心悟》，是通过和解、调和的手段来治疗疾病的一种方法。其特点就是一个"和"字，它既不重在祛邪，也不重在扶正，而是重在调和。通过和法的调和作用，使人体正气和外界邪气之间取得某种和平，也使人体各个脏腑在功能运转上达到某种和谐。两者均为重要治疗法则，其最终目的均为恢复人体阴阳平衡或平和。从表面意思来看一为"平衡"，一为"平和"，貌似旨意相近，实则内涵迥异。

（一）和法与衡法的溯源

1. 和法溯源

"和法"与中国传统文化甚有渊源，后世医家也对其多有发挥，仁者见仁，智者见智，渐次形成了狭义、广义、泛义 3 种概念。

（1）狭义概念：是指清代医家程钟龄在《医学心悟》中所提出，包含于"汗、吐、下、和、温、清、消、补"八法之中，专指用小柴胡汤治疗伤寒的少阳病。

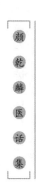

（2）泛义概念：渊源可上溯到《黄帝内经》，其中所述及"阴平阳秘""致和平""以平为期"。因中医治疗疾病的终极目的均为达到"阴平阳秘""致和平""以平为期"，此层面的概念似乎无法确立"和法"的独立性意义。

（3）广义概念：具体可参考《伤寒论》以及后世医家对和法的理论框架。张仲景提出健康在于"和"，疾病起于"失和"；重视人体"阴阳自和"的功能；论治本于"和"，创制了小柴胡汤、桂枝汤、半夏泻心汤、四逆散等经典方剂，成为"和法"的代表方剂。理、法、方、药条理清晰，这里的"和法"不限于和解少阳。如清代医家戴天章《广温疫论》言："寒热并用之谓和，补泻合剂之谓和，表里双解之谓和，平其亢厉之谓和。"将"和法"从和解少阳进一步拓展，成为广义概念的"和法"，既弥补了程钟龄八法中之"和法"概念的局限，也明确了"和法"的独立地位。最终广义概念之"和法"参考高等中医药院校《方剂学》教材，包含和解少阳、调和肝脾、调和肠胃（又有"调和寒热""调和脾胃"的称谓）三个方面。

因狭义概念不能概括"和法"的内涵，而泛义概念又失去"和法"的独立性存在意义，故本文所言之"和法"倾向于广义和法范畴。

2. 衡法溯源

先父德馨教授从20世纪50年代致力于中医治疗白血病的研究，首创白血病的分型论治，提出了中医对白血病诊断治疗的总体思路。由此，先父开始从血液病深入到气血理论的研讨，提出"气为百病之长，百病皆生于气"，并根据王清任之《医林改错》结合血液病临床实践经验，渐次重视到"瘀血"的形成乃"阴阳失调"之根本，即"气血不平衡"。在20世纪60年代提出运用活血化瘀法延缓衰老之研究。缘于丰富的临床实践基础以及确切的疗效，先父提出"气为百病之长，血为百病之胎""久病必有瘀，怪病必有瘀"的学术观点及调气活血为主的"衡法"治则。

（二）和法与衡法的区别

1. 两者功效不同

（1）"和法"功效为调理脏腑：如前所述，参照广义"和法"，其主要用于半表半里、脏腑气血失和、寒热往来、虚实夹杂病证。可以概括为三个部分。第一部分：和解少阳，方为柴胡汤（小柴胡汤、柴胡桂枝干姜汤、柴胡加龙骨牡蛎汤）、蒿芩清胆汤、截疟七宝饮、达原饮；第二部分：调和肝脾，方为四逆散、逍遥散（附加味逍遥散、黑逍遥散）、痛泻要方；第三部分：调和寒热，方为半夏泻心汤、甘草泻心汤、黄连汤。通过如是无明显寒热补泻之偏，性质平和，全面兼顾之法以达调节脏腑功能之目的。

（2）"衡法"功效为调理气血："衡法"为通过调理气血进而调整机体的反应性，保持内环境稳定性，从改善局部以致全身气血正平，达"平其不平而已"之目的。

1）气血学说为其主要理论依据：先父德馨教授将《内经》中被疏忽的气血理论提到重要地位，并将历代医家提出有关气血理论进行分析、概括、总结，从而形成独特的气血理论，构成衡法的理论依据。《素问·调经论》言："人之所有者，血与气耳。"提出了气血对人体的重要性。"气血未并，五脏安定""血气以并，病形以成""五脏之皆出于经隧，以行血气，血气不和，百病乃变化而生。"皆言气血之充盈、平衡、调和是人体健康与长寿的主要因素。

2）气血不和的病理产物为瘀血：血液循行于脉管之中，流布全身，环周不休，而气则升降出入，无器不有，两者并行以供给人体各脏腑组织之营养需要。任何一种原因包括七情、六淫、外伤跌仆导致各种疾病的发生，均将影响气血的正常循行，首先出现气血失衡，流通受阻，瘀血停滞。

3）调气活血为解决气血不和之不二法则：《素问·至真要大论》曰："谨道如法，万举万全，气血正平，长有天命。"又言："谨守病机……疏其血气，令其调达而致平和。"故调气活血，使得气血通畅，可使阴阳平衡，病患消除，即王清任所言"气通血活，何患疾病不除"。

2. 两者用药不同

（1）"和法"用药主要在气分：张景岳在《景岳全书》中言："病有在虚实气血之间，补之不可，攻之又不可者，欲得其平，须从缓治，故方有和阵。"清代汪昂《医方集解》中提出："和解之剂，用以分理阴阳、调和营卫。"可见和法主治病证病情尚为清浅，以气分为主。和法方剂用药亦主要在气分，如小柴胡汤中柴胡疏肝理气，和解少阳在气分；人参、大枣补益元气，助脾健运在气分；半夏、生姜降胃气在气分，所用之药并无血分之药。

（2）"衡法"用药主要在血分：其依据遵循叶天士所言之"久病入络"理论，即初病在经，久病入络，经主气，络主血。治疗上初病调气，久病理血，衡法方剂用药主要在血分，如旋覆花汤、血府逐瘀汤、通窍活血汤、少腹逐瘀汤等，针对气血失衡之病理产物"瘀血"所致病因病机进行辨证论治，将活血化瘀法药物与方剂进行详细分类，做到精准辨治。先父德馨教授并根据以上理论提出"久病必有瘀，怪病必有瘀"之论点，据疑难病证之病程缠绵、病因复杂、症状怪异多变的特点，提出久发、频发之病从瘀，久虚羸瘦从瘀，常法论治不效者从瘀。

（三）"衡法"为中医守正创新树立榜样

"衡法"是中医学治则理论的一大创新和发展。中医治则的运用是以"辨证"为基础的，但随着科学的发展，临床工作者已认识到疾病的错综复杂难以用"八法"来全部概括，在此背景下，先父德馨教授提出的"衡法"不仅满足了临床需要，也是中医传统治则发展的结果，为中医守正创新树立了榜样。

1. 守正

"衡法"不是"横空出世"，其理论依据有明确的中医文献来源。气血理论自《内经》中即有所述及，如"人之所有者，血与气耳"。后世医家多有发挥。如叶天士传承与发展了气血发病的传变规律，其《临证指南医案》胃脘痛篇曰："初病在经，久痛在络，以经主气，络主血……凡气既久阻，血亦应病。""经几年宿病，病必在络。"指出了凡病之初常在气、在经，病之久即入血、入络。王清任创制了诸多行之有效的活血化瘀方剂并指出了治病要诀。如《医林改错》曰："治病之要诀在明白气血""气通血活，何患疾病不除。"唐荣川则论述了瘀血的停留在脏腑经络的不同表现，提出了疑难病从瘀论治的方法。如《血证论》吐血篇："血瘀于脏腑之间者，久则变为干血，化为痨虫，血瘀于躯壳之间者，或病偏枯，或化痈脓，血瘀于肌腠之间者，则变骨蒸，毛发焦折，肢体瘦削。一切不治之证，总由不善去瘀之故。"近代由于广泛开展中西医结合工作，使瘀血学说有了空前发展，用西医学的观点和方法对瘀血本质的研究不断深入，取得前所未有之成果。先父德馨教授是在遵循中医经典古籍以及后世医家的医学理论基础上，并结合当代医学发展需要提出"衡法"治则，此为守正。

2. 创新

"衡法"治则的提出为临床解决了"八法"不能满足的新的治则。发展气血理论，突出气血辨证以弥补目前一些辨证方法的不足，衡法方剂的创制为临床治疗提供了新的治疗方法，并广泛运用于内、外、妇、儿科多种疾病中，并将经典名方运用于现代疾病中，扩大了其治疗范围。如先父首次将血

府逐瘀汤运用于冠心病的治疗，同时赋予血府逐瘀汤以新的解释，扩大了该方的应用范围，认为对"血府"当以"血脉"解释比较恰当，《素问·脉要精微论》中本有"脉为血之府"的明训；其次，全方组合具贯通上下、畅达全身之功，善治全身各处气滞血瘀之病。

多年来，颜氏内科团队将衡法运用于治疗冠心病、心肌梗死、心律失常、心肌炎、高血压病、脑梗死等多种心脑疾病，不仅取得较为满意的疗效，并获得实验室客观数据的支持。此皆为"衡法"创新之处。

综上所述，"和法"与"衡法"均为不同时代下中医大家提出的一种治法，其最终目的一致，然其功效、主治、药物组成截然不同，不可混淆论之。

十一、对历代医家诊治思路的认识与应用体会

先父德馨教授曾言："有句老话叫'无偏不成派'。各家各有所长，自成特色，合读则全，分读则偏，但接受在我，应用在我，变化亦在我。应以自身为主体，兼收并蓄，择善而取之，方能学得真谛。"为此，笔者认为吸取古人的经验，辨证地应用古方治疗当今疑难病实属必要，正如清代李中梓《本草通玄》谓："古方治今病，譬犹拆旧料改新房，不再经匠氏之手，其用可乎？"同时，亦不要随意将古人的经验视为糟粕，而是要深求其精华，临床反复验证，如叶天士《未刻本叶天士医案》序言："后之学者，苟勿视为古人糟粕，而能深求其精义，无负叶老先生撰方之精心。"

（一）痞证

清代马培之《马培之医案》曰："前哲以塞而不开谓之痞，有邪滞为实，无邪滞为虚。""胸中痞满，按之不痛，非停滞可比。""服调气药，痞反甚，痞不在气分无疑，东垣谓痞从血中来……血属有形，当治以有形之药。"根据马培之对痞证的认识，笔者将以上观点运用到冠心病的诊治，运用气血理论指导辨证治疗，如胸闷在气分，胸痛在血分，或胸闷用调气药无效者在血分；胸闷用枳壳、桔梗；胸闷彻背用桂枝枳实薤白汤（气结在胸）；胸痛或胸闷甚加用冠心Ⅱ号方，降香治心痛有效。

（二）胃痛、纳呆

对于胃痛、纳呆的解释，清代叶天士《未刻本叶氏医案》谓："东垣谓补脾必先运肝木。""两尺空大，少阴空虚，食下少运，噫气，亦肾为胃关之

义。菟丝子、葫芦巴、茯苓、砂仁末、益智仁、广皮。"清代尤在泾在《金匮翼》曰："饮食停滞中脘，虽藉药力为之消磨，然所以运行药力者，胃气也，故有屡经消食行气而食不下者，余即于前所用药内，加人参一二钱，治之如神，学者不可不知。"根据以上医家观点，笔者对胃痛者当以疏肝理气为先，方如柴胡疏肝饮，五磨饮子；胃纳不馨者则有补脾补肾之分，补脾用人参，补肾用菟丝子，菟丝子有"如汤沃雪"之效，临证对于真阳不足无以温养脾胃而胃纳不能的病证，常以该药获效。如治疗一恶性肿瘤化疗患者，因化疗副作用胃纳不佳，反复呕吐，除降逆止呕外加入一味菟丝子，竟能纳食。

（三）泄泻

清代曹仁伯《柳选四家医案》曰："理中是足太阴极妙方，加以中宫之阳气不舒，用干姜者，取其散；少腹之阳气下陷，用炮姜者，取其守，其变换在大便之溏与不溏；湿甚而无汗者用茅术，湿轻而中虚者用冬术，其变换在舌苔之浊与不浊，此本方之变格也。"根据以上观点，笔者对慢性泄泻诊治有脾虚夹湿热者以理中汤加黄连，方用连理汤；久泻不止者，遵马培之的经验加炙乌梅；脾虚及肾者，按先父德馨教授的经验加熟附子，疗效显著。

（四）眩晕

清代李中梓《病机沙篆》："盖眩晕似乎小症，卒然眼花倒仆而不可救者，治之不可不早，故曰防眩，多服受益，不可一二剂不见功而止也。"方如防眩汤：人参三钱，白术一两，熟地一两，当归一两，川芎五钱，山茱萸五钱，白芍一两，半夏三钱，天麻一钱。受到以上启发，笔者对颈性眩晕的诊治，认为其基本病机为气虚血瘀，习用黄芪赤风汤；痰湿内阻者，如李东垣言："此头痛苦甚，谓之足太阴痰厥头痛，非半夏不能疗；眼黑头旋，风虚内作，非天麻不能除。"遵其经验运用半夏、天麻；常合用祛风药如川芎、白蒺藜、藁本。

（五）痴呆

清代尤在泾《金匮翼》曰："蓄之在上，其人若狂；蓄之在下，其人善忘。"由此启发，笔者在诊治老年性痴呆时，认为上者在心，瘀血阻心则狂，以精神障碍为主要表现，治宜清心活血，方用黄连解毒汤加减；下者为肝肾，瘀血内阻于肝肾则健忘，以健忘失知为主要表现，治宜补益活血，方用参枣汤、定志丸加减。

（六）消渴

清代尤在泾《金匮翼》曰："譬如釜中有水，以板盖之，若下有火力，则暖气上腾而板能润；若无火力，则水气不能上，板终不可得而润也。"清代张志聪《侣山堂类辨》曰："人但知以凉润之药治渴，不知脾喜燥而肺恶寒，试观泄泻者必渴，此因水津不能上输而惟下泄故尔，以燥脾之药治之，水液上升，即不渴矣。"由此颜笔者对糖尿病诊治的启迪为：糖尿病的基本病机为气虚湿热，习用当归六黄汤加减治疗，有一定疗效；重视温里药的应用，加用少量肉桂或桂枝，对改善症状及防治血管病变有效；苍术健脾，可能对改善胰岛功能有效。

（七）胁痛

明代孙一奎《医旨绪余》言："急左胁痛……其夜痛极，且增热，次早看之，其皮肤上红大如盘，水泡疮又加至三十余粒……以大瓜蒌一枚，重一二两，连皮捣烂，加粉草二钱，红花五分，戌时进药，少顷就得睡，至子丑时方醒，问之，已不痛矣。"由此笔者认为带状疱疹急性期的病机为湿热内阻，方宜用龙胆泻肝汤；慢性期以局部神经病变疼痛为主，其病机为瘀热内阻，治宜清热活血。本方名小瓜蒌汤，对冠心病、心绞痛、胃痛属痰瘀交阻者，也均有效。

（八）口疮

明代张浩《仁术便览》谓："口疮服凉药不愈者，因中焦土虚不能食，相火冲上无制用，理中汤加减服，甚则加附子，或加官桂尤妙，此从治之法也。"由此笔者对复发性口疮诊治的启迪为，急性口疮用甘露饮、清胃饮；反复发作性口疮的基本病机多属虚阳上亢，方用三才封髓丹（黄柏、砂仁、炙甘草）；脾阳不足者，用理中汤，多有效验。

十二、小议善后治疗

"善后"一词出自《孙子·作战》，后人解释为妥善处理事情发生后的遗留问题；或使结果完美。中医医案中自古即有善后治疗，体现了治疗疾病的完整性，医者对疾病病机、发展、预后把握的精准性，以及"养生"观念。笔者认为，善后方总的原则当以健脾运脾、补益元气、补气养阴等组成的和缓方剂为主，又当结合四时养生和体质特点，治疗目的当"以平为期"。

（一）药物善后方

1. 注重脾胃功能

颜氏内科创派人先祖父亦鲁先生推崇李东垣氏"脾胃不足为百病之始""大抵脾胃虚弱，阳气不能生长，是春夏之令不行，五脏之气不生"之说，认为脾胃健运则元气充足，正气内存，邪不能独伤人。反之，脾胃有病，波及诸脏，如肝脾不和，心脾郁结，肺脾两虚，脾肾阳虚等。同理，既病或病后初愈，如若脾胃功能健运则病易向愈。病则阴阳、气血失衡，医生予以中药或针灸等各种治疗方法调整气血阴阳平衡后，或祛邪、祛邪兼顾扶正等，在恢复期或后遗症期以实脾为主线，使得中气充足，气机升降趋于正常，水谷得运，四肢肌肉得养，后天之本得以健旺，以充先天，使体壮而少病，轻身而延年。常以四君子汤、六君子汤、资生丸等为善后健脾方。

2. 加入调气和血之品

人之身，气血耳，气血正和，人之不病矣。气血是维持人体正常生命活动的重要物质基础，五脏六腑皆不离气血，人体正常的生理进而必须依赖气血的调畅平和。气为一身之主，升降出入，周流全身，以温煦内外；血灌溉一身，随脉而行，无所不及，以滋润表里，使人体各脏腑功能得以正常发挥。一旦六淫侵袭，或情志失调，或劳逸太过，或饮食失节，首先影响气血正常运行，从而出现气滞、气逆、气陷、气脱、血虚、血瘀、出血等病机，导致津液输布失常，产生痰、湿、瘀等病理产物，变生各种病证。因此疾病不管从何而来，均会干扰气血的正常功能。在善后方中加入调气和血之品不仅可促进体内余邪如痰、湿、瘀等祛除；另可促进机体气血平衡，而快速恢复健康。

3. 衬方的应用

衬方即指在辨证论治基础上所加"小方"，其功效既可使整个方子体现动静结合，又可顾护脾胃。如《孟河医派三十八家》论贺季衡："不论是治外感时病，抑或内伤杂病，都常以二陈汤作为衬方使用。"衬方多以健脾运脾之方，作为善后方的组成内容，一则可促进脾胃功能健运以生化气血，通过养后天充先天；二则可促进补益药物吸收并防止温药之辛燥，有助于提高疗效。常用二陈汤、平胃散作为衬方。

（二）注重四时养生

《素问·宝命全形论》言："人以天地之气生，四时之法成。"天人相应是养生最高境界，故顺应四时养生亦为善后之长期、持续的方法。春季，当注重生发阳气，勿使过亢，保持心情舒畅，以顺应肝脏喜条达勿抑郁之生理特征；夏季，暑气当令，易于耗气伤阴，常以益气养阴之法，清心养心为要；且阳气旺盛季节适合"冬病夏治"，以外界环境之阳气助体内阳气祛除阴寒之邪；秋季，燥主时令，肺所主，易于燥邪伤肺，常以润肺养肺为主；冬季，万物封藏，当以藏精为要，适当"冬令进补"，以充先天之本。然"四季脾旺不受邪"（《金匮要略》），四季均要顾及脾胃，叶天士言"胃以喜为补"，任何形式的养生均以脾胃运化正常为前提和必要条件。

（三）注重体质

体质特点在善后处理上具有很大影响。如素体阳不足者，当顾护阳气，扶阳为主，或阴中求阳，勿使寒凉药物伐之；"女人以肝为先天"，故女子为病，常以疏肝、柔肝、养肝为先，可事半功倍；小儿脾阳易亏，肝阳易亢，故忌用寒凉之品克伐脾胃阳气，宜用柔肝养阴之法抑制肝阳；老人多虚多瘀，治则当通补兼施，切忌蛮攻蛮补。

（四）以平为期

气血调治方法当遵循《素问·至真要大论》之"谨察阴阳所在而调之，以平为期""疏其血气，令其条达，而至和平"的原则。无论是治疗疾病，抑或是善后治疗均当以此为原则，气血阴阳平衡是治疗目的。

总之，善后治疗当有别于祛病治疗，祛病亦当"衰其大半而止"，其后以善后方协助患者提高正气以抗邪；善后方以补益脾胃，升补元气，滋养阴津为主，适当加入调气活血药，补中有通，总以"胃以喜为补"之原则贯穿，结合体质特点、四时养生，以求气血阴阳正平而保养生命。

颜氏内科学术经验丛书

颜乾麟医话医论医案集

颜乾麟医论集

治 法 篇

一、运用衡法论治冠状动脉斑块

动脉粥样硬化（atherosclerosis，AS）斑块是冠状动脉（简称冠脉）相关疾病的主要病理基础，导致冠脉狭窄、心肌缺血、冠脉介入后再狭窄等疾病的关键危险因素之一。AS 斑块的破损和栓塞也是引起急性心肌梗死、心源性猝死、脑卒中等心脑血管急性事件的主要原因。其发病突然且病情严重，又多无先兆及前驱症状，因此，积极预防至关重要。目前西医证实他汀类药物有稳定 AS 斑块作用。颜师临床擅长治疗心脑血管疾病，认为冠脉斑块事件乃气血失衡所致，采用"衡法"论治可获得稳定甚至逆转冠脉斑块之效。现将其经验进行整理总结如下。

（一）病机明义

1. 气血失衡是冠脉疾病发病的根本原因

气血是脏腑功能的产物，也是脏腑功能赖以正常发挥的物质基础。心主血脉，心气充沛为血液正常运行的基本动力。正如《类经·摄生类》云："人之有生，全赖此气。"气为一身之主，升降出入，周流全身，以温煦内外，使脏腑经络、四肢百骸得以正常活动。《素问·调经论》曰："血气不合，百病乃变化而生。"冠脉斑块演变的基本过程为冠脉狭窄，再而冠心病，继而急性冠脉综合征，若经西医介入手段干预，还有可能发展为冠脉介入术后再狭窄。中医学认为，该过程病机或因感受外邪，或因情志失调、饮食不节等造成心气不舒，气机郁滞，气滞而血停，气滞而痰凝，日久损伤心气、心阳，阴寒凝结而胸痹心痛。正如《金匮要略·胸痹心痛短气病》所云："夫脉当取太过不及，阳微阴弦即胸痹而痛，所以然者，责其极虚也。今阳虚知在上焦，所以胸痹心痛者，以其阴弦故也。"

2."双心"致病，重视肝失疏泄在冠脉病变中的作用

现代社会生活节奏快，工作压力较大，精神高度紧张，从而使亚健康人群易于产生胸闷、胸痛的症状。再则冠心病伴精神心理障碍的患病率亦日渐升高。这类患者对疾病本身，反复胸闷、胸痛、气促症状及冠脉介入手术、不良的预后都会产生恐惧心理。此外，很多患者对西医药物治疗及介入手术纠结，或期望值过高，不能接受治疗后临床症状及再次复发的痛苦。这些均可使患者焦虑、抑郁，而持续的忧虑或痛苦可通过多种途径推进心血管疾病的发生和进展。抑郁和焦虑是心血管疾病发病和预后不良的预测因子。中医学认为，肝藏血，主疏泄，以血为本，以气为用，肝的疏泄功能联系着全身的气机变化，调节着人体循环血流量。心主血脉，为气血运行的基本动力。心肝互相协调则心有所主，肝有所藏，脉道充盈，气血运行有序，机体功能正常。《素问·灵兰秘典论》曰："心者，君主之官也，神明出焉。"《灵枢·口问》云："悲哀愁忧则心动……"《薛氏医案》记载："肝气通则心气和，肝气滞则心气乏。"《杂病源流犀烛·心病源流》云："七情之由作心痛。"以上均提示七情过极，情志不遂，肝气郁结，心之气血受阻，心络不和，即可发为胸痹。

3.脾为后天之本，脾气虚弱在冠脉斑块形成中起主导作用

脾为后天之本，气血生化之源，心主血脉。李东垣云："夫饮食入胃，阳气上行，津液与气入于心，贯于肺，充实皮毛，散于百脉。"可见心气的充沛有赖于脾胃的功能正常。心血充沛是心功能正常的物质基础，正如《灵枢·决气》所云："中焦受气取汁，变化而赤是谓血。"《明医指掌》曰："血者，水谷之精也，生化于脾，总统于心。"因此，脾胃的正常功能可保障心血的充沛，而饮食失调导致的脾胃损伤是胸痹发生的关键因素。现代社会饮食结构发生巨大变化，过食膏粱厚味、过度烟酒，导致脾胃受损，脾气虚弱，一方面化源不足，血不养心，必致心脉失养；另一方面脾虚助湿生痰，阻滞气机、阻碍血液正常运行，心脉不利，从而出现惊悸、怔忡以致胸痹、心痛等病证。中医学认为，AS斑块的病因病机为痰瘀，脾健湿化则痰不生，脾健气运则血不滞，因此，脾气虚弱在冠脉斑块形成中起主导作用，通过"健脾"则治病求本。

4.久病必虚、久病伤阳，瘀血贯穿始终

冠脉斑块的演变进展是一个慢性过程，亦是气滞到气虚再到阳虚的过程。情志内伤，肝失疏泄，木克脾土，日久中气衰弱，心气亦因之不足，心

气不足则无力推动血运，致脉道迟滞不畅，气虚不能自护则心悸动而不宁。气虚日久，可致心阳虚弱，阳虚则寒邪易乘，导致痹阻。痰邪是斑块的主要病理因素，脾为生痰之源，脾健则痰不生，故据《金匮要略》"病痰饮者，当以温药和之。"临床采用健脾益气、温运脾阳等方法可有效稳定、逆转冠脉斑块。

斑块的另一重要病理因素为瘀血。血液的运行主要依赖心气的推动，肝气郁滞，气行不畅或心气不足，气血运行无力可致瘀。瘀滞不通、心脉痹阻，是形成斑块的基本病机。《继志堂医案》曰："胸痛彻背，是名胸痹……此病不惟痰浊，且有瘀血交阻膈间。"而《脉因证治》亦明确提出："胸痹之因，痰凝血滞是也。"由此可见，血瘀证贯穿于冠心病发病始终。同时大量研究亦表明，活血化瘀疗法具有抗血小板聚集，改善血管内皮功能，调节炎症因子表达，抑制氧化应激，调血脂稳定冠脉斑块，增加冠脉血流量等作用。

（二）治以"衡"法，力求恢复气血平衡

王清任云："周身之气通而不滞，血活而不瘀，气通血活，何患不除。"颜师认为："气为百病之长，血为百病之胎""久病必有瘀，怪病必有瘀""治病不可失于通塞。"所谓衡者，有平衡和权衡之义。"衡法"有别于"汗、吐、下、和、温、清、补、消"的治病八法，是从平衡气血出发，调整阴阳、寒热、虚实，扶正祛邪，固本清源，从而恢复脏腑功能，达到治病祛邪的目的。

AS为血管性疾病，与中医学"气血"密切联系，而临床实践中采用衡法治疗心血管疾病亦有显著的疗效。冠脉斑块的主要病理性质为"痰瘀"，以衡法论治，气畅血活则痰瘀自除，从而起到稳定甚至逆转斑块的作用。冠脉斑块的演变过程为冠脉狭窄、冠状动脉粥样硬化性心脏病、急性冠脉综合征到冠脉介入术、介入术后再狭窄。治疗时初期在气分，以理气为主；中期气滞及血瘀，以理气活血为主；中后期气虚血瘀，以益气活血为主；晚期气损及阳，阳虚血瘀，以温阳活血为主。

（三）临证分期辨治思路

1. 初期在气，以肝气郁滞为主
该类型见于冠脉斑块演变初期，多见于冠脉狭窄及冠心病初期，以性情

忧郁或性情急躁易怒居多。临床以心胸满闷为主，可伴叹息，急躁易怒，心悸时作，兼有胸胁、两乳胀痛，舌红苔薄腻、舌缨线存在，脉弦细。治疗以疏肝理气为主，方选逍遥散加减。药物组成：北柴胡9克、当归9克、白芍9克、白术9克、茯苓9克、生姜3克、薄荷3克、炙甘草6克。若气郁化火者，加牡丹皮9克、栀子9克清泻肝火；胸闷甚者，加枳壳9克、桔梗6克，一升一降，以宽胸理气；心悸者加黄连5克、桂枝5克，以交通心肾。值得注意的是，颜师临床发现，逍遥散有很好的抗早搏疗效，因此，此方尤适合冠脉病变合并早搏者。此外，冠脉介入术后患者精神、心理负担加重，情绪不稳人群也兼夹有肝郁表现，因此在针对主症治疗的同时应不忘疏肝。

2. 中期气滞血瘀

该证型见于冠心病初期或冠心病心绞痛、正气未伤时。临床表现以心胸刺痛为主，痛处固定，脘腹胀闷，不欲饮食，肢体困重，神疲乏力，头重如蒙，舌有瘀斑瘀点，脉弦涩。治以活血化瘀，方选王氏血府逐瘀汤。药物组成：桃仁9克、红花9克、当归9克、生地黄9克、牛膝9克、川芎9克、桔梗6克、赤芍9克、枳壳9克、北柴胡9克、炙甘草5克。胸痛剧烈加降香3克，活血通络止痛；伴肢体困重、头重、口黏、口苦者为痰瘀交阻，可合黄连温胆汤。颜师喜用生蒲黄活血化瘀，既可活血化瘀，又能行气开郁，且性味甘平无毒，入肝、心经，为调气活血平和之药。

3. 中后期气虚血瘀

冠心病的形成与发展是一个长期耗气的过程，"久病伤气""术后伤气"，故慢性冠心病患者及冠脉介入术后初期，多见正虚邪恋，虚实夹杂。临床症见胸中隐隐作痛，胸闷气短，动则心悸、喘息，时作时止，倦怠懒言，舌胖大或边有齿痕、舌质薄，脉细弱而无力。治以益气活血，给予颜氏益心汤加减。该方重用党参、黄芪益气养心为君；辅以葛根、川芎、丹参、赤芍、山楂、降香活血通脉为臣，君臣相配，旨在益气活血，俾气足则助血行，血行则血瘀得除；少佐微寒之决明子，既可防君臣之药辛燥太过，又取其气浮之性，疏通上下气机，以增活血之力；使以石菖蒲引诸药入心，开窍通络。诸药相配，共奏益气养心、行气活血、祛瘀止痛之功。临床研究表明，颜氏益心汤可改善冠心病患者经皮冠状动脉介入术（PCI）术后生存质量。若脾失健运、气阴两虚、湿热内蕴证胸痹患者，症见胸闷心痛，神疲乏力，纳谷不馨，口中黏腻，舌质淡红或淡白或偏红、边有齿痕、舌苔薄白腻或薄黄腻，脉濡，以李东垣清暑益气汤加减，药物组成：黄芪30克、党参9克、麸炒白术 9 克、苍术 9 克、神曲 9 克、青皮 6 克、陈皮 6 克、炙甘草 5 克、麦冬 9 克、五味子 6 克、当归 9 克、炒黄柏 6 克、泽泻 9 克、升麻 6 克、葛根 9 克、生姜 3 克、大枣 6 克。方中以补中益气汤补气健脾，合生脉散益气复脉，佐黄柏、苍术清暑化湿。李东垣云："夏月服生脉散加黄芪、甘草，令人气力涌出。"可见此方之奥义。

4. 后期阳虚血瘀

该证型多见于冠心病后期、PCI 后期及介入术后再狭窄。临床症见胸膺痞闷而痛，心痛彻背，背痛彻胸，气短喘促，形寒肢冷，面色苍白，遇寒则心痛加剧，舌淡胖或紫暗、苔薄白，脉细而微。阳虚为主，治以益气温阳，常用黄芪 30 克、党参 9 克、苍术 9 克、白术 9 克、桂枝 6 克，如阳虚明显加炮附片 3~6 克，通过温补脾阳以达到温心阳目的；或予《博爱心鉴》保元汤（黄芪 30 克、人参 9 克、甘草 3 克、肉桂 3 克）。阳虚血瘀治以温阳活血，拟颜氏温阳活血方。药物组成：炮附片 5 克、当归 10 克、生蒲黄 9 克（包煎）、枳壳 6 克、桔梗 6 克、赤芍 15 克、白芍 15 克、炙甘草 5 克。已有临床研究证实，采用温阳活血方治疗冠脉介入术后，患者可有效减少冠脉再狭窄率。气促者加蔓荆子 9 克、葶苈子 15 克，以宣肃气机；寒凝心脉、心脉痹阻者加瓜蒌薤白桂枝汤，全瓜蒌 30 克、薤白 3 克、桂枝 6 克以温阳通痹；阳虚水泛者合五苓散，猪苓 15 克、茯苓 15 克、白术 9 克、泽泻 15 克、桂枝 6 克以温阳利水。

【验案举隅】

患者，女，60 岁。

[**初诊**]　2017 年 7 月 5 日。

主诉：反复胸闷胸痛 3 年。

现病史：患者 3 年前开始无明显诱因下出现胸闷，偶伴胸部隐痛、心悸，每次持续 1 分钟左右，症状可自行缓解，无放射痛，无黑蒙晕厥。2017 年 3 月冠脉造影：左冠状动脉血管粗大，未见明显狭窄；左前降支血管粗大，近端狭窄 70% 左右，远段血流 TIMI 3 级；左旋支血管粗大，轻中度硬化，未见明显狭窄，远段血流 TIMI 3 级；右冠状动脉血管粗大，呈优势型，轻中度硬化，未见明显狭窄，远段血流 TIMI 3 级。既往高血压病史 20 余年，血压最高 200/120 mmHg，平时服用硝苯地平缓释片、替米沙坦片降血压，血压控制尚可。发现血糖偏高 1 年，饮食控制。西医诊断冠心病，高血压病 3 级、极高危，糖耐量异常。予拜阿司匹林抗血小板聚集，硝苯地平缓释片、替米沙坦降血压，并加用瑞舒伐他汀钙稳定斑块。服药后患者胃脘不适，1周前复查发现肝功能异常。刻诊：胸闷，一般活动则胸部紧榨感，每周发作7～10次，活动及情绪激动后发作，无放射痛，每次持续数秒，服用保心丸或休息可缓解，偶有心悸、焦虑、烦躁、潮热汗出，感受风邪则头晕阵发，胃纳及大便为常，入夜易于早醒，形体消瘦，脉细缓，舌红、苔薄白稍干。为肝郁化火扰心之证。中医诊断为胸痹，拟丹栀逍遥散加减。

焦栀子6克　牡丹皮6克　北柴胡9克　当归9克　赤白芍各9克　苍白术各9克　茯苓30克　薄荷3克　黄连5克　桂枝5克　葛根9克　黄芪30克　防风6克　丹参9克　川芎15克　炙甘草5克　28剂

[二诊]　2017年8月9日。患者胸闷、心悸减轻，胸部紧榨感活动时及劳累发作，每周四五次，每次持续数秒，休息可缓解，伴有头晕，胃纳一般，稍有焦虑，烦躁，潮热汗出减轻，入夜早醒，夜寐不安，精神不振，脉左关部弦滑，舌红、苔薄白，舌缨线存在。气虚肝郁之证。

黄芪30克　党参9克　苍白术各9克　桂枝5克　黄连5克　焦栀子6克　牡丹皮9克　北柴胡9克　当归9克　白芍9克　枳壳6克　桔梗6克　薄荷3克　茯苓30克　川芎15克　炙甘草5克　60剂

[三诊]　2017年10月11日。胸闷、紧榨感减轻，每周一二次。刻下：胸闷偶发，入暮神疲心悸，伴有汗出，入夜盗汗，头晕仅改变体位后易发，甚则郁冒，胃纳一般，大便稍干，多梦，脉右寸弱、左寸关部细弦，舌红苔薄黄。气虚血瘀，湿热交阻。方用颜氏益心汤加减。

黄芪30克　党参10克　石菖蒲10克　决明子30克　降香3克　丹参15克　桂枝5克　白芍10克　川芎10克　枳实6克　桔梗6克　当归10克　生蒲黄包煎，18克　苍白术各10克　黄芩5克　黄连5克　炙甘草5克　60剂

[四诊]　2017年12月6日。患者服上方期间症情尚平，胸闷胸痛好转，心悸、头晕未发，自汗、盗汗已平。正值冬季，外出活动遇冷则胸痛，程度较轻，口腔溃疡，入暮眼干口干，大便通畅，两胁胀痛，多梦好转，胃纳一般，脉左手关脉细弦，舌红、苔薄白。

生黄芪30克　党参9克　苍白术各9克　炮附片3克　桂枝5克　枳实9克　桔梗9克　丹参15克　川芎9克　红花6克　赤白芍各15克　降香6克　薤白6克　生蒲黄包煎18克　黄柏6克　砂仁后下，6克　炙甘草5克

治疗3个月。2018年3月6日查冠脉造影示LAD血管狭窄40%，余未见明显狭窄。2018年3月14日随访患者胸闷胸痛较前明显减轻，一般活动

不受影响。

　　按　"女子以肝为先天"，患者老年女性，初诊时明显焦虑，烦躁，潮热，伴胸闷、胸部紧榨感，乃为肝气郁结，肝郁化火之象，故以丹栀逍遥散疏肝清热；黄连、桂枝交通心肾；葛根、丹参、川芎活血化瘀；合黄芪赤风汤益气升清、活血化瘀改善头晕症状；其中重用茯苓30克，一则健脾，二则养心安神，可改善心悸、失眠症状。二诊时入暮神疲、汗出乃为气虚之象，肝郁之象减而未已，故以健脾益气为主，兼疏肝解郁。三诊仍以气虚血瘀为主证，且患者大便不畅，并出现湿热内阻之头晕，故以益心汤益气活血通便，其中石菖蒲化湿开窍可改善头晕症状，加用黄芩、黄连清利湿热改善湿热所致盗汗症状。四诊时正值冬季，患者遇寒而发，为上焦阳气不振，瘀血痰浊乘虚居于阳位，阳微阴弦，胸阳不通。故治疗以温阳活血通痹为主。本治疗旨在恢复气血平衡，行气药与活血药同用，补气药与理气药同用，温阳药与活血药同用，气畅血活，何患疾病不除。

　　5. 小结

　　颜师临床逆转冠脉斑块的个案较多，总结经验发现衡法有较好的临床疗效，且中药逆斑至少服药半年。由于冠脉造影检查对患者损伤较大，近5年中有确切造影复查数据的有30余例发现不同程度的斑块缩小，但此结论缺乏严谨的统计学支持，尚待进一步临床研究的证实。冠脉狭窄时期以气滞、血瘀为主，冠心病时期以气虚血瘀为主，冠脉介入术后、介入术后再狭窄以阳虚血瘀为主，但临床不可拘泥此纲，应结合患者实际辨证论治。颜师临证用药轻灵，不损脏腑，并有"生生不息"之意。此外，冠脉斑块的演变为长期漫长的过程，因此，在治疗时不要急于求成，力求速效，不宜长期、大量使用水蛭、三棱、莪术等破血动血之品，应以缓建功，祛邪不忘扶正，才是提高患者生活质量的长久之道。

二、调补宗气法治疗原发性肺动脉高压

　　原发性肺动脉高压是一种原因不明的累及中等和小的肺动脉的闭塞性疾病。常见症状有呼吸困难，疲乏，胸痛，眩晕，水肿，晕厥，心悸。其发病机制不详，但几乎所有病例都有内膜增生，及其所引起的血管腔狭窄。较晚期的病例有多处的中层肥厚和增生，不可逆的丛状损害及坏死性动脉炎（网状动脉病），同样的血管损害的临床过程。该病进展迅速，预后险恶，若未及时诊断、积极干预，患者一般在出现症状后2~3年内死亡。西医治疗方面

目前仍没有对治之特效药物，对于前列环素类、内皮素受体拮抗剂因其价格高昂，严重制约了治疗疗效。

目前，中医对原发性肺动脉高压系统认识较少，治疗欠规范，颜师临床经验丰富，应用升补宗气法治疗原发性肺动脉高压，疗效显著。

（一）病机新释

历代没有对"原发性肺动脉高压"的疾病认识。有关于其症状的记载，散在于"喘证""胸痹""眩晕"等疾病中。近代医家对肺动脉高压病机认识有认为"脾肾阳虚、水湿不化"，有认为是"肾虚血瘀"等。颜师结合古人认知及多年临证经验，提出"宗气不足"是肺动脉高压的基本病机。

宗气又称大气，主要由水谷精微和自然界的清气化生，经脾胃消化吸收的水谷精微，上输于肺，与肺吸入的自然界清气相结合便成为宗气。颜师查阅古代医家学术观点，如《灵枢·邪客》"五谷入于胃也，其糟粕、津液、宗气分为三隧。故宗气积于胸中，出于喉咙，以贯心脉，而行呼吸焉"；孙一奎"宗气者，为言气之宗主也……及其行也，肺得之而为呼，肾得之而为吸，营得之而营于中，卫得之而卫于外"；张锡纯"肺司呼吸，人之所共知也，而谓肺之所以能呼吸者，实赖胸中大气""其能撑持全身，为诸气之纲领，包举肺外，司呼吸之枢机"；结合自身临床体会，提出肺动脉高压病位在肺，宗气是激发、推动、维持肺脏生理功能的根本动力，是"呼吸之枢机"。肺主呼吸功能需要充足的宗气来鼓动，宗气充盛肺才可正常的发挥其功能。因此，宗气在肺动脉高压的发生中具有重要作用。

正如《灵枢·刺节真邪》曰："宗气不下，脉中之血，凝而留止。"张锡纯谓："此气（指宗气）一虚，呼吸即觉不利。"指出宗气不足则呼吸、血运失调，故气短不足以息、语颤声低或努力呼吸有似乎喘，呼吸不利则胸满憋闷，心肺气血不能上荣则面色苍白或暗滞，心肺气虚则血行不畅而见面唇青紫、舌有紫斑。肺动脉高压虽病位在肺，但由于肺动脉高压，直接导致右心扩大，从而影响心脏功能。这与《素问·平人气象论》"胃之大络名曰虚里，贯膈络肺，出入左乳下，其应动衣，脉宗气也"之说相合，充分说明宗气具有推动心脏的搏动、调节心率和心律等功能。因此，肺动脉压力增高则宗气虚，心气鼓动无力变生胸闷、胸痛、心悸、气促等症。

此外，宗气的生成与脾脏关系密切，脾为"后天之本""生痰之源"，若脾胃虚弱，水谷运化失健，则宗气无所充而渐衰，水停为痰聚于肺。故而，脾脏的功能异常直接参与肺动脉高压发生发展。

总之，该病的本质为本虚标实，宗气不足为其根本，痰瘀阻滞为其标，治疗该病应抓住其根本原因，切勿舍本逐末。

（二）论治特色

1. 治病求本，补益宗气

肺动脉高压发病机制乃各种原因引起宗气不足。宗气乃产生于脾胃消化吸收的水谷精微，并能走息道而司呼吸，灌心脉而行气血，宗气得补，则肺、脾、心三脏得安，气血得畅，何患疾病不除，该治疗方法可谓"一举多得"，切中要害。

2. 宣肃肺气，兼顾化痰

肺的呼吸功能需要宗气来鼓动，若宗气亏虚，肺气亦亏，肺功能必然会受到影响，会产生一系列病变。首先影响的是肺的宣肃功能，故临床可见呼吸困难；其次，宗气不足，反过来影响脾胃运化精微，而生水湿痰饮，病理产物聚集，气血不畅，故而疲劳、水肿、咳痰。故宣肃肺气、健脾化痰十分关键。

3. 活血化瘀，贯穿始终

颜师指出："治病不可失于通塞，而通塞关键在于疏通气血塞滞。"肺动脉高压的病理学特点为小动脉内膜纤维化、中间层肥厚、丛状损伤引起肺小动脉闭塞性改变，主要特征是肺血管阻力进行性升高，最终导致患者右心衰竭而死亡，即"宗气不下，肺中之血，凝而留止"。临床上，久病肺气虚，肺失宣降，宗气生成不足，致血液运行失常、迟滞而形成瘀血；同时日久阳虚，累及心阳，不能温煦血脉，血液凝滞而加重瘀血的形成；另一方面，痰瘀又是一种致病因素，痰阻于肺而气机不利，肺失宣降，严重者可致痰浊壅盛，或化热内扰，出现痰蒙清窍等变证，"须知痰水之壅，由瘀血使然，但去瘀则痰水自消"。可见，瘀血贯穿肺动脉高压发生发展始终，现代研究表明活血化瘀可以扩张血管，改善血管灌注，改善缺血缺氧状态，减少血管痉挛，降低血黏度。

（三）常用药对

1. 黄芪和党参

党参味甘，性平，入脾、肺经，可大补元气，补肺益脾，生津安神。党参大补元气，因可补肺益脾，也用于肺气虚及脾虚；热病后之气阴两虚及消渴患者用之，可益气生津止渴；气血两虚，心神不安患者用之，可益心气，安心神。党参补气兼能养阴，其性守而不走；黄芪补气兼能扶阳，走而不守。二药为伍，一动一静，阴阳兼顾，通补无泻，补气之力大增，肺脾得补，则宗气强健。

2. 苍术和白术

古云："补脾不如健脾，健脾不如运脾。"故调治脾胃贵在运而不在补，运脾之品首推苍术，元代朱震亨曰："苍术治湿，上中下皆有用，又能总解诸郁，痰、火、湿、食、气、血六郁，皆因传化失常，不得升降，病在中焦，故药必兼升降，将欲升之，必先降之，将欲降之，必先升之，故苍术为足阳明经药，气味辛烈，强胃健脾，发谷之气，能径入诸药……"确是高见，其气味雄厚，燥湿化浊，升阳散郁，长于燥湿，散多于补，且燥湿不伤阴。白术甘温，王好古称其："在气主气，在血主血，无汗则发，有汗则止，与黄芪同功。"其益气健脾，燥湿和中，功擅健脾，补多于散。二者配伍，湿去脾自健，脾运湿自化，湿去脾之功效更著，脾健则宗气得护。

3. 葶苈子和蔓荆子

葶苈子，味辛、苦，性寒，归肺、心、膀胱经，可泻肺降气，祛痰平喘，利水消肿，泄逐邪。《本草经疏》曰："葶苈，为手太阴经正药，故仲景泻肺汤用之，亦入手阳明、足太阳经，肺属金，主皮毛，膀胱属水，藏津液，肺气壅塞则膀胱与焉，譬之上窍闭则下窍不通，下窍不通，则水湿泛溢为喘满、为肿胀、为积聚，种种之病生矣。"辛能散，苦能泄，大寒沉阴能下行逐水。蔓荆子，味辛、苦，性微寒，能疏风、凉血、利窍。药理研究表明其有降压、抗感染作用。本配伍中，取其气薄主升，配合葶苈子，一宣一降，宣肃肺气。

4. 枳壳和桔梗

桔梗辛温主升，可开肺气之结，宣心气之郁；枳壳苦酸，微寒，下气宽胸，功专降泄。两药配伍，一升一降，升降相因，调畅气机，通阳降浊，有行气活血之妙。颜师习用桔梗6克、枳壳9克，对冠心病、呼吸系统疾病气机不畅所致的胸闷气促效验。

5. 桃仁和赤芍

桃仁，味苦、甘，性平，具有活血祛瘀，润肠通便之功，入手太阴肺经、手少阴心经、足太阴脾经，能止咳逆上气，消心下坚，除卒暴击血，破癥瘕，通脉，止痛。赤芍能清血分实热，散瘀血留滞，可治肺邪气，通顺血脉，缓中，散恶血，逐贼血，去水气，利膀胱大小肠，又可下气。二药相合，可直荡肺中瘀血，并能通利二便，降气平喘。

【验案举隅】

龚某，男，66岁。

[初诊] 2013年12月4日。动则气促半年余，胸痛时发，平卧时亦见气短，咽部为有棉絮状，清晨痰白黄灰，量不多，胃纳一般，大便略干，小便频而腰痛，测血压140/85 mmHg，辅助检查：心超（2013.12.2）左室舒张顺应性降低，左室壁稍增厚，左房形态饱满，三尖瓣少量反流（压差20.5 mmHg）；肺动脉收缩压30.5 mmHg，脉细而小数，右寸无力，舌紫苔薄白。诊断为肺动脉高压，辨证为宗气不足之证。

生黄芪30克　党参9克　苍白术各10克　蔓荆子10克　葶苈子包煎，18克　瓜蒌皮10克　丹参15克　枳壳6克　桔梗6克　赤白芍各15克　桂枝5克　五味子6克　乌贼骨10克　小茴香3克　潼白蒺藜各15克　炙甘草5克　14剂

[二诊] 早晨手足乏力，大便日行3次，先干后溏，咳嗽减少，入夜难以入眠，动则心悸，脉右寸弱，关部细弦，舌红苔薄白。为宗气不足，血脉失和之证。

生黄芪30克　党参9克　苍白术各9克　蔓荆子10克　葶苈子包煎，18克　法半夏10克　陈皮6克　茯苓10克　五味子6克　乌贼骨10克　白芍10克　小茴香3克　黄连3克　肉桂2克　川芎10克　炙甘草5克　28剂

[三诊] 咽部阻塞感，尿频，动则气促，易于疲劳，入夜打鼾，痰白量少，胃纳一般，大便一日二解，脉两寸弱，舌红苔薄黄稍干。诸气膹郁，皆属于肺，原方加入肃肺之品。

生黄芪30克　党参9克　苍白术各9克　蔓荆子9克　葶苈子包煎，18克　紫菀9克　杏仁9克　苏子9克　枳实6克　桔梗6克　白豆蔻后6克　五味子6克　桃仁9克　升麻6克　白芍9克　生甘草5克　14剂

如此加减治疗2年余。

随访：2015年4月7日，活动后疲劳气促较前改善，咳痰、胸痛、口唇、手指紫绀较前好转，复查肺动脉收缩压20 mmHg。

按 患者肺病日久，久病宗气不足，故见动则气促，平卧气短；气虚而血瘀，故见胸痛，气虚痰浊内阻可见咽部不适、少量咳痰。本方中以黄芪、党参、苍白术、桂枝温补宗气；蔓荆子配葶苈子，枳壳配桔梗宣肃肺

气；赤芍、丹参活血化瘀；瓜蒌皮宽胸理气化痰；五味子、白芍、乌贼骨收敛肺气。二诊腰痛改善，仍有咳痰，心悸明显伴失眠，去潼白蒺藜，加用二陈汤健脾化痰，交泰丸交通心肾，安神定悸。三诊咳痰减少，故再配伍紫菀、杏仁、苏子、五味子、升麻、白芍等宣肃肺气之品。该案通过宗气的升发来长养胸中之气，使肺气充盛，能够正常宣发肃降，恢复肺主气之职，则能祛除痰瘀之宿根，"去菀陈莝"，终使肺气得顺，疾病得愈。

三、从"中气不足，九窍不通"论治耳鸣经验

临床上，耳鸣作为常见病、多发病，其发病机制尚不明确，目前一般可分为原发性和继发性。原发性耳鸣是指伴或不伴感音神经性聋的特发性耳鸣；继发性耳鸣是指与某种潜在病因（除感音神经性聋外），或可确诊的生理状态相关的耳鸣，是一系列听觉和非听觉系统功能障碍的表现，包括单纯外耳道耵聍栓塞、中耳疾病如耳硬化症及咽鼓管功能障碍、耳蜗异常如梅尼埃病、位听神经病变如听神经瘤；能导致耳鸣的非听觉系统功能障碍包括血管异常、肌阵挛、颅内压增高。颜师在治疗耳鸣方面自己独到见解，重视"中气不足"病机，善用益气升阳法治疗耳鸣，常获较好临床疗效。兹将颜师相关经验介绍如下。

（一）病因病机

《素问·玉机真藏论篇》有"脾不及则令人九窍不通"，历代医家对此多有注释发挥，如王冰认为"脾之孤脏，以灌四傍，今病则五脏不和，故九窍不通也"；《黄帝内经素问集注》"脾气不足，则五脏之气皆不和矣"；又《素问·通评虚实论篇》云："头痛耳鸣，九窍不利，肠胃之所生也。胃气一虚，耳、目、口、鼻俱为之病。"对此，李东垣发挥创立"脾胃虚则九窍不通论"，《脾胃论·脾胃虚实传变论》有"九窍者，五脏主之，五脏皆得胃气乃能通利"，并强调元气乃先身生之精气也，非胃气不能滋之。脾胃乃元气之本，脏腑经络之源，脾胃健运，腐熟运化水谷正常，精微"灌溉四旁"和布散至全身，元气充沛，才能提供足够的养料，脏腑经络有所濡养，则精、气、神皆出，九窍乃能通利。颜师注重脾胃在五脏六腑中的重要作用和地位，传承了国医大师颜德馨教授提出的"气血理论"和"衡法"，对耳鸣从气血论治，认为耳为清空之窍，清阳交会流行之所，一旦气血闭塞则耳疾丛生。脾胃同居中焦，共建"中气"。中气源于脾胃，由水谷精气化生，

亦称脾胃水谷精气、脾胃中气。脾胃中气不仅是人体生命活动所需营养物质的主要来源，也是全身元气化生的物质基础，为后天之本。《脾胃论》创"中气"一说，认为"人以脾胃中元气为本"，指出"饮食入胃，阳气上行，津液与气入于心"；而《内外伤辨惑论》有"中气不足，则六腑阳气皆绝于外，故营卫失守，诸病生焉"。

据此，颜师从以下几方面阐述发挥。① 脾胃乃气血生化之源，后天之本。《脾胃论》曰："人之所气者谷也，谷之所注者胃也。"脾胃功能佳，水谷入于脾胃则化生气血充足；脾胃一虚，气血生化乏源，则五脏失养，五脏不和，九窍无以营养，耳窍经络失养后则见耳鸣、耳聋之症，即《灵枢·口问》所谓"耳者，宗脉之所聚也，故胃中空则宗脉虚，虚则下溜，脉有所竭者，故耳鸣"。② 脾主运化，脾为胃行其津液。饮食所伤，常累及脾胃之气，或致胃气上逆，或脾气下泄，或脾胃升降失调，浊气中阻，或致脾胃虚弱，正气不充。脾胃一虚，则水湿运化无权，聚湿成痰，痰饮流窜，可致诸窍阻塞不通也；或痰郁化火，痰火上升，壅塞清窍，导致耳鸣，甚则气闭，成为耳聋。正如《明医杂著》言："胃司受纳，脾司运化，一纳一运，化生精气，津液上升，糟粕下降，斯无病也。"③ 脾主升清，胃主降浊。中气不足，中州失于斡旋，升降之机紊乱，则清阳不升无以走清窍，浊阴不降，耳窍失于清阳所养，又受浊阴之邪来扰，故见耳鸣、耳聋。

（二）常用方剂

1. 补中益气汤

该方出自《脾胃论》，药用黄芪补中益气、升阳固表为君；人参、白术、甘草甘温益气，补益脾胃为臣；陈皮调理气机，当归补血和营为佐；升麻、柴胡升举清阳为使。全方一则补气健脾，使后天生化有源，五脏可滋，脾胃气虚诸证自可痊愈；二则升提中气，恢复中焦升降之功能，使清阳之气以通耳窍。

2. 李氏清暑益气汤

为清暑益气、健脾除湿之方，用于平素气虚，又感受暑湿，气阴耗伤。颜师认为，今人常过于安逸，伤于饮食，过逸则气亏，伤于饮食则脾胃亏虚而湿邪内生。此乃李东垣在"脏腑虚实补泻法"基础上发展出的"脏腑虚实升降浮沉补泻法"。该方对于中气不足、湿盛于内之证效果较好。方用黄芪、党参补益中气，以黄芪、人参、甘草补中益气为君；甘草、陈皮、当归身甘辛微温养胃气、和血脉为臣；苍术、白术、泽泻渗利除湿；升麻、葛根苦甘平，善解肌热，又以风胜湿也；湿胜则食不消而痞满，故以青皮辛温消食快气；肾恶燥，急食辛以润之，故以黄柏苦辛寒，借甘味泻热补水虚者，滋其化源，以五味子、麦门冬酸甘微寒，为佐也。

3. 益气聪明汤

该方为《东垣试效方》著名方剂，具有补中气、升清阳、散风热之功，善治中气不足、清阳不升而致风热上扰、头痛眩晕、内障初起、视物不清、耳鸣耳聋或齿痛等。《医方集解》谓："五脏皆禀气于脾胃，以达于九窍；烦劳伤中，使冲和之气不能上升，故目昏而耳聋也。"李东垣曰："医不理脾胃及养血安神，治标不治本，是不明理也。"此足太阴、阳明、少阴、厥阴药也。十二经清阳之气皆上于头面而走空窍，因饮食劳役，脾胃受伤，心火太盛，则百脉沸腾，邪害空窍矣。方以人参、黄芪甘温以补脾胃；甘草甘缓以和脾胃；葛根、升麻、蔓荆轻扬升发，入阳明，鼓舞胃气，上行头目，中气既足，清阳上升，则九窍通利、耳聪而目明矣；白芍敛阴和血，黄柏补肾生水，盖目为肝窍，耳为肾窍，故以两者平肝滋肾也。

4. 通气散

该方出自《医林改错》。颜师喜用该方之意在于，一方面，脾胃虚弱者多有肝木乘侮而见肝气郁结之证；另一方面，"内伤疾病"总由"肝病"，耳鸣耳聋常可影响患者情绪，日久致肝气郁结，木克土则病情更重。故用通气散以升阳达郁，郁开则窍自通，耳鸣耳聋可自己。肝郁化火生风者，酌以平肝祛风之白蒺藜；若"久病入络"，加活血通络之路路通；伴肾阴亏虚、阳亢于上者，可配合磁朱丸；"久病必瘀"，故加水蛭、通天草药对。

【验案举隅】

患者，女，68 岁。

[初诊] 2018 年 1 月 11 日。患者耳鸣 5 年余，曾经针灸治疗无好转，夜间醒来后有脑鸣，左耳可闻及脑鸣，5 年前脑鸣声音低，近半年转高，口干，多梦，易醒，醒后难眠，胃纳一般，大便二日一行，咳嗽、痰少、色黄，足冷，舌红苔薄黄，左寸脉弱。辨为气虚湿盛之证。予以补气祛湿、疏肝活血。

黄芪 30 克　党参 9 克　苍白术各 9 克　升麻 6 克　柴胡 6 克　当归 9 克　陈皮 6 克　白蒺藜 15 克　路路通 6 克　香附 9 克　川芎 15 克　丹参 9 克　法半夏 9 克　茯苓 9 克　黄柏 5 克　炙甘草 5 克　14 剂

[二诊] 2018年1月25日。服药1周后耳鸣明显好转，伴左手手指麻木，左腿夜间下肢作痛，咳痰色白、量减少，舌红苔薄白，关脉弦滑。左属肝，上方去茯苓、黄柏、丹参、半夏，加青皮6克、枳实6克、桂枝5克、赤白芍各9克、佛手9克，14剂。

[三诊] 2018年2月8日。脑鸣白日作然，耳鸣已止，伴立则头晕，左下肢抽搐，大便通畅，入夜平安，舌红苔薄白，寸脉弱。

黄芪30克　党参9克　苍白术各9克　升麻6克　柴胡6克　当归9克　陈皮6克　白蒺藜15克　路路通6克　泽泻15克　赤白芍各9克　黄柏5克　香附9克　川芎9克　厚朴9克　炙甘草5克　14剂

按　本案患者病程长，久病为虚，且脾胃虚弱，"中气不足，九窍不通"，故见耳鸣、脑鸣。初诊予补中益气汤补气升清，白蒺藜配路路通以补气活血，又白蒺藜祛风平肝，路路通通经络。又合通气散，乃柴胡、香附、川芎疏肝活血顺气之意，以达气血得通，气血得充之目的。黄柏降火以制约升散之太过。患者服药1周后耳鸣即明显减轻，1个月后未再发作，但仍有脑鸣，其病机与耳鸣一致，故治法同前，遂用益气聪明汤之意继续治之。

5. 讨论

由于西医学对耳鸣病因及发病机制尚不明确，迄今临床治疗未形成统一方案，药物治疗除针对引起耳鸣的原发疾病外，多采取对症处理，如扩张血管改善微循环、神经营养、局部麻醉、抗抑郁和抗焦虑、抗惊厥等，但疗效不佳。中医治疗具有一定的优势，但因医家经验不同，疗效各异。

肾开窍于耳，故历代医家治耳疾多从肾论治，但古文献亦有"心寄窍于耳"相关论点，且肝胆之经脉与耳联系紧密，如《灵枢·邪气脏腑病形》"心脉微涩，厥为耳鸣"，《素问·六元正纪大论篇》"木郁之发，甚则耳鸣旋转"。据此，耳鸣病因病机与心气不足、肝气郁结等机能失调密切相关。五脏与肝的功能失常多与情志密切相关。《济生方·耳门》有"心寄窍于耳……忧愁思虑得知于内，系乎心，心气不平，上逆于耳，亦致聋馈、耳鸣"。临床上，耳鸣多与情志失调或思虑劳神过度等因素有关，其病机常先伤心神，致心神失守，再累及耳窍致耳鸣。《素问病机气宜保命集》曰："令耳聋者，肾也，何以治肺，肺主声，鼻塞者，肺也。"认为耳鸣耳聋与肺亦有关。李东垣立益气聪明汤治疗耳聋，开补气升阳法治耳鸣、耳聋之先河。因此，耳疾非独肾矣，五脏六腑均令人耳鸣耳聋。颜师临证尤其注重元气在人体的重要作用，常以补脾胃之气充元气。

颜师辨证必当详问病史，谓久病者必有虚，常提醒学生注重寸口脉象，认为寸口脉不论左右，弱则提示必有虚，必以参、芪之辈益气以补虚；耳窍属清空，赖清气养之，清气不升则耳窍失养，故必以升提之属升麻、柴胡助参、芪之气升至耳窍；耳窍属高巅，"高巅之上惟风火可到"，治疗耳鸣必当祛风，以白蒺藜既可祛风又可平肝最为恰当；久病必有瘀，路路通化瘀通络，与白蒺藜构成药对平肝祛风、活血通络，常被颜师用之于眩晕、耳鸣等治疗中；然耳鸣之久者致长期困扰，情志失于通畅，又宿有脾虚，土虚木乘，故患者表现有左关脉弦或弦细，或弦数脉象，或右侧关脉弦，颜师谓其古人讲"木凌土位"，又或者有舌缨线存在，均乃肝气郁结或肝郁化火，或再伤气阴之证，故临证配以疏肝理气之品，常获较好疗效。由此可见，颜师从"中气不足，九窍不通"论治耳鸣具备完善、严谨的理法方药，故而效如桴鼓，值得我辈学习和推广。

四、气血辨治冠状动脉支架术后血管内再狭窄

冠状动脉支架植入术（Percutaneous coronary intervention，PCI）是治疗冠状动脉狭窄的主要手段之一，自从1986年Sigwart首次将其应用于人类以来，支架植入术已取得了长足的进步并广泛应用于临床。尽管和传统的球囊扩张相比，支架植入能明显减少急性心血管事件的预后及死亡率，但冠状动脉支架术后血管内再狭窄（In stent restenosis，ISR）发生率仍然很高。目前ISR依然是PCI术治疗所面临的最大挑战。近年来西医致力于开发药物涂层支架，并强化抗栓力度，但仍有很多患者出现ISR，继而需要进一步行支架植入或者搭桥手术，这不仅给患者带来沉重的经济负担及心理压力，而且严重影响患者生活质量。颜师应用气血辨证治疗冠状动脉支架术后血管内再狭窄效果明显，兹将其治疗经验总结如下。

（一）病因病机

ISR与冠状动脉粥样硬化性心脏病（CHD）同属中医"胸痹""心痛""真心痛""厥心痛"等范畴，然其病因病机与CHD不同。ISR本质为本虚标实，本虚以气虚、阳虚居多，标实以肝郁气滞、瘀血为主。一般而言，冠状动脉介入术后患者多有精神紧张或抑郁，肝郁气滞，气滞则血瘀，所以术后早期每易出现肝郁血滞之实证。而冠状动脉介入手术的实施，乃采取外力、机械手段祛除了本身的瘀血、痰浊等病理产物，其气虚之象依然存在，

复加外源性创伤会进一步耗伤正气，久而久之，气虚及阳，且手术不可避免会损伤脉管，致使瘀血内潜心脉，从而出现气虚血瘀、阳虚血瘀之虚证。

1. 心病治肝，重视精神心理因素在 ISR 发生中的重要作用

ISR 患者在介入手术之前饱受"胸闷""胸痛"的疾病折磨，部分患者甚至产生对死亡的恐惧心理，大部分人对手术有畏惧心理，加之手术之前医生会例行签署手术知情同意书，告知病情危重、手术风险及可能存在的各种意外，导致患者遭受极大的精神创伤和打击，使肝失疏泄，肝郁气滞，气滞则血瘀，故术后每易因精神紧张、焦虑或抑郁等导致肝郁血滞之实证，正如明代徐用诚所言："肝气通则心气和，肝气滞则心气乏，此心病先求于肝，清其源也。"

2. 术后必虚、术后必瘀，气虚与血瘀同现

冠心病的形成与发展是一个长期耗气的过程，术后患者虽然胸痛症状得到明显缓解，甚至消失，但精神不振、纳差、乏力、呕吐、汗出、舌淡暗、脉虚等本虚症状仍比较明显。PCI 术可以直达病变，开通闭塞之脉络，具有中医活血破瘀之功效，但冠心病患者气本不足，加之 PCI 术的"破血"作用，更易耗伤正气，常致本虚亦甚。

《金匮要略》对瘀血证治论述极为丰富，总结瘀血形成的原因包括气虚、气滞、血寒、血热、外伤等，手术致瘀应归属于外伤致瘀，手术过程中各种器械致局部肌肤筋脉创伤，血液离其经隧不循脉道，旁溢于外而形成瘀血。颜师认为，导致瘀血的因素很多，但以气病引起瘀血最为常见，是故气行则血行，气之正常运动，对保证血的正常运行有着重要意义。此外，结合本病发病机制，气虚可以致瘀，肝郁亦致瘀，瘀阻脉络发为胸痛，因而 PCI 术后的病机特点是本虚为主，兼有邪实。

3. 久病伤阳、心病宜温，阳虚血瘀为基本病机

心居胸中，清阳之位，外应夏气，其性属火，而为太阳。心之生理功能正常与否，均与阳气盛衰相关，心脏推动血液的运行，有赖于心气的作用，尤其是具有温煦推动作用的心阳。由于心的生理特点，决定了心血管疾病的基本病机为上焦阳气不足，心阳不振，以致阴邪上乘，水饮、痰浊、瘀血互结，胸阳痹阻，阳气不通，不通则痛，正如《金匮要略·胸痹心痛短气病脉证治》所言："阳微阴弦，即胸痹而痛，所以然者，责其极虚也，今阳虚知在上焦，所以胸痹心痛者，以其阴弦故也。"冠状动脉介入术后，气虚日久，伤及心阳，心阳不振，胸阳不展，气血运行不畅，寒邪易乘虚而入，两寒相

得，寒凝心脉，痹阻不通。心阳虚损导致心主血脉功能失常是老年心血管疾病形成的重要病理基础。由于ISR患者多为中老年患者，且大多数寻求中医治疗的ISR患者多属于本病后期，阳虚之象明显，在就诊的患者中阳虚血瘀证型占据多数，故根据目前临床症状将ISR患者的基本病机定位阳虚血瘀。实际上，中医在ISR的早期干预、早期治疗中优势更为明显，如能在检查出冠状动脉狭窄时就立即采用中医治疗，对患者生活质量、疾病预后都有非常大的获益。

目前中医界学者大多支持"痰浊"为冠状动脉介入治疗后再狭窄的重要病机之一，临床观察发现，多支病变、复杂病变者多痰浊证。不少研究发现，痰浊证和高血脂、高血黏度、纤溶系统异常、自由基增多、血浆同型半胱氨酸水平增高、胰岛素抵抗、交感神经功能亢进等有直接关系，而这些因素均与ISR的形成密切相关，有研究发现，痰浊证是冠状动脉支架植入术后ISR的主要证型。颜师在对ISR发病机制的论述中，并未强调化痰，然法中自有化痰之妙用。颜师治疗此病常使用温阳药物，"病痰饮者当以温药和之"，温药自有消痰饮之妙；脾为生痰之源，以温阳药与益气健脾药并用，脾自健则痰不生；"气为百病之长""血为百病之胎"，以调气活血之法，气血调和则痰无以生。

（二）用药特色

1. 温阳药与活血药同用

颜师在中医防治心脑血管病的研究中，发现气血失衡是众多心脑血管疾病的基本病机，通过疏通调和气血可以调整脏腑组织功能活动，使其从病理状态转至正常生理状态，从而治愈疾病，使机体恢复健康。心居阳位，清旷之区，诸阳受气于胸中，ISR患者心阳虚衰，往往出现虚寒证候，颜师在治疗该病时强调"有一分阳气，便有一分生机"的重要性，注重温补阳气。血之运行有赖气之推动，尤以阳气充分为关键，心阳不振，血行无力，阴寒之邪凝滞气血，痹阻心脉，不通则痛，发为胸痹心痛，此时当温壮阳气、运血化瘀。附子味辛气温，火性迅发，无所不到，为温壮阳气第一要药。虞抟云："附子禀雄壮之质，有斩关夺将之气，能引补气药行十二经，以追复散失之元阳；引补血药入血分，以滋养不足之真阴。"临床常用附子、人参配伍丹参、泽兰；冠心病心绞痛遇寒易发者，用炮附子、黄芪配伍三七粉、生蒲黄。桂枝为通阳化气要药，其味辛、甘，性温，擅温阳通脉，补中益气，

《本草述钩元》曰:"桂(枝)能导引真阳而通血脉。"治胸痹常用桂枝与蒲黄、降香为伍;治脉结代与炙甘草、酸枣仁同用;治惊恐加龙齿、牡蛎;治眩晕配怀牛膝、车前子等。

2. 补气药与理气药同用

气的推动作用是血液运行的动力,若病久脏气受伐,气弱则血流迟缓,运行涩滞,乃致瘀血内阻,百病丛生。肝主疏泄,斡旋周身阴阳气血,一旦肝失常度,影响气之流通,则脏腑阴阳失调,气滞血瘀,魏玉璜曰:"肝为万病之贼。"确具至理,通过疏畅气机,可达到活血化瘀目的。黄芪甘温纯阳,其能补诸虚不足,益元气壮脾胃,常与川芎相配,大补元气,理气活血,补而不滞,散不伤正。此外,颜师还喜用黄芪、党参、白术之品配伍柴胡、枳实、陈皮,对于肝郁脾虚型临床表现兼有乏力,腹胀、嗳气表现的ISR患者尤为适用。

3. 辛温药与苦寒药同用

辛开苦降法是指辛温药与苦寒药配伍使用的一种治疗方法,多数医家常用于治疗脾胃病,颜师将该法用于治疗心血管疾病,疗效有三,一则可宣畅气机,二则可开泻痰热,三则可清热化瘀。如黄连配伍桂枝,黄芩配伍川芎,丹参配伍川芎,临床多用于ISR兼有湿热痰瘀互结症状患者。

(三)常用药对

1. 枳壳和桔梗

胸闷甚者,颜师喜用枳壳、桔梗配伍。强调枳壳与桔梗配伍,一升一降,调畅气机,可开通胸阳,有行气活血之妙,且升降相宜,顺应脏腑气机之正常功能,张介宾曰:"气之在人,和则为正气,不和则为邪气。"该配伍使"不和"之邪气"和"而为正气。

2. 丹参和葛根

丹参活血化瘀,行血止痛,去瘀生新;葛根解肌,生津止渴,通行经脉。丹参活血,因配伍葛根而使化瘀之力增加,葛根通脉,因加入丹参而使行血之力增强,二药配伍,内通外达,相互促进,使血得以行,胸痹得开。现代研究证实,两者能扩张心血管,改善血液循环,减慢心率,减低血糖。临床上适用于血瘀型冠心病兼有脑血栓、糖尿病患者。

3. 生蒲黄和石菖蒲

胸痛甚者,颜师习用生蒲黄、石菖蒲配伍。《本草纲目》曰:"蒲黄凉血，活血，止心腹诸痛。"又曰："菖蒲气温，心气不足者用之。"蒲黄为香蒲科植物水烛香蒲的花粉，除具有活血化瘀功效外，因其气芳香，故有行气开郁之功，此外，其性味甘平，无毒性，入肝、心经，为调气活血平和之药。现代药理研究表明，蒲黄的有效成分具有较好的降脂作用和防治动脉粥样硬化作用。蒲黄主入血分，兼行气分，石菖蒲疏肝气，化脾浊，二药气味芳香，功能行气血、化痰瘀、开心窍，通心脉。

4. 茯苓和灵芝

心悸甚者，颜师常用养心安神药，其中尤善用茯苓、灵芝配伍治疗心律失常。《本草纲目》曰："后人治心悸必用茯神……然茯苓未尝不治心病也。"《神农本草经》曰："灵芝保神。"冠状动脉介入术后心律失常多系心气虚弱，心神失养所致，应用茯苓、灵芝配伍，养心宁心，安神保神，有事半功倍之效。

（四）常用方剂

1. 逍遥散

本方出自宋《太平惠民和剂局方》，药物组成及常用剂量：柴胡9克，芍药9克，白术9克，当归9克，茯苓15克，薄荷3克，生姜3片，甘草3克。功用疏肝解郁，养血健脾。适用于冠状动脉介入术后患者精神、心理负担加重，情绪不稳，性情忧郁或性情急躁者。临床症见：心胸满闷，隐痛阵阵，痛无定处，时有叹息，急躁易怒，心悸时作，兼有胸胁、两乳胀痛，舌红苔薄腻，舌缨线存在，脉弦细。若气郁化火者，加牡丹皮、栀子以清泻肝火；胸闷甚者，加枳壳、桔梗以宽胸理气。

2. 保元汤

出自《外科正宗》，药物组成及常用剂量：人参9克，黄芪30克，白术9克，甘草3克。功用助脾健胃。原用于治疗痘痈出脓之后，脾胃虚弱，脓清不敛者。气血虚弱，痘痈留经络中，发无定处肿不红。因其可以益气补虚，颜师将其应用于气虚血瘀证心脏病患者。临床症见：胸中隐隐作痛，胸闷气短，动则心悸、喘息，时作时止，倦怠懒言，遇劳则甚，舌胖大或边有齿痕，舌质红而少津，脉细弱而无力。胸痛者加降香；胸痛彻背加瓜蒌薤白半夏汤；心烦失眠者，加桂枝、黄连，取交泰丸之义，交通心肾。

3. 清暑益气汤

出自李东垣《脾胃论》。药物组成及常用剂量：黄芪30克，党参15克，苍术9克，白术9克，麦冬9克，五味子6克，葛根9克，升麻9克，神曲9克，泽泻9克，当归9克，青皮6克，陈皮6克，黄柏6克，甘草3克。全方益气养阴、清利湿热。适用于脾失健运、气阴两虚、湿热内蕴证胸痹患者。症见胸闷心痛，神疲乏力，不耐劳作，纳谷不馨，口中黏腻，舌质淡红或淡白或偏红、边有齿痕，舌苔薄白腻或薄黄腻，脉濡。胸闷心烦，夜寐艰难者，加半夏、夏枯草清肝化痰；纳呆不食，脘腹胀满者，重用苍术，加半夏、檀香、生麦芽运脾醒胃；舌苔厚腻者，去党参、黄芪、麦冬、五味子，合温胆汤加减化湿祛痰，侍时机再予补益。

4. 颜氏"五大金刚"

颜师将黄芪、党参、苍术、白术、桂枝，归为治疗心血管疾病的"金刚药物"。常用剂量为黄芪30克，党参9克，苍术、白术各9克，桂枝3~6克，以达补气通阳之功效，如遇阳虚症状重之患者，再加附子3~6克以增强益气温阳之功。临床症见：胸膺痞闷而痛，心痛彻背，背痛彻胸，气短喘促，形寒肢冷，面色苍白，遇寒则心痛加剧，舌淡胖或紫暗、苔薄白，脉细而微。胸痛甚者，加丹参、降香以活血止痛；下肢浮肿者，加猪苓、茯苓、泽兰、泽泻以活血利水；心悸频发者，加茯苓、灵芝、酸枣仁、柏子仁以养心安神。

【验案举隅】

患者，女，65岁。

[初诊]　2015年11月2日。患者于2014年7月因突发胸痛6小时，冠状动脉造影示右冠状动脉远段堵塞，于右冠远段植入支架一枚，术后患者时有胃脘不适，双抗服用不规律。2015年8月复查冠状动脉造影左主干未见明显狭窄，前降支近端狭窄60%，右冠中段狭窄50%，原支架内狭窄50%。予球囊扩张。患者高血压病史30年，血压最高180/100 mmHg，目前采用西药降压治疗，血压可控制在正常范围。刻诊：活动则发胸闷胸痛，疲乏，焦虑，反复口腔溃疡，血压平稳，胃纳一般，大便成形，脉左寸弱、左关弦滑，舌红、苔薄白腻。辨证为气虚血瘀之证。

生黄芪30克　党参10克　苍白术各10克　桂枝5克　黄连5克　茯苓10克　陈皮6克　黄柏6克　砂仁后下，3克　桔梗6克　枳实10克　白芍10克　丹参15克　红花6克　怀牛膝30克　炙甘草5克　21剂

[二诊]　血压120/70 mmHg，胸闷胸痛已平，口腔溃疡已痊愈，口唇生疮作痛，头晕阵发，近期风邪入表，鼻衄，胃纳服药后大便均正常，入夜

欠安，精神尚可，脉左关小弦，舌红、苔薄白。仍为气虚血瘀之证。

生黄芪30克　党参10克　苍白术各10克　桂枝5克　黄连5克　枳壳6克　桔梗6克　川芎15克　丹参10克　白芍10克　怀牛膝15克　防风6克　茯苓30克　黄柏6克　砂仁后下，6克　生蒲黄包煎，18克　炙甘草5克　28剂

[三诊]　患者病情近期稍平稳，口腔溃疡未复发，逢天寒仍有胸闷气促，大便每日1次，胃纳一般，食之则隐痛，头晕阵发，脉细，舌红、苔薄白少干。辨证仍为气虚血瘀之证。

生黄芪30克　党参10克　苍白术各10克　桂枝5克　黄连5克　黄柏6克　砂仁后下，6克　枳实10克　桔梗6克　川芎15克　丹参15克　蔓荆子10克　升麻6克　柴胡6克　青陈皮各6克　生蒲黄包煎，18克　炙甘草5克　28剂

后一直以上方加减间断服用，患者病情稳定。

随访，患者胸闷胸痛好转，头晕偶发，口腔溃疡未发，复查冠状动脉造影显示：左主干未见明显狭窄，前降支近端狭窄30%，右冠状动脉中段狭窄30%，原支架内未见明显狭窄。

按　患者初诊时疲乏，活动后胸闷胸痛，考虑为心气不足，故予颜氏"五大金刚"加益气通阳药物，因手术致瘀内潜心脉，肝郁克脾，以致胸痛频发，胃脘不适，故须理气活血，以枳实、桔梗理气，丹参、红花活血，四君子汤和胃；患者反复口腔溃疡为本虚相火扰动所致，加入封髓丹、怀牛膝引火归元。二诊头晕阵发，风邪入表，去辛温之红花，改用生蒲黄凉血活血，加用防风、川芎，祛风清利头目，重用茯苓30克，养心安神。三诊仍有胸闷、头晕，结合脉细，考虑清阳不升证，予升麻、柴胡加强补气升清之力。

五、运用马培之四步养阴法治疗阴虚证

清代名医马培之为孟河四大名医之一，深谙经典，博采众长，对内、外、妇、儿各科都有极深的造诣，治病法多，遣药广泛，师古而不泥古，力求探索创新。海派颜氏内科起源于孟河医派之马派，创派人颜亦鲁先生师从马培之弟子贺季衡，颜师作为颜氏内科第三代传人，自幼跟随祖父和父亲颜德馨学习，对孟河医派医案深有研究。

（一）病机阐释

在养阴治法方面，颜师研读马培之医案后总结了四步养阴法，所谓"四步"，是颜师根据阴虚病证病情轻重不同，用药也随着病证的加重逐级递增

的步骤，临床应用如马培之医案一样，根据病证所在部位及病情轻重运用，如肺阴不足者，以第一步沙参、麦冬；若证见肝阴不足，则可以加用第二步当归、白芍；至肾阴亏虚，则加以第三步女贞子、料豆衣；如若证见阴虚阳亢，则加用第四步石决明、煅牡蛎。四个步骤可以单独应用，也可以某两个或三个步骤结合应用，病情重者可以四步同时应用，参考辨证灵活加减应用于临床疗效甚佳。颜师常讲，掌握了马培之的这四步养阴法，能够开拓思维，全方位掌握阴虚病证成因，以有针对性用药进行治疗，为中医精准治疗提供依据。同时，培养中医临床思维，重点突出中医特点即辨证论治观念和整体观念，见是证用是药，如此一来，在临床上遇到疑难病症都可以运筹帷幄，现将四步养阴法分别阐述如下。

（二）分步论治

1. 第一步：金水相生法

明代汪绮石《理虚元鉴》谓："阴虚为本者，其治之有统，统于肺也。"中医素有金水同源之论，治疗阴虚者，马培之常用北沙参、麦冬药对，如有干咳者则取南北沙参、麦冬药对。颜师在临床上诊治久咳、燥咳之病，常见干咳，咽干，或口干烦渴，或大便干结，或夜寐难安，舌苔多有剥脱，脉细数或弦细，常喜用清燥救肺汤加减，常用南北沙参、麦冬以清润肺经，配以桑叶、杏仁、枇杷叶以宣降气机，每能有立竿见影之效。另外，在治疗糖尿病方面，古人多讲其病机关键为阴虚为本，燥热为标，今人亦常落入俗套，喜用六味地黄丸之类治疗此病，然众多补肾之品不仅滋腻碍胃，临床疗效常不满意，颜师另辟蹊径，取百合固金汤、生脉饮加味以补肺阴达到滋肾阴之目的临床常效验。颜师讲，古人早就有"金水相生"之说，然其医案常缺少明确指出理论依据、辨证特点，惟有多读经典医案，从中多做总结，临床验证，再形成特色方案予以推广，为后代医生指出一条更加简洁明了之路，有利于中医的精华传承，造福人类。

2. 第二步：补血益阴法

马培之提倡"营阴同源""血阴同源"理论，认为通过补血之法以滋阴生阴，每用育阴调营法治疗阴虚证。习取当归、白芍药对以养营补阴。因《马培之医案》中临证遇到肝阴不足，肝血亏虚，甚则肝风内动者均用当归、白芍，如"体质阴虚，肝风内动，右肢偏中，头昏、肢麻、足弱，久延非宜，拟养阴柔肝，徐徐调治。当归、丹参、川断、怀七、法半（夏）、天麻、白芍、料豆、杭菊、生地、红枣"，此本为阴虚体质，又肝风内动以致中风病案，予以养阴柔肝法以潜镇肝阳，"肝为刚脏，宜柔宜养"，方药组成有当归、白芍药对。又如有关治疗"汗证"，"肝为藏血之脏，操劳弗郁、心脾受亏、木郁化气、化火，心胸懊恼，易于汗出……只宜调养心脾、以舒木郁。当归、白芍、炙草、龙齿、茯神、枣仁、木香、党参、料豆、合欢、怀药、冬术、红枣"。重视肝气郁结化火在汗证中的重要作用，方用归脾汤加减，方中加白芍与当归共同养阴柔肝以舒木郁。此药对在逍遥丸、当归芍药甘草汤、归芍六君汤等常用方剂中均有出现，其本意在于柔肝滋阴，因"肝为刚脏，宜柔宜养"，颜师将其作为养阴法之第二步，意在以养血柔肝之法充盈阴液，促进肝藏血功能恢复或正常运行，血充则阴足。临床颜师在治疗肝病方面，常用到此药对，如在治疗慢性肝炎、肝硬化时常以归芍六君汤为主加减，旨在柔肝健脾；在治疗小儿抽动症、帕金森病等，常以当归芍药甘草汤为主加减，因阴虚风动为此类病证病机关键，以肝阴不足常生风，肝主筋，故以归芍柔肝养阴治之。

3. 第三步：肝肾同补法

因"肝肾同源"，以肝肾同补之法滋肝肾养阴，用女贞子、料豆衣药对。女贞子，性凉，味甘、苦，归肝、肾经，《本草纲目》云其"强阴，健腰膝，明目"。料豆衣性凉，味甘，《本经逢原》去其"入肾经血分"，《本草汇言》言"解内热消渴，止阴虚盗汗"。马培之弟子贺季衡曾谓："黑料豆之最入肾也，略用盐水炒，清晨用四钱泡汤，连豆细细呷呷，最能补肾。"二药配伍，肝肾同补，养阴清热。马培之常用女贞子、料豆衣来培补肝肾，以营筋脉。如马培之医案中"腰半以下，肾所主也，肝肾素亏，不甚折跌，筋节受伤，肾俞脊鸵，腰脊扳强，神赢脉虚大兼数，营阴亏损，幸饮食尚强，化源有资，当培补肝肾以营筋脉。生地、怀膝、党参、冬术、女贞、料豆、续断、狗脊、当归、木瓜、杜仲、红枣、菟丝、猪脊髓"。颜师在治疗阴虚阳亢或阴虚火旺病证常以此药对，一般病变至下焦，常予以前三步同用，即沙参、麦冬，当归、白芍，女贞子、料豆衣。如颜师在治疗一例耳鸣患者，症见耳鸣声高，劳累或入夜即发，面色潮红，大便干结，舌质暗红，苔黄腻剥脱，脉弦或滑数者。证属肺肾阴亏，虚阳上扰清窍。颜师根据《医贯》"耳中哄哄然，是无阴也"之说，用前三步养阴药物加减，患者服用2周之后剥苔全部长好，耳鸣较前明显好转。认为肾开窍于耳，肾阴不足，则肝阳上亢耳窍，其病在下焦，需要补肺阴以滋肾阴、营血同补、肝肾同补之法，肾水足则虚阳自然下降，不治耳鸣则耳鸣自愈。其中补肾清热用女贞子、料豆衣为养阴不滋腻，兼有清热功效，常疗效显著。

4. 第四步：滋水潜阳法

阳虚者阴必自走，阴虚者阳必凑之，阴虚必然阳亢，当滋水制阳，用石决明、煅牡蛎药对可以潜上浮之虚阳。颜师认为石决明与牡蛎均为动物外壳，也属血肉有情之品，当兼有育阴之功，正如《别案》谓石决明"久服益精轻身"，《本草纲目》谓牡蛎"补阴则生捣用"。临证凡见阴虚阳亢者常用此药对，既能潜降阴虚阳亢之标，又能补养肝肾阴亏之本，有固本清源之功。可以第四步单独应用，也可以结合前三步一起应用。

【验案举隅】

朱某，女，69岁。

[**初诊**]　2008年1月26日。患者耳鸣多年，初起左耳耳鸣，继而波及右耳，声调高而难以入眠，连及整个脑部，伴有五心烦热，入夜尤甚，头痛，胃纳一般，入夜多梦，口干苦，脉右弦而滑，舌红苔薄白。为气阴不足之证。

生黄芪30克　党参9克　北沙参9克　麦冬9克　五味子6克　当归9克白芍9克　白蒺藜15克　路路通9克　柴胡9克　泽泻15克　苍白术各9克香附9克　川芎15克　黄柏5克　炙甘草5克　14剂

[**二诊**]　2018年2月9日。患者头痛未发，仍有耳鸣和脑鸣，伴五心烦热，入夜早醒，胃纳一般，二便为常，口干口苦，脉右关部弦滑，舌红苔薄，唇红。气阴不足，九窍不利之证。上方去泽泻、苍白术、黄柏，加丹参9克、淮小麦30克、红枣7只，28剂。

[**三诊**]　2018年3月8日。患者脑鸣好转，耳鸣作然，声音高亢，五心烦热，口干、口苦改善，胃纳大便为常，脉弦，舌红苔薄白。气阴不足之证。治以益气养阴，潜阳安神为主。

生黄芪30克　党参9克　当归9克　白芍9克　女贞子9克　料豆衣9克煅牡蛎先煎,15克　苍白术各9克　白蒺藜15克　路路通6克　枳实9克　香附9克　川芎9克　炙甘草5克　28剂

[**四诊**]　2018年5月4日。患者脑鸣、耳鸣声音略平，近日胃部隐隐不适，食之则不适，嗳气或矢气为快，大便畅，精神尚可，五心烦热好转。脉左弦，舌红苔薄白。肝肾不足，肝木有余之证。

生黄芪30克　党参9克　北沙参9克　麦冬9克　当归9克　白芍9克

柴胡9克　枳实9克　青陈皮各6克　广木香15克　苍白术各9克　白蒺藜15克　路路通6克　香附9克　川芎9克　炙甘草5克　28剂

按　患者为气阴不足之证。初诊患者耳鸣日久，渐波及脑部亦有鸣响，"病久必虚"，结合患者症见五心烦热、夜间为甚，病本为"气阴两虚"；患者为七八之年，肾精不足，肾水不足则肝阳易亢，肝风易动，上扰清窍则脑鸣、耳鸣。《马培之医案》中云"肾开窍于耳，肝也及之"，故颜师治本以黄芪生脉饮益气养阴，以北沙参、麦冬补肺阴以生肾阴，为"虚则补其母"之法；又因《杂病源流犀烛》中说"肺主气，一身之气贯于耳"，此乃旨意深远。标则治肝，以柴胡疏肝散疏肝理气，其中柴胡、香附、川芎又名通气散，为治疗耳鸣常用方剂；以路路通、白蒺藜药对，一则平肝祛风，另可活血通络，气血畅通而达耳窍；川芎15克治疗头痛，泽泻汤以健脾制水，黄柏泄湿。二诊，患者头痛已平，耳鸣、脑鸣仍有，夜寐欠安且多梦，去泽泻汤，以甘麦大枣汤养心安神助睡眠，另患者时值更年期正合适；以丹参凉血活血安神以治多梦。三诊耳鸣好转，入夜平安，仍有五心烦热，趁势追击，求本为之，颜师总结马培之常用之四步养阴法，为北沙参、麦冬、当归、白芍，女贞子、料豆衣，生石决、煅牡蛎，去生石决，其余路路通、白蒺藜、川芎不变，至四诊患者多年之久病耳鸣、脑鸣基本消失，唯有胃部略有不适，去掉马培之养阴之第三步、第四步，加强疏肝理脾之药，仍以平肝祛风通络巩固疗效。随访患者服药1月后，无明显不适，未再就诊。

六、温潜法治疗原发性高血压经验

原发性高血压属于中医学"眩晕""头痛"范畴。临床上中医治疗高血压病的常用方法如滋阴潜阳、凉肝息风，常用方剂如天麻钩藤饮、镇肝熄风汤等，降压效果往往不够理想。颜师总结治疗原发性高血压多年临床经验，认为原发性高血压的重要病机为虚阳上扰，治疗应以温潜法为主。现介绍如下。

（一）病因病机

历代医家多认为眩晕的病机是脏腑功能失调，以"风、火、痰、虚"为主要病理因素的疾病。其中，以肝阳上亢、风阳上扰最为常见。颜师总结多年临床经验，提出"基本病机"临证思路，即认为每个临床疾病，均有一基本病机，临床辨证论治应围绕这一基本思路展开辨证。通过多年临证经验，总结高血压的基本病机为"虚阳上亢",即肝肾阳虚,虚阳上亢是高血压发病的根本原因。

本病多发于中老年人,处于人体生理功能衰退时期。《素问·阴阳应象大论》中云"年四十而阴气自半",《素问·上古天真论》亦云女子"五七,阳明脉衰,面始焦,发始堕""六七,三阳脉衰于上,面皆焦,发始白";男子"五八,肾气衰,发堕齿槁""六八,阳气衰竭于上,面焦,发鬓颁白"。可见进入中年以后人体阴阳气血逐渐由盈转亏,开始出现衰退现象。肝肾之阳对人体起着温煦、推动和疏泄的作用,是全身阳气的根本。阳气虚衰,闭藏功能下降,真阳不能潜藏于肾宫,浮越于外,阳气郁积之处,可引起各种热象,成为典型的浮火表现。张介宾指出:"阳虚者亦能发热,此以元阳败竭,火不归原也。"清代何梦瑶亦曰:"肾阴盛,逼其浮游之火上升,又一火也。"(《医碥》)陆以湉则进一步阐明:"真阳不足,无根之火为阴邪所逼,失守上炎。"(《冷庐医话》)此外,《护命方》治肝元虚冷提及的症状有:"多困少力,口无滋味,耳鸣,眼暗,面色青黄,精神不快。"《王氏博济方》提及主症为:"头旋、项筋急、眼有黑花、耳内虚鸣。"原发性高血压症状以头痛、头晕最常见,其他症状有心悸、耳鸣、眩晕、易怒、腰酸、乏力等。这些是中医肝肾阳虚证的常见症状。而以往的中医辨证,多把该类症候群归为肝阳上亢、肝肾阴亏、气虚血瘀等型,往往临床疗效欠佳。

(二)用药特色

1. 补中寓潜,阴阳相济

高血压患者由于肾阳虚则气化无力,气机运行不畅,心火不能下潜于肾,虚阳上浮,失于潜藏,导致心肾水火不济。颜师临证时常根据患者血压的高低,将温阳药附子、桂枝等与潜阳药肉桂、羚羊角、怀牛膝相互组成药对加入方中以提高疗效。如此阴阳相配,升降相因,既可潜摄妄动的阳气,又可固护心阳,温通心脉。用药当顺脏腑之性,心为火脏,稍用温阳药以助心中少火,则离照当空,阴霾自散,在治疗高血压病时少少加之,非但不助火反能引火归元。怀牛膝为平肝潜阳、引血下行之要药,又有活血利尿的功效,用量宜大。而附子、桂枝、肉桂的用量一般为2~5克,其中阳虚甚者可酌情加大用量。

2. 辛开苦降,调畅气机

肝肾阳虚衰,血脉失于温养,脉管收缩,外周血管阻力增加,气机不畅，瘀血阻滞脉管；另外肾气不能蒸腾气化水液，水液运行代谢失调，出现湿、痰浊水饮阻滞脉管，上犯清阳之位，均可出现血压升高。辛开苦降法为辛温药与苦寒药配伍使用的一种治疗方法，可宣畅气机，开泻痰热，清热化瘀。如黄连配伍桂枝，黄芩配川芎，葛根配丹参。临床用于高血压有湿热痰瘀互结症状。

3. 注重调补脾胃

脾胃为气血生化之源，升降之枢。高血压患者多兼有脾胃虚弱、痰湿阻滞，故健运脾胃十分重要。颜师喜用李氏清暑益气汤益气祛湿，补中益气汤升补中气，或归脾汤补养气血。常于方中加苍白术或枳实丸，以健脾燥湿行气，助脾胃运化；或用四逆散、逍遥散、柴胡疏肝散，调肝脾以畅脾胃气机。

（三）常用药对

1. 附子和羚羊角

附子辛温，为回阳救逆之妙品，但此处非取附子回阳救逆之用，附子的作用是温经散寒，能通十二经络，能使阳气外达。人病之后，常会出现经脉阻滞，附子可温通经脉，使气机流畅而恢复正常，如此，诸药也才能起作用；羚羊角为镇肝息风之要药，两者一动一静，一温一寒，一阳一阴，药性迥异，相反相成。其作用有二：一则交济阴阳，二则扶阳生阴。对于肝旺于上、肾亏于下，母子相离之证，具有平衡阴阳之殊功。临床上尤适用于顽固性高血压及高血压合并冠心病心功能不全的患者。

2. 川芎和黄芩

川芎辛温香窜，走而不守，上行头目，为头痛之要药，《本草汇言》称其"味辛性阳，气善走窜而无阴凝黏滞之态，虽入血分，又能去一切风，调一切气"；黄芩苦寒，《本草正》谓"清上焦之火，止头痛"，既可增强止头痛之效，又可佐制川芎温燥之性，两者辛开苦降，畅达气机，气机调畅而眩晕自止。常用于瘀热而致的高血压见头晕头痛等症状者。

3. 桂枝和怀牛膝

桂枝辛甘温，可温补心肝，温通血脉，且主升，《本草经疏》谓其"通阳""行瘀"；牛膝苦降，性善下行，有活血化瘀，补肝肾，引血下行之功，药理研究表明，有扩张血管作用。颜师在临证中以桂枝2~5克温阳，重用牛膝30克，常可获较好降压效果，二药配伍，对于肝肾不足的高血压患者疗效显著。

【验案举隅】

胡某，男，45岁。

[**初诊**]　2013年4月24日。患者既往有高血压病史4年余，血压在150~170/90~100 mmHg之间，拒绝服用西药降压；否认冠心病、脑梗死、糖尿病病史。近来反复头晕头胀，困倦乏力，偶有胸闷不适，空腹时上腹隐痛，进食后有灼热感，清晨痰白黏、量少，入夜鼻鼾，夜寐尚安，胃纳一般。脉两寸弱，舌红，苔薄白，舌缨线存在。为气虚肝郁之证。

炙黄芪30克　桂枝3克　白芍10克　黄连3克　吴茱萸2克　木香10克 苍白术各10克　怀牛膝30克　车前子包煎，30克　黄芩10克　川芎15克　党参10克　柴胡10克　葶苈子包煎，18克　陈皮6克　炙甘草5克　14剂

[**二诊**]　血压115/85 mmHg，头晕消失，大便略干难解，痰白黏或黄，量少，易于咳出，精神萎软，眼睑沉重，胃纳一般，胃中烧灼感、隐痛已平，食多腹胀。脉左寸细弦，舌红苔薄白。为气虚而滞之证。

生黄芪30克　党参10克　苍白术各10克　桂枝5克　柴胡10克　升麻6克　当归10克　青陈皮各6克　怀牛膝30克　车前子包煎，30克　黄芩10克 川芎15克　赤白芍各15克　藿佩兰各10克　半夏10克　炙甘草3克　14剂

[**三诊**]　血压130/80 mmHg，头晕减少，左侧腰部酸楚，肛门潮湿，手臂瘙痒，下肢无力，胃纳一般，大便略黏，入夜平安。脉沉弦，舌红苔薄白。虚阳上亢之证。

生黄芪30克　荆防风各6克　赤白芍各15克　肉桂3克　黄芩6克　川芎15克　泽泻15克　苍白术各10克　怀牛膝30克　熟附子3克　羚羊角粉另吞，0.6克　炒杜仲15克　薏苡仁15克　丹参15克　黄柏5克　炙甘草5克

继以此方加减善后。

随访，2014年6月18日，血压降至125/80 mmHg，诸症明显缓解，继续以上方出入调理，以兹巩固。

按　患者高血压病史多年，久病气虚。头晕，嗜睡，胸闷，上腹部隐痛，脉两寸弱，均为气虚之象。"诸风掉眩，皆属于肝"，患者头胀，腹部隐痛，进食后胃胀，舌缨线存在，均为肝亢克脾土之象。本案初以黄芪建中汤健脾益气，左金丸、柴胡、木香、川芎、陈皮等疏肝理脾，黄芩、川芎辛开苦降调畅气机以降压；桂枝，怀牛膝引火归元以降压；车前子清利湿热以降压。此方妙以苍术、白术同用，健脾兼燥湿，补而不滞。二诊，肝郁症状缓解，呈一派气虚湿阻之象，以补中益气汤加强补气效果，配二陈汤、藿佩兰

化痰除湿，延续一诊降压治法。三诊，患者病程日久伤阳，久病及瘀血，虚阳夹湿内扰，以黄芪赤风汤益气活血，四妙散清利湿热，方中改用肉桂配伍怀牛膝潜降效果更佳，加入熟附子3克、羚羊角粉0.6克温阳潜阳以降压。整个治疗方案思路严谨，注重固护脾气，寒温并用，辛开苦降，补而不滞，温而不亢，气调而血畅，降压疗效显著。

七、慢性肺病的治疗经验

慢性肺病不特指某个疾病，包括西学中的慢性阻塞性肺病、慢性支气管炎、支气管哮喘、慢性支气管扩张性疾病、间质性肺病、肺动脉高压等。然根据该病临床表现，病变进展特征等，可以从古医籍中找出其不同阶段相对应疾病，如"咳嗽""哮证""喘证""肺胀"等。颜师在治疗慢性肺病方面颇有经验，现总结如下。

（一）病因病机探讨

1. 本虚

（1）从宗气不足论治：肺居于胸中，主气司呼吸，宗气乃胸中大气，肺与宗气关系密切。如《灵枢·邪客》曰："五谷入于胃也，其糟粕、津液、宗气分为三隧。故宗气积于胸中，出于喉咙，以贯心脉，而行呼吸焉。"后代医家张锡纯曰："肺司呼吸，人之所共知也，而谓肺之所以能呼吸者，实赖胸中大气。""其能撑持全身，为诸气之纲领，包举肺外，司呼吸之枢机。"进一步强调了宗气乃"呼吸之枢机"。宗气不足常可导致呼吸不利。如张锡纯言"此气（指宗气）一虚，呼吸即觉不利。而且肢体酸懒，精神昏愦，脑力心思为之顿减"。宗气不足可见呼吸、血运失调，故气不足以息、语声低微或稍动则喘促、胸满憋闷等，故颜师提出宗气不足当为各种慢性肺病病机之本，治病必求本，升补宗气法为其重要治则治法之一。

（2）从阳气不足论治：《景岳全书》："阳气不到之处，便是阴邪凝聚之所。"阳气失于斡旋，在肺失于通调，在脾运化无权，在肾蒸腾气化乏力，津液不化，水湿内停而为痰、为饮。慢性肺病之咳、痰、喘、肿皆为痰饮之阴邪所乘，此皆为机体本身阳气不足，无以化气行水所致。故其病本在于阳虚。病变脏腑主要在肺、脾、肾，三脏与水液代谢关系最为密切，且虚则常为阳气不足，初则在肺、脾，病深及肾。如《圣济总录》谓："肺气喘息者，肺肾气虚，因中寒湿至阴之气所为也。"颜德馨教授认为慢性肺病为沉痼之病，日久属纯虚者极少，且缠绵反复，正气溃散，精气内伤，最易招六淫之邪侵袭，六淫之中，又以寒邪十居八九。寒犯娇脏，气失升降，痰浊内生，寒痰胶滞，则痰鸣气促，胸中满塞，不能平卧。因而宗"疑难病从阳虚论治"原则，常获效。

2. 标实

（1）从痰饮论治：慢性肺病不同于急性发作性肺部疾病，久病阳气不足，不能化气行水，成痰成饮，除合并外感有火、热、燥等病邪同感，平素或缓解期仍以痰饮为主。另宗气的生成与脾脏关系密切，脾为"后天之本""生痰之源"，若脾胃虚弱，水谷运化失健，则宗气无所充而渐衰，水停为痰聚于肺。由此，慢性肺病的治疗可宗饮证、哮证，缓解期以温阳化饮、祛痰利肺，发作期再视不同病邪权重辨证论治。

（2）从瘀血论治：宗气"助心行血"，可推动血液循行，然"宗气不下，肺中之血，凝而留止"（《灵枢·刺节真邪》）。且久病阳气不足则无以温运血液则必有瘀。颜德馨教授疑难病常从瘀论治。

（二）治则治法

1. 升补宗气法

颜师常仿李东垣补气升阳之法，取黄芪、党参、蔓荆子、葶苈子、升麻、柴胡、苍白术等药升宗气。其中，黄芪配伍党参、人参补气兼能养阴，其性守而不走；黄芪补气兼能扶阳，走而不守。二药为伍，一动一静，阴阳兼顾，通补无泻，补气之力大增，肺脾得补，则宗气强健。苍术配伍白术，苍术气味雄厚，燥湿化浊，升阳散郁，长于燥湿，散多于补，燥湿而不伤阴；白术甘温，益气健脾，燥湿和中，功擅健脾，补多于散，两者配伍，湿去脾自健，脾运湿自化，湿健脾之功效更著，脾健则宗气得护。葶苈子配伍蔓荆子，葶苈子，《本草经疏》载其为手太阴经正药，故仲景泻肺汤用之，亦入手阳明、足太阳经，辛能散，苦能泄，大寒沉阴能下行逐水。蔓荆子，味辛、苦，性微寒，能疏风、凉血、利窍。两者配伍，取其气薄主升，配合葶苈子，一宣一降，宣肃肺气。升麻、柴胡乃补中益气汤组成，两者具有升发阳气之意。

2. 治肺不远温

颜德馨教授推崇《金匮要略》"病痰饮者，当以温药和之"。以温化为治喘的第一要法，善用附子、麻黄、细辛等温阳之品，常根据病情的深浅、轻重，分别选用小青龙汤、小青龙加附子汤、麻黄附子细辛汤等温阳化饮方。小青龙中的麻黄、细辛，一则温化，一则宣散。颜德馨教授认为小青龙汤温阳之力尚嫌不足，加入附子一味，辛温大热，其性善走，为通行十二经纯阳之要药，外达皮毛而除表寒，里达下元而温痼冷，与麻黄配伍，能温肺散寒，助阳固表，宣补并用，攻补兼施，温扶阳气，庶可克敌。小青龙汤固然为治寒喘病发的良方，但颜德馨教授认为其未能标本同治，而常用阳和汤以温、宣、补三法并用，攻补兼施，用治哮喘反复频发、本虚标实者，常应手而效。鹿角胶、炮姜、肉桂温肺，麻黄、白芥子宣肺，熟地黄补肺。颜师继承其父的经验，临床治疗慢性肺系疾病，习用温肺之法，并结合升补宗气法运用。阳和汤出自《外科全生集》，方中重用熟地大补营血为君；鹿角胶生精补髓，养血温阳为臣；姜炭破阴和阳，肉桂温经通脉，白芥子消痰散结，麻黄调血脉，通腠理，均以为佐；生甘草解毒而和诸药为使。诸药合用，阳回阴消，血脉宣通，用于阴寒之证，犹如离照当空，阴霾自散，故名"阳和汤"。原本用于外科疾病属阴证者。将其扩大治疗疾病范围亦为创新之举。

3. 痰瘀同治

痰瘀皆为慢性肺病之标，治疗当痰瘀同治。颜师治痰，泡沫痰者，为风痰、寒痰，常以小青龙汤温药和之。表现为黄痰者，常为热邪所致，以小陷胸汤主之，方用黄连、半夏，一苦一辛，辛开苦降；加瓜蒌润燥相得，共奏清热化痰，散结开痞之功。白痰为湿痰、寒痰，以二陈汤、三子养亲汤等健脾、燥湿化痰。绿痰为留邪滞气，寒热错杂，郁火伤阴之证，以柴前连梅饮寒温并用，清解郁热治之。胶着之痰乃燥痰，常以清燥救肺汤清热润肺主之。病久化瘀之证，颜师常以桃红四物汤、血府逐瘀汤等合之，以畅通气血，助邪外出。

【验案举隅】

徐某，女，63岁。

[初诊] 2019年2月22日。明确诊断间质性肺炎3年余，肺动脉高压。易于感冒，动则气促，全身皮肤色黑。20天前感冒后至今仍有咳嗽，少量白痰，手足发冷，脉右寸小滑，舌红苔薄黄白且润。宗治肺不远温之法。

生黄芪30克　党参9克　苍白术各9克　蔓荆子9克　葶苈子包煎，18克　川芎9克　赤白芍各9克　炙麻黄6克　熟地黄9克　白芥子6克　干姜2克　法半夏9克　茯苓9克　陈皮6克　桂枝5克　炙甘草5克

[二诊] 2019年3月22日。服上方后咳嗽、气促略有改善，入夜形体畏热汗出，大便秘而不畅，痰色白，胃纳一般，脉左寸弱，舌胖苔薄白，仍宗旧制。上方去干姜，桂枝易为肉桂，加厚朴、陈皮、生地。

[三诊] 2019年7月12日。患者服用上方加减至今，当中有过湿疹发作，感冒较前发作频率明显降低。咳嗽、活动后气促明显好转，面色黧黑有所改善，仍有畏寒，少痰，色白，时有胸闷，胃纳一般，大便略稀，便前腹痛，入睡难，脉两寸弱，舌红苔白水润。予以温阳活血，升补宗气之法。

生黄芪30克　党参9克　苍白术各9克　炙麻黄6克　肉桂2克　川芎9克　白芍9克　当归9克　五味子6克　吴茱萸2克　红花6克　补骨脂9克　肉豆蔻3克　黄连3克　炙甘草5克

按　患者明确诊断为间质性肺病，肺动脉高压。为典型慢性肺病患者，在其病程中亦明显体现着慢性肺病的病因病机、发展进程。首先，患者症见动则气促，时有胸闷，此为胸中大气不足即宗气不足表现，结合舌胖、脉寸弱亦验证该证诊断成立；其次，患者有畏寒、肢冷，苔润，此为病程日久损伤阳气而致阳气不足之证；再次，患者并有肺动脉高压病史，结合"病久入络""病久必瘀"理论，患者存在瘀血内停；最后，肺为水之上源，病则易于生痰生饮，患者常与痰相伴，存在痰饮内停。故在治则治法方面，颜师以升补宗气，温阳活血立法，以升补宗气法合阳和汤、四物汤出入。患者此后仍一直坚持治疗，随访至2019年10月开始患者自行停服抗肺动脉高压药物波生坦，活动后气促等症均明显改善，因期间2次肺动脉高压测定均在感冒期间测定，均未加重，暂不参考。随访其后的肺动脉压监测。

综上所述，慢性肺病的治疗当有别于急性肺病，如颜德馨教授所言"久治不愈者当为疑难病"，很多慢性肺病，如间质性肺病、肺心病、肺动脉高压病均为久治不愈之证，颜德馨教授治疗疑难病常从阳虚论治、从瘀论治，颜师也正是遵从该原则，让我们后辈学习了治疗慢性肺病的经验，即注重阳气，"治肺不远温"；扶正固本，升补宗气为法；久病从瘀论治，痰瘀并治。

八、从气血论治痴呆病经验

痴呆是一种不伴有意识障碍并呈进行性加重的、以认知功能缺损为核心症状的、后天获得性智能损害综合征。西医学提示痴呆病因最常见为变性病所致痴呆（阿尔茨海默病、额颞叶痴呆、路易体痴呆、帕金森病性痴呆、亨廷顿病性痴呆），血管性疾病所致痴呆又包括缺血性血管病所致痴呆、出血性血管病所致痴呆和淀粉样变性脑血管病、颅脑外伤性痴呆、感染相关性疾病所致痴呆、颅脑肿瘤性痴呆、物质中毒所致痴呆，代谢障碍性痴呆及其他原因。颜师临证以气血为纲辨证治疗血管性痴呆常获较好疗效，认为脑为清窍，清则纯，杂者钝，由精髓汇聚而成，虽由肾主，惟有得到气血的不断充养，方能充分发挥元神之府的功能。

（一）病机探析

1. 气机失调

痴呆多见于老年人，因其长期受七情干扰，或思虑不遂，或悲喜交加，或恼怒惊恐，而致气机逆乱，可见气郁而症见昏昧健忘，精神恍惚，悲伤欲哭，心情抑郁，反应迟钝，表情淡漠，幻想幻觉，言语散乱等；气滞则症见心情烦躁，郁闷不乐，胁肋胀满或疼痛，嗳气吞酸，脉弦或弦细，舌红苔薄，可见舌缨线；气逆则性情急躁，头晕目眩，甚则晕厥等。病久则气虚渐现，症见多思多虑，胆怯易惊，神疲乏力，纳呆便溏，气短懒言，二便失控等。

2. 瘀血为患

气机失常必将影响血液运行，气郁、气滞、气虚均可致瘀血内阻，气血乖违之证；气血瘀滞，蒙蔽清窍，神机失养而致痴呆。《医林改错》云："气血凝滞脑气，与脏腑气不接，如同作梦一样。"瘀血蒙蔽脑窍，则会出现神志不清，日夜颠倒，表情痴呆，癫狂时作。瘀血内停，使脑气与脏气不能相接，气血不能上行濡养脑窍，脑失所养，精髓逐渐枯萎，同时气血运行不畅可进一步影响脏腑功能，导致脏腑功能紊乱，反之加重瘀血，从而使病情进一步加剧，甚者恶性循环。

3. 风痰为标

气机逆乱，气虚最易造成水液代谢障碍，与肺、脾、肾三脏关系最为密切。其功能低下则症见水湿痰饮内停；气郁、气结则气失于载津运行，濡其脏腑经络，而致痰浊阻窍，或痰瘀交阻则为病痴呆。清代名医陈世择言："呆病其始也，起于肝气之郁……而痰不能消，于是痰积于胸中，盘踞于心外，使神不清而成呆病矣。"然"高巅之上，惟风火可到"，痴呆病位在脑，其病者常伴见头晕目眩、头痛、耳鸣等症，多为内风，或为气逆夹风夹痰所致，或为气郁化火炼液成痰，肝风夹痰上扰清空。火有虚实之分，虚者为肝肾阴虚，髓海不满为虚阳所窃；实者为气郁化火，上扰元神。

（二）审机论治

1. 行气活血，祛瘀开窍

适用于气滞血瘀之证。《证治汇补》谓："有本气郁而生病者，心郁则昏昧健忘。"张景岳亦认为情志因素是痴呆的重要病因，言"或以郁结，或以不遂，或以思虑，或以疑贰，或以惊恐，而渐致痴呆"。症见表情呆滞，妄思离奇，语言謇涩，情绪躁扰，恼怒多言，行为古怪，伴有颜面晦暗，肌肤甲错，胸胁胀满，入夜乱梦纷纭，脉弦细或涩，舌有紫气。方常用逍遥散或丹栀逍遥散合通窍活血汤为主。临证应用，常改方中芍药与白术为赤芍、白芍与苍术、白术，融养血活血，健脾祛湿于一方；薄荷不后下，取其祛风通头目、疏肝利气血之功，而非解表之力。此类患者切忌蛮补，防其气血壅滞而加重其害，当以疏通脉道，祛除瘀血，推陈致新，待气血畅通，脑得其养而症自缓。

2. 益气养血，化瘀开窍

适用于气虚血瘀之证。症见表情痴呆，沉默缄雷，顾前忘后，失认失算，口齿含糊，言不达意，伴有神疲懒言，气短乏力，食少便溏，口角流涎，四肢不温，脉细弱，舌胖大紫气，苔薄白。方常用黄芪赤风汤或补中益气汤或益气聪明汤化裁，合通窍活血汤出入。黄芪赤风汤补气活血，"治诸病皆效者，能使周身之气通而不滞，血活而不瘀，气通血活，何患疾病不除"。补中益气汤和益气聪明汤均具有补益中气、升发清阳之功，后者更有蔓荆子以清头利目，芍药以平肝养阴，黄柏泻肾火，引火下行；前者主要振奋中气，以升发清阳。临证根据不同主证辨证施治，正所谓气充则血活，如《灵枢》所言"血脉和利，精神乃居"。

3. 活血化瘀，豁痰开窍

适用于痰瘀交阻之证。症见表情迟钝，呆如木鸡，或易烦易怒，喃喃自语，哭笑无常，伴有头痛且重，徘徊不眠，口流黏涎，胸脘痞闷，脉弦滑或滑数，舌紫暗，苔白腻或黄腻。颜师常用黄连温胆汤或十味温胆汤以清化痰浊，或以安神定志丸以化痰开窍，安神定志，合通窍活血汤出入以活血化瘀通窍，已达到痰瘀同治，推陈致新之意，使阻塞脑窍之病理产物得以清除，后则气通血活，脑窍得养。

【验案举隅】

尚某，女，55岁。

[初诊] 2019 年 5 月 8 日。因记忆力下降 3 年就诊。患者于 1 年前开始无明显诱因出现记忆力下降，表现为出门迷路，无法自行回家，自己说过的话很快忘记，会反复询问，提醒时会部分回忆，性格无明显改变。外院（浙江大学法医学院附属第二医院神经内科）行简易智力状态检查量表（MMSE）评分为 9 分（参考值：文盲 17 分，小学 20 分，中学以上 24 分），患者为文盲，得分明显低于正常值。行头颅 MRI 检查显示大脑半球即海马萎缩表现。曾服用西药（具体不详）未见好转，故来就诊。刻下症见头晕，改变体位而甚，不识路，定向错误，语言易反复，二便自理，胃纳一般，入夜平安，脉右关部细弦，舌红苔薄白。为气虚血瘀之证。

生黄芪 30 克　防风 6 克　赤白芍各 9 克　川芎 9 克　红花 6 克　桃仁 6 克　党参 9 克　石菖蒲 9 克　远志 9 克　茯苓 9 克　丹参 15 克　酸枣仁 9 克　苍白术各 9 克　柴胡 9 克　当归 9 克　炙甘草 5 克　14 剂

[二诊] 2019 年 5 月 22 日。服用上方头晕好转，定向错误，反应迟钝，胃纳一般，大便略稀，脉左细，舌红苔薄白。证同前。

生黄芪 30 克　防风 6 克　白芍 9 克　川芎 9 克　红花 6 克　石菖蒲 9 克　党参 9 克　郁金 9 克　茯苓 9 克　远志 9 克　酸枣仁 9 克　丹参 15 克　益智仁 9 克　苍白术各 9 克　白芷 3 克　炙甘草 5 克　14 剂

[三诊] 2019 年 6 月 5 日。服用上方后方向感较前为好，家属及患者本人述近来未发生迷路，自觉神疲乏力，胃纳一般，大便日畅，入夜平安。脉细，舌红苔薄白。气虚之证。上方去红花、益智仁，石菖蒲剂量由 9 克减为 3 克，川芎剂量由 9 克增加至 15 克，白芷由 3 克增加至 6 克，茯苓由 9 克增加至 30 克，加升麻 6 克、柴胡 9 克、通天草 15 克，14 剂。

[四诊] 2019 年 6 月 19 日。患者面色萎黄，略有头晕，入夜平安，胃纳一般，大便稀，一日数次，脉右关部弦细，舌红苔薄白。为气虚而滞之证。以上方去郁金、白芷、升麻，加陈皮 9 克、厚朴 9 克、枳实 9 克，茯苓减量至 9 克，川芎减量至 9 克，防风增加至 9 克，石菖蒲增加至 6 克，远志减量至 6 克。

[五诊] 2019 年 7 月 17 日。目前方向感较前改善，记忆力差，近来家属述有梦游、梦呓，自觉疲劳，头昏、头痛明显好转，胃纳一般，大便溏薄明显改善。脉右关部弦细，舌红苔薄白。为气虚而滞之证。

生黄芪 30 克　党参 9 克　防风 9 克　白芍 9 克　黄连 3 克　苍白术各 9 克　陈皮 6 克　酸枣仁 9 克　石菖蒲 6 克　郁金 6 克　远志 9 克　丹参 15 克　益智

仁9克　川芎9克　通天草15克

按　患者被诊断为阿尔茨海默病，记忆力下降，定向能力下降，情绪尚无明显改变，略有头昏、头痛，生活尚可自理。根据西医学将痴呆程度判定，轻度：主要影响近记忆力，但患者仍能独立生活；中度：较严重的记忆障碍，影响到患者的独立生活能力，可伴有括约肌障碍；重度：严重的智能损害，不能自理，完全依赖他人照顾，有明显的括约肌障碍。该患者为轻度痴呆。初诊，颜师从气血辨证，脉证结合为气虚血瘀之证，方以黄芪赤风汤合血府逐瘀汤加减补气活血，定志丸、参枣汤出入以安神定志。二诊，患者头昏好转，大便溏薄，去赤芍、桃仁等滑肠之品，加益智仁以补肾增智，郁金清心开窍，白芷醒脑开窍，为通窍活血汤之意，以白芷代麝香。三诊，家属及患者本人述定向障碍有改善，但有疲劳感，颜师认为多用芳香之药耗气所致，将芳香之药剂量减少，佐通天草以引药入脑，加用柴胡、升麻加强补气升提之功。四诊，患者面色萎黄，大便溏薄，此为脾胃虚弱之象，加用二陈汤以健脾化湿，增加防风剂量以胜湿止泻。五诊，患者定向障碍明显改善，仍有健忘，面色萎黄即大便溏薄明显改善，有梦游、梦呓之症，继以补气活血，安神定志，顾护脾胃为原则，加黄连以清心泻火，体现脑病宜清的治法。

九、从痰瘀论治脑血管病

脑血管病是西医学概念，相当于中医之"中风""眩晕""头痛"等病证。在老龄化社会的发病率日益增加，且具有极高的致残率与致死率。其发病与众多因素相关，所致之气虚、气滞、血虚、寒热、外伤、痰湿等均可引起血流不畅而导致血瘀。瘀血乃血液运行失常的病理产物，而痰浊乃人体津液代谢异常的病理产物，瘀血与痰浊作用于机体共为致病因素。若两者随经脉流行于脑，致清窍受蒙，灵机呆钝，则出现神识不清、表情痴呆、日夜颠倒、癫狂时作等诸症；同时，由于痰瘀内阻，使脑气与脏气不接，气血无法上注于头，脑失所养，日久精髓逐渐枯萎，则病情呈进行性加剧。痰浊、瘀血在病理上相互为用，密切相关，引发脉络瘀阻，经络不畅，阻滞脑络，从而诱发脑血管病的产生。

（一）病机发明

颜师论治脑血管病，因虚实的不同，分为实证为主与虚证为主两类。实证类又有急性期与恢复期之别，急性期以风、痰、火为主，恢复期则以风、痰、瘀为重。

1. 实证

风、火、痰、瘀皆为脑血管病之标实证，可单个因素致病，亦可相兼为患。从气血而言，血必随气才能上至于脑，若气上升太过，必致脑中充血，如《素问·调经论》曰："血之于气，并走于上，则为大厥，厥则暴死，气复反则生，不反则死。"若气复反而下行，血即随之下行，故其人可生，若气上行不反，则如张锡纯之《医学衷中参西录》所言："血必随之充而益充，不至血管破裂不止，犹能望其复苏乎？"若血管破裂，瘀血阻滞经络，则会出现中风、健忘、偏枯、癫证、狂证、昏厥等病证。风、火、痰相挟，或上袭，或随气升，或与瘀血胶结，或迫血妄行，皆可壅阻气机，堵塞经络，引发脑血管病。

2. 虚证

主要指大气虚损、脑髓失养。人之脑髓，赖血液濡润，才能发挥正常功能，而血上注于脑，全赖胸中大气以助其上升。《灵枢·口问篇》曰："上气不足，脑为之不满，耳为之苦鸣，头为之苦倾，目为之眩。"若宗气不足，则不能贯心脉以助血液上升，则脑中气血皆不足也。张锡纯立论，尤重大气，所谓"大气"，即宗气也，"宗气积于胸中，以贯心脉，而行呼吸，由此知胸中宗气，不但为呼吸之中枢，而由心输脑之血脉管亦以之为中枢"。他还认为，元气源于肝肾，而"元气者，胸中大气之根也""人之色欲过度者，其脑髓必空，人之脑髓空者，其人必头重目眩，甚或猝然昏厥，知觉运动俱废""而其病因实由于脑部贫血也"。故气虚，包括元气、宗气、中气等不足为脑血管疾病之本。

（二）辨证论治

颜师根据"脑髓纯者灵，杂者钝""脑喜静谧"的生理特点来把握缺血性脑血管病的基本病机，治疗上提出"脑病宜清"的治疗总则。

脑为元神之主，统领五神，与脏腑互为一体。五脏生理功能上的相互制约、相互协调的关系亦受脑之元神统领。在脑血管病急性期，主要病机为风、火、痰、瘀相互作用，导致血气逆乱，阴阳失调，挟火、痰、瘀上逆于脑，则脑窍闭阻，元神无主，五脏失去统领。此期的治疗，要以清脑为主，恢复其元神之主的生理功能，相应的具体治法有泄热通腑法、豁痰开窍法、搜风通络法、活血化瘀法。

1. 泄热通腑法

大量临床资料统计结果表明，脑血管病急性期意识障碍的患者常常有大便秘结、腹胀、口臭等阳明腑实证。厥阴风木与少阳相火相兼为患，火发必生风，风生木旺，木克脾土，土壅不行，故成腑实之证；反之，若腑气不通，中焦热结不解，又势必上扰清窍神明，加重如偏瘫、痴呆、语言謇涩、口眼歪斜等症状。《伤寒论·辨阳明病脉证并治》云："阳明病，其人多汗，以津液外出，胃中燥，大便必硬，硬则谵语，小承气汤主之。"因此以泄热通腑法，根据脏病"以腑为出路"的原则，取通腑泻下、清热化痰之剂以祛邪安正，使阳明热结自清，气血得畅。有研究表明，急性中风用通腑之法，很快缓解半身不遂、神志障碍等症状，并减轻或防止中风变证的发生。临床可视具体病症，以清热通腑、化痰通腑、活血通腑、疏肝通腑等方法随证治之。常用药物有大黄、枳实、厚朴、芒硝、决明子、桃仁、杏仁、牛蒡子、生山栀等。用药时应注意防止泻下太过，而伤及正气。

2. 豁痰开窍法

颜师提出"清心即是清脑"。心与脑的关系有两个特点：①"心藏神"，脑为"元神之府"，心、脑共同主宰人的精神意识。② 心主血，心血上注于脑，而充养脑髓。故而对于脑血管病急性期，风邪引动痰湿，挟痰挟火，或风火相煽、痰气壅塞，或内风暴动，气血并走于上，颠仆痰涌，昏迷痉厥，出现神识昏蒙的症状，清心即可达到清脑之效也。证有闭脱之分。闭证为痰气之窒塞所致，治宜开；脱证乃正气之散亡，治宜固。化痰开窍仅适用于闭证，论治再分首分阴阳二闭。阳闭多用安宫牛黄丸、紫雪丹鼻饲；阴闭则用苏合香丸、冠心苏合丸灌服。不论阴闭阳闭，均可用石菖蒲开窍，以振奋清阳，荡涤垢浊。正如尤怡在《金匮翼·卷一·卒中八法·七曰通窍隧》中曰："风邪中人，与痰气相搏，闭其经隧，神暴昏、脉暴绝者，急与苏合、至宝之属以通之。盖惟香药，为能达经隧、通神明也。"其他如远志、半夏、胆星、天竺黄、通天草、青礞石之类亦有化痰开窍之功。

脾为生痰之源，痰盛者其本为脾虚，而开窍药有耗散正气之弊，化痰药又多燥，用之太过则会耗阴损阳。因此，应用豁痰开窍法应中病即止。待痰清标除后，当以健脾补气以治其本，方可达到谨守病机、调畅阴阳、以平为期的目的。

3. 搜风通络法

"风为百病之长""高巅之上，惟风火可到""伤于风者，上先受之"。

大凡头痛剧烈或肢体偏废、拘急、肌肤不仁等风邪入络型的脑血管病可运用本法。常用方剂有九味羌活汤、大秦艽汤、小续命汤等。

古人云："治风先治血，血行风自灭。"治血包括养血和活血，临床常用当归、白芍、生地、阿胶、首乌等养血，用川芎、丹参、丹皮、红花、生蒲黄等活血，其中川芎以其能行血中之气，祛血中之风，且上行头目，下行血海，列为治头痛之要药。

关于中风后肢体偏瘫或麻木等症，颜师常提及应精确至病变部位辨别用药，如病在上肢者宜加桑枝、桂枝、羌活、片姜黄等；病在下肢宜加牛膝、独活、萆薢、泽泻、车前草、黄柏等。对于疼痛较剧者，也可加入全蝎、蜈蚣、僵蚕之属，因此类虫药性能走窜，通达内外，善搜剔经络痰浊瘀血，颇具息风镇痉、通络止痛之功。

中风之病，不离肝风，尤怡在《金匮翼·中风统论》中阐述道："中风之病……有外感之风，亦有内生之风……故无论贼风邪气从外来者，必先有肝风为之内应。即痰火食气从内发者，亦必有肝风为之始基。设无肝风，亦只为他病已耳。宁有卒倒、偏枯、歪僻、牵引等症哉。《经》云：风气通于肝。又云：诸风掉眩，皆属于肝……由此观之，则中风之病，其本在肝。"临床常用药物有天麻、柴胡、升麻、薄荷、防风、蔓荆子、白蒺藜等。研究表明大多数的祛风之品可进入血脑屏障，从而使药力直接作用于巅顶。

4. 活血化瘀法

基于脑血管病的主要机制为瘀血阻于经络，故活血化瘀法可贯穿于治疗的始终。对于出血性脑血管病，所谓"离经之血便是瘀"，唐容川有云："既是离经之血，虽是清血鲜血，亦是瘀血。"对于缺血性脑血管病，气机受阻，清窍闭塞，脑髓失养，脉络不通而致瘀血，正如孙思邈《备急千金要方》云："脉不通则血不流。"王清任《医林改错》言："元气既虚，必不达于血管，血管无气，必停留为瘀。"瘀血不去，新血不生，血液不行，病情日重，故活血化瘀法在脑血管病的运用中尤为突出。常用药物有丹参、桃仁、红花、三七粉、生蒲黄、当归、川芎、赤芍、茜草等。而颜师善用水蛭，认为水蛭破血，逐瘀利水，通经活络，无论出血性与缺血性均可运用，疗效甚佳。现代药理学研究已经证明水蛭含有水蛭素、组织胺样物质、肝素和抗血栓素，具有抗凝、抗血栓、降血脂等药理作用，其抗凝和溶栓作用不需要辅助因子的参与，溶解后的血栓不复发，效果远远好于目前临床上常用的抗凝药物肝素，是目前最强的凝血酶抑制剂。

临证当注意活血化瘀药的不同用法，如出血时当以丹皮、桃仁、赤芍、参三七之属，其中竹节三七止血效果最佳，云南白药也可选用。此外，活血化瘀还可配合外治法，如用附子粉敷涌泉穴或生大黄末调鸡蛋清敷太阳穴以引火下行。

（三）常用方剂

1. 黄连温胆汤

本方出清代陆廷珍《六因条辨》，由黄连、竹茹、枳实、陈皮、法半夏、茯苓组成。书中论述道："伤暑汗出，身不大热，而舌黄腻，烦闷欲呕，此邪踞肺胃，留恋不解。宜用黄连温胆汤，苦降辛通，为流动之品，仍冀汗解也。此条汗出而不大热，是卫分之邪既解，但舌黄欲呕，又为邪阻肺胃，气分未清。用温胆汤辛以通阳，加黄连苦以降逆。不用甘酸腻浊，恐留连不楚耳。"可见该方具清热燥湿，理气化痰，和胃利胆之功，符合脑血管病急性期以痰火、痰气为主的病机特点。如遇痰热夹风上扰清窍，而发眩晕、头目胀痛者，颜师每酌加天麻、蔓荆子、菊花、白蒺藜等息风定眩；若头痛明显者，则重用川芎、黄芩、白芷等；如遇痰瘀互结，脑络闭阻而致痴呆者，则合菖蒲郁金汤以清热化痰、醒脑开窍。

2. 三生饮

本方出自明代方贤著《奇效良方》，由生南星、生半夏、生白附子组成。《明医杂著》薛己按"三生饮乃行经络、治寒痰之药，有斩关夺旗之功，每服必用人参少许，以祛其邪而补助真气，否则不惟无益，适足以取败矣"。清代医家汪昂谓其治中风卒然昏愦，不省人事，痰涎壅盛，语言謇涩等证。用法为三生饮30克加人参30克煎服。明末医家赵献可对三生饮在临床运用的经验中说："急以三生饮一两，加人参一两，煎服即苏，此乃行经治痰之剂……必用人参两许，驱驾其邪，而辅助真气，否则不惟无益，适以取败。观先哲用芪附、参附，其义可见。若遗尿手撒口开鼻鼾为不治。然，服前药亦多有生者。"可见三生饮亦可治疗脱证，然必用芪附、参附以扶正。颜师常以三生饮治疗中风痰盛者，常以参、芪之属以助正气，临床常效验。

3. 黄连解毒汤

本方出自唐代王焘《外台秘要》，方由黄连、黄芩、黄柏、栀子组成，为泻火解毒的代表方，主治一切火毒炽盛病症。因火毒证在脑血管病急性期患者中广泛存在，适用于该方，且符合"脑病宜清"理论。但当注意组方均为苦寒药物，颜师常加入苍术、白术、陈皮、炙甘草等顾护脾胃之品，以免胃气受伐。

4. 桃红四物汤加水蛭

四物汤最早见于唐代蔺道人著的《仙授理伤续断秘方》，由熟地、白芍、川芎、当归组成，用于外伤瘀血作痛，宋代在《太平惠民和剂局方》中将四物汤用于妇产科疾病，此后经明清两代医家的发挥被后世称为"妇科第一方"，其特点为补血药与活血药并用，补血而不滞血，和血而不伤血，血瘀者可用之行血，血虚者可用之补血。蒲辅周称之"为一切血病之方。凡血瘀者，具改白芍为赤芍；血热者，改熟地为生地"。桃红四物汤即四物汤加桃仁、红花，也被广泛用于妇科疾病，而在治疗脑血管病方面常被忽视。颜师认为此方乃活血、和血、养血的经典方剂，药物虽仅六味，但经适当化裁可运用于多种常见脑血管疾病，加入破血逐瘀、力峻效宏之水蛭一味，尤适用于瘀血为主要病机的脑血管病。

【验案举隅】

张某，男，55岁。

[初诊] 2018年10月18日。中风一月余，右侧手足不遂，不拘挛，右侧手足汗出，右眼视物不清，言语不利，对答欠准，不咳有痰，痰黏而黄多白少，胃纳一般，大便隔日而解，入夜平安。脉左寸弱，两关部弦滑，舌红苔薄白腻。头颅MRI平扫（2018.9.20，上海公利医院）：①左侧丘脑及放射冠区、顶枕叶急性脑梗死。②双侧额叶皮层下少许小缺血点。③老年性脑改变。颅内动脉MRA（2018.9.19）：左侧大脑后动脉大部未见显示，提示动脉粥样硬化性狭窄、闭塞可能，请结合临床。血管彩超：双侧下肢动脉内膜毛糙合并粥样硬化斑块形成；双侧颈动脉内膜毛糙合并粥样硬化斑块形成，双侧椎动脉内膜毛糙。为气虚痰瘀内阻之证。当以补气化痰，活血通络。

生黄芪30克　防风6克　赤白芍各9克　法半夏9克　黄连5克　制南星9克　茯苓9克　陈皮6克　桂枝5克　桑枝15克　香附9克　枳实9克　苍白术各9克　水蛭3克　川芎9克　炙甘草5克　14剂

[二诊] 2018年11月1日。中风后右侧手足不遂，患者汗出较多，大便隔日而解欠畅，胃纳正常，痰白量少，患肢不痛，松弛乏力。当以脾治。脉左寸弱，舌红苔薄白润。为痰湿内阻，元气不足之证。

生黄芪30克　防风6克　赤白芍各15克　党参9克　苍白术各9克　桂枝6克　煅牡蛎先煎,15克　乌药9克　白芷6克　川芎6克　僵蚕6克　水蛭3克　法半夏9克　茯苓9克　陈皮6克　炙甘草5克　14剂

[三诊]　2018年11月15日。患者言语欠清较前改善,右侧手足不遂,患者肢体活动较前灵活,头部、右侧汗出,记忆力下降,胃纳一般,大便畅、痰白、易咯,入夜平安,畏寒,多喷嚏,脉右寸弱,舌红苔薄黄且润。为肺气不足之证。

生黄芪30克　防风己各6克　赤白芍各15克　羌活6克　僵蚕6克　白附子6克　法半夏6克　制南星6克　桂枝5克　煅牡蛎先煎,15克　茯苓9克　陈皮6克　苍白术各9克　黄芩6克　川芎9克　炙甘草5克　14剂

按　脑梗死1月余,右侧肢体不遂,右侧半身汗出,痰多色黄,脉弦,此乃痰热阻于经络之证。予以导痰汤清热化痰,该方出自《校注妇人良方》卷六。由《太平惠民和剂局方》二陈汤衍化而来。组成是制半夏、橘红、茯苓、枳实(麸炒)、南星、甘草。用法是加姜十片,水煎服。功效是燥湿豁痰,行气开郁。主治痰涎壅盛,胸膈痞塞,或咳嗽恶心,饮食少思。以黄芪赤风汤补气活血祛风,加黄连组成黄连温胆汤化痰清热;以桑枝汤之意桑枝、桂枝治疗中风后经络不通之证;香附、川芎疏肝理气;水蛭活血通络;赤白芍各15克以凉血清热通便。二诊以六君子汤健脾化痰,桂枝牡蛎汤调和营卫,止汗,以乌药顺气散疏风顺气。三诊时患者言语欠清较前改善,偏废手足较之前有力且活动不利有所改善,以二陈汤化痰健脾,乌药顺气散疏风顺气,以桂枝牡蛎汤调和营卫止汗,加防风、防己、川芎、黄芩为小续命汤之意祛风利水。

十、从少阳郁热论治带状疱疹

带状疱疹相当于中医"蛇串疮""火带疮""缠腰火丹"等病,常发于身体单侧,不超过中线。本病最早见于隋代,《诸病源候论》中有载:"甑带疮者,绕腰生,此亦风湿搏于血气所生,状如甑带,因此为名。"根据疱疹发病特点为成簇疱疹,形如束带,每多缠腰而发,明代《证治准绳》称为"火带疮""缠腰火丹"。清代《外科大成·缠腰火丹》描述该病:"俗名蛇串疮,初生于腰,紫赤如疹,或起水疱,痛如火燎。"临床特点为皮肤出现红斑、水疱或丘疱疹,累累如串珠,排列成带状,沿一侧周围神经分布区出现,局部刺痛。颜师从少阳郁热论治带状疱疹,效果显著。

（一）病机特点

1. 六郁所致，以气为先

《丹溪心法·卷三六郁》言"气血冲和，万病不生，一有怫郁，诸病生焉""人身诸病，多生于郁"；又进一步解释何者为郁"郁者，结聚而不得发越也。当升者不得升，当降者不得降，当变化者不得变化也，此为传化失常，六郁之病见矣"。朱丹溪认为六郁为气、血、痰、火、食、湿郁结，实则概括了人体多种病理产物的堆积、不通，郁结日久化热生毒，发于皮肤，而生疱疹；阻塞气血运行，"不通则痛"，临床表现以皮肤疱疹、疼痛为主的一组病证。

2. 半身发病，少阳论治

带状疱疹分布于人体单侧，多沿少阳、厥阴经分布，与肝胆多有关；病患皮损色多为鲜红、灼热疼痛的疱疹；多伴有口苦、咽干，心中烦闷，小便色赤，大便秘结，舌质红或瘀暗，苔黄或干，脉弦数或滑数等症状。根据以上发病部位、皮损色泽、伴发症状、舌脉象提示其病多在少阳经，以少阳郁热为多见，少阳之为病，最宜和解之法。

3. 痛者为瘀，活血通润

叶天士言："初病湿热在经，久则瘀热入络。"带状疱疹病机亦循此路径，初病在气分，久病入血分。故而带状疱疹疼痛病机当从血分论治，湿毒之邪郁久化热，入于血分变为瘀热之证，气血凝滞，经络阻塞不通，以致疼痛。

（二）常用方剂

1. 越鞠丸——行气解郁

关于六郁致病，朱丹溪创制了越鞠丸。方由苍术、香附、川芎、神曲、栀子5味药组成。明代李梴《医学入门·卷首·集例·释方》言："越鞠丸，鞠，郁也。此药能发越其郁结之气。"戴思恭在《推求师意》指出："六郁例药，诚得其要……今药兼升降而用者，苍术，阳明药也，气味雄壮辛烈，强胃健脾，开发水谷气，其功最大；香附子，阴血中快气药也，下气最速，一升一降以散其郁；抚芎，手足厥阴药也，直达三焦，俾生发之气，上至目头，下抵血海，疏通阴阳气血之使也……此六郁药之凡例，升降消导。"越鞠丸升降中焦乃至三焦气血，"一气周流"而诸郁得解，妙以一方统诸郁。

颜师明确提出苍术有行气解郁之功，不仅入脾胃经，且归肝经，善解肝郁、降胃气、助脾运。临证除治疗带状疱疹，一切病证由肝郁化火所致皆可运用而获效。

2. 小柴胡汤——和解少阳

颜师常予小柴胡汤加减以和解少阳，调畅气机，气机通畅则疼痛自止。小柴胡汤出自《伤寒论》，由柴胡、黄芩、人参、半夏、甘草、生姜、大枣七味药组成。方中柴胡、黄芩透邪清热，兼疏通解郁；生姜、半夏和胃降逆；人参、甘草、大枣益气和中，扶正达邪。

3. 小瓜蒌汤——辛润活血

小瓜蒌汤由瓜蒌、红花、炙甘草组成，见于《颜亦鲁诊余集》："治肝气脘痛单方：小瓜蒌一只，红花七分，炙甘草二钱，水煎服。"颜师运用其治疗带状疱疹，不限于发病部位在胁肋部者，均效佳。

在明代医家孙一奎《赤水玄珠·医旨绪余》医案中记载，其弟性多暴躁，于夏季途行过劳，又受热，突发左胁痛，"皮肤上一片红如碗大，发水疱疮三五点"，脉弦数，其痛夜甚于昼。医作肝经郁火治之，用黄连、青皮、香附、川芎、柴胡之类，愈甚；又加青黛、胆草，"其夜痛苦不已，叫号之声，彻于四邻，胁中痛如钩摘之状，次早观之，其红已及半身矣，水疱疮又增至百数"。孙一奎求教其师黄古潭先生，黄曰："切脉认证则审矣，制药订方则未也。"改用大瓜蒌一枚，重一二两，连皮捣烂，加甘草二钱，红花五分，一剂而愈。后世很多医家命名为瓜蒌红花甘草汤或瓜蒌红花汤。清代程国彭《医学心悟》之瓜蒌散药物组成与之相同，曰："瓜蒌散，治肝气燥急而胁痛，或有水疱。大瓜蒌（连皮捣烂）一枚，粉甘草二钱，红花七分，水煎服。"

瓜蒌性味甘寒，归肺、胃、大肠经，具有清热化痰、宽胸利气、润肠通便的作用，尚可入肝经，有疏肝润燥、缓急止痛的功效。如孙一奎言："夫栝蒌味甘寒。《经》云：泄其肝者缓其中，且其为物柔而滑润，于郁不逆，甘缓润下，又如油之洗物，未尝不洁。考之《本草》，栝蒌能治插胁之痛，盖为其缓中润燥以致于流通，故痛自然止矣。"瓜蒌治疗该病有医家记载，如程钟龄曰："按郁火日久，肝气燥急，不得发越，故皮肤起疱，转为胀痛。《经》云：损其肝者缓其中。瓜蒌为物，甘缓而润，于郁不逆，又如油洗物，滑而不滞，此其所以奏功也。"瓜蒌应用全瓜蒌，即皮、子、瓤全用，原方"大瓜蒌一枚，重一二两，连皮捣烂"，有深意焉。

颜师推崇叶天士辛润活血之法，认为瓜蒌性润，红花辛温，炙甘草甘缓，三者合之乃辛润活血通络法之体现，符合带状疱疹之发病机制为湿热郁久入于血分，阻于经络之病机。

【验案举隅】

案❶ 余某，男，45岁。

[**初诊**] 2019年6月27日。患者于8天前劳累后右面颈部出现带状疱疹，此前便秘数天。经激素治疗3天，其后服用腺苷钴胺，由于疼痛严重，曾于十院疼痛科行封闭治疗，其后突发面瘫。刻下右侧面部疱疹水疱已平，色红，面部肿痛明显，脉细，舌红苔薄。为肺经热毒之证。

焦山栀6克　香附9克　川芎15克　苍白术各9克　桑白皮9克　焦山楂9克　生薏仁15克　杏仁9克　瓜蒌皮9克　红花6克　赤白芍各9克　当归9克　黄连3克　升麻6克　连翘6克　生甘草3克　14剂

[**二诊**] 2019年7月12日。患者服用上方2周后，右面部红肿疼痛均明显好转，刻下右侧咽部略有疼痛，吞咽时明显，脉两关部细弦，舌红苔薄白。为少阳郁热之证。

焦山栀6克　香附9克　川芎15克　焦山楂9克　苍白术各9克　柴胡9克　黄芩9克　法半夏9克　党参9克　荆芥9克　薄荷3克　连翘9克　牛蒡子9克　桑叶6克　丹皮6克　生甘草3克　7剂

[**三诊**] 2019年7月19日右面部疼痛及红肿基本消失，右咽部疼痛明显好转，脉两关部细弦，舌红苔薄白。少阳郁热之证。上再进7剂。

随访，患者诸证皆平，未再就诊。

按　患者发病前已有便秘，加之劳累，病发于右面部。面部右为肺所属，疱疹红肿热痛，此为肺经热毒之证。然患者发有一周余，经西药治疗，疱疹已平，仍有红肿灼热疼痛难忍，乃热郁致痛，取越鞠丸以发越鞠郁之气；川芎剂量用至15克，取其活血止痛之功。再以小瓜蒌汤辛润活血，缓急止痛。因发在面部，在上者宜于升散发越，加黄连、升麻、连翘以升散郁火，蕴"火郁发之"之意；生薏仁、杏仁以清热化湿，宣降肺气，桑白皮泻肺之热，以"皮"治皮。全方围绕"郁"而治。二诊患者右面部灼热疼痛和红肿明显改善，唯觉右侧咽部疼痛，半边发病，当少阳为病，仍以越鞠丸合小柴胡汤以和解少阳，清解郁热；以马培之治疗喉病常用药对：荆芥、连翘、薄荷、牛蒡子利咽止痛；桑叶、丹皮清泄肝火，凉血为治。经服用一周后患者面部灼热疼痛及红肿基本消失，原方再进一周而获痊愈。

综上所述，在治疗带状疱疹方面，颜师运用气血辨证，病初轻浅重治气，常以小柴胡汤、越鞠丸等和解少阳，解郁化火；病重入血则用辛寒通润，活血通络之小瓜蒌汤。其中疼痛甚者，重用活血止痛之药，轻则用川芎15克至30克，重则用全蝎止痛；忌过用寒凉药，过用寒凉则凝遏气血，不利于气血流畅；根据不同部位用药不同，如发于面部者注重升散之法。

案❷ 王某，男，70岁。

[初诊] 2019年10月31日。

主诉：右胁肋部带状疱疹反复发作3年，近1周再发。

病史：患者3年前右胁肋部带状疱疹，经治疗好转，然稍作劳累即反复发作，发时水泡、疼痛，服用阿昔洛韦等药物后可消退。近1周来，该处再发疱疹，皮肤发红、灼热、针刺样疼痛，大便秘结，口秽。脉细弦，偶见结脉，舌紫苔薄黄。为湿热致瘀之证。

瓜蒌皮9克　红花6克　生薏仁15克　杏仁9克　白蔻仁后下，6克　黄芩9克　厚朴9克　黄连5克　法半夏9克　桂枝5克　降香6克　旋覆花包煎，6克　茯苓30克　蒲公英15克　苍白术各9克　生甘草3克　14剂

随访，患者服上方2周右侧胁肋部疱疹未再发，局部皮肤灼热疼痛已平，自行再抄方14剂后获愈。

按　患者带状疱疹发于胁肋部，疱疹灼热、疼痛为有热毒表现，然刺痛为瘀血疼痛表现，脉证合参，为湿热郁久入于血分之证。以小瓜蒌汤活血化瘀，散结止痛；三仁汤以清化中焦湿热；胁肋痛依"肝着"论治，以旋覆花汤以活血降逆止痛；"痛者"多为寒凝血脉不畅所致，以桂枝温通经络，助血畅行；蒲公英清热解毒，为寒温并用之法；苍白术健脾运脾，以绝湿之源头。

十一、老人排尿异常辨治方法

老人常见的排尿异常包括尿频、排尿不畅、尿失禁、尿潴留等，慢性泌尿系疾病常见糖尿病神经源性膀胱、前列腺增生症、泌尿系结石、盆底肌松弛、急慢性尿路感染等引起；此外慢性心功能不全者也可表现小便不利。中医可从"癃闭""遗尿""水肿""淋证"等论述。严重影响了老年人的生活质量，颜师在诊治老人排尿异常方面具丰富经验。

颜
乾
麟
医
论
集

0
9
3

（一）病机特点

1. 老人小便不利

本虚标实之证。本虚为肾阳式微，肾气虚衰。如《内经》谓："膀胱者，州都之官，津液藏焉，气化则能出矣。"膀胱气化不利，则水道不通，水溲或癃或闭，津液不能出。《景岳全书》在谈到膀胱的气化功能时曾有"肾中之气也"的描述，提示肾气、肾阳乃是气化原动力，不足则膀胱无以气化，则小便异常。

标实分为在上（肺）与在下（肾与膀胱）。如李东垣在《兰室秘藏》中言："关无出之谓，皆邪热为病也，分在气在血而治之，以渴与不渴而辨之，如渴而小便不利者，是热在上焦肺之分……如不渴而小便不通者，热在下焦血分。"在上者为肺之邪热不能生水，病在气分，"肺中有热，不能生水，是绝其水之源"；在下者为肾与膀胱具有热，病入血分，"热闭于下焦者，肾也，膀胱也，乃阴中之阴，阴受热邪，闭塞其流"。《巢氏病源·小便诸侯》中说："小便不通，由膀胱与肾俱有热故也。""肾与膀胱俱热，热入于胞，热气太盛故结涩，令小便不通。"

2. 老人小便不禁

首先，当责之为中气不足，如《灵枢·口问》篇曰："中气不足，溲便为之变。"又如张景岳曰："气脱于上，则下焦不约而遗失不觉。"指出气虚失于固摄则可小便自遗。中气主要来源于脾胃之气，老人素体阴阳气血皆不足，脾胃虚弱，故老人之小便不禁首当从"中气不足"论治。其次，与肾气、肾阳不足有关。"肾司二便"，肾气充足，气化正常，二便通利，开合有度；肾虚气化失常，则可出现尿频、遗尿、失禁，故小便失禁仍不离肾。老人五脏皆有不足，肾寓真阴真阳，肾阳不足则五脏失于温养，如《医林绳墨大全》谓小便："热则不通，冷则不禁。"再次，与阴虚火旺有关。如《明医杂著》谓："年老人多频数者，是膀胱血少，阳火偏旺也。治法当补膀胱阴血、泻火邪为主，而佐以收涩之剂，如牡蛎、山茱萸、五味子之类，不可用温药也。"

（二）常用方剂

1. 老人小便不利

（1）清肺饮子：出自《兰室秘藏》，由灯心、通草、泽泻、瞿麦、萹蓄、木通、车前子、猪茯苓、琥珀组成，"治渴而小便闭涩不利，邪热在上焦气分""清肺之气，泄其火，资水之上源也"。方以淡渗利湿之品以泻肺利水而不伤阴，以猪茯苓健脾利水，琥珀散结。临床常用于尿路感染、前列腺增生症等。

（2）滋肾通关丸：该方出自李东垣的《兰室秘藏》，由黄柏、知母、肉桂三味药组成，治不渴而小便闭，热在下焦血分。方中以黄柏清热除湿，知母滋肾水而育阴，以肉桂反佐助阳，俾阴得阳化，则膀胱气化出焉，而小便自然通利。李杲曰："以肉桂辛热之品作为中介药物，以引寒达热、滋阴降火、清化下焦湿热蕴结力彰。"

（3）薏苡附子败酱散：该方出自张仲景《金匮要略·疮痈肠痈浸淫病脉证并治》，原方用于肠痈，"肠痈之为病，其身甲错，腹皮急，按之濡，如肿状，腹无积聚，身无热，脉数，此为肠内有痈脓，薏苡附子败酱散主之"。方以薏苡仁、附子、败酱草3味药组成，其中薏苡仁性甘淡而寒，能清热利湿，排脓消肿；败酱草辛苦微寒，能泻热解毒，散结排脓；少佐附子，温阳助气，行郁滞之气，三药共奏补肾助阳，清热利湿解毒之效。颜师常运用此方治疗小便不利，方虽小，然囊括了该病病机的辨证论治，薏苡仁、败酱草可祛湿热、热毒蕴结之标邪，附子可通阳化气行水，标本兼治而显效。

（4）外治通窍开闭方：《经》云：大小不利治其标，大小利治其本。颜师治疗癃闭证，配以外治法，有"急则治其标"之效。每选滑利渗透之药，佐以辛温芳香之品，使药性透过皮毛，内达脏腑，使气机通畅，窍开尿通。常用方剂为：豆豉15克，山栀9克，加葱一握，盐斗匙，生姜2片，捣烂贴敷关元穴（《颜亦鲁诊余集》）。

2. 老人小便不禁

（1）补中益气汤：中气不足者，予以补中益气汤以升补中气。方中黄芪、党参补益中气，中气足，气机畅则水道利；苍术、白术合用则健脾燥湿力强，脾胃健运，湿自去而津液行；当归养血和营；陈皮理气和胃，以助脾胃健运，并以升麻、柴胡升提下陷之中气，清阳得升，浊阴得降，膀胱气化如常，小溲自利。此外，足厥阴肝经环阴器，下元之病，除中气不足之因外，颜师常注重与肝脏的关系。若肝失疏泄，足厥阴肝脉气血失于宣通，气血不养前阴，以致脏腑气化失司，临床可见尿急、尿频、神疲乏力，情绪急躁，心烦懊憹，胁肋作胀，头晕目眩，舌红、苔白腻，脉弦细者，治宜补益中气，疏肝理气，方用补中益气汤合逍遥散加减；若气郁化火，加牡丹皮、山栀；若便秘，合四磨饮、五磨饮等调气之方。

(2) 金匮肾气丸：肾气、肾阳不足者，症见小便失控，畏寒，面色㿠白，腰膝酸软，五更泄泻，舌淡苔白，脉沉迟者，予以金匮肾气丸补益肾阳，水阴得阳气温熙而化为气，再经肺、脾之转输和通调，体内津液的输布恢复如常，小便方得以通利。

(3) 缩泉丸：如《医方考》曰："脬气者，太阳膀胱之气也。膀胱之气，贵于冲和，邪气热之则便涩，邪气实之则不出，正气寒之则遗尿，正气虚之则不禁。是方也，乌药辛温而质重，重者坠下，故能疗肾间之冷气；益智仁辛热而色白，白者入气，故能壮下焦之脬气。脬气复其元，则禁固复其常矣。"

(4) 水陆二仙丹：另常取《本草图经》水陆二仙丹益肾滋阴、收敛固摄，方由金樱子、芡实组成，"水陆"是指两药生长环境，芡实生长在水中，而金樱子则长于山上，一在水而一在陆；"仙"谓本方之功效神奇。方中芡实甘涩，能固肾涩精；金樱子酸涩，能固精缩尿。两药配伍，能使肾气得补，精关自固，从而遗精、遗尿、带下蠲除。

【验案举隅】

案❶ 黄某，女，78岁。

［初诊］ 2019年2月27日。患者既往糖尿病病史15年余，高血压病史25年余，长期服用格华止、达美康、氢氯噻嗪、尼莫地平等药物控制。近2年气短懒言，面目、下肢时有浮肿，以致走路不稳。近1月来小便失禁，口中秽气，口苦，背部畏寒，脉细缓，舌红苔薄黄。肾主二便，治以补肾。

熟附子3克 桂枝5克 熟地9克 山萸肉9克 山药9克 金樱子30克 桑螵蛸30克 茯苓9克 丹皮6克 泽泻9克 黄柏6克 知母9克 苍白术各9克 益智仁9克 乌药6克 地锦草30克 14剂

［二诊］ 2019年3月13日。小便失禁，神疲乏力，背部畏寒，胃纳不佳，近来血压偏高，脉细缓，舌胖苔薄白。老人肾阳不足之证。上方去黄柏、乌药、益智仁，加生黄芪30克、枸杞子9克、怀牛膝30克、菟丝子9克、枳壳6克，14剂。

［三诊］ 2019年3月27日。小便失禁略有好转，血压正常，胃纳一般，湿疹，皮肤皲裂，神疲，入夜平安。脉缓，舌红苔薄白。为肾气不足之证。

生黄芪30克 熟地9克 山萸肉9克 山药9克 熟附子3克 桂枝5克

丹皮9克　茯苓9克　泽泻9克　桑螵蛸30克　金樱子30克　丹参9克　赤白芍各9克　黄柏6克　知母9克　炙甘草5克　14剂

[四诊]　2019年4月10日。小便失禁明显改善，畏寒改善，面目浮肿，神疲乏力，皮肤干痒，入夜平安。脉细缓，舌红苔薄。为久病及肾之证。

熟附子3克　桂枝5克　熟地9克　山萸肉9克　制首乌9克　川芎9克　白芍9克　泽兰泻各9克　桑螵蛸30克　金樱子30克　猪茯苓各15克　陈皮6克　苍白术各9克　地锦草30克　14剂

按　患者既往糖尿病、高血压病多年，"久病必虚"，结合面色虚浮㿠白，背部畏寒，脉细缓，皆为阳虚之候。"肾主水"，肾阳不足则水无以化，故以金匮肾气丸补益肾阳，温化水湿；以滋肾通关丸清湿热，助气化；合缩泉丸加金樱子、桑螵蛸以补肾固摄小便，颜师强调，两药剂量需用至30克方效。二诊，考虑患者近来血压偏高，颜师从虚阳上亢论治，加怀牛膝30克与桂枝组成药对，以潜镇虚阳降压；去缩泉丸和黄柏，以菟丝子、枸杞子扶阴以抑阳；加黄芪、枳壳补气行气，补而不滞。三诊，患者小便失禁略有好转，血压正常，继以初诊方出入。四诊，小便失禁明显好转，鉴于患者面目浮肿，加入泽兰泻、猪茯苓以健脾活血利水治疗。

案❷　许某，男，46岁。

[初诊]　2018年6月6日。

患者有前列腺炎病史。近来觉小便无力而不畅，尿有白浊，大便溏薄，一日2次，首次腹泻常常在凌晨四点钟左右，泻前腹痛，气不秽，伴头晕，右下肢酸胀，早醒，后再难以入眠，左脉弦滑，舌红苔薄白。为肝旺脾虚，瘀浊阻滞，膀胱气化不利之证。治当泻肝补脾，益气温阳，化瘀散结，利尿排浊。

党参9克　茯苓9克　苍白术各9克　莲肉9克　芡实9克　炮姜3克　木香6克　桔梗9克　防风9克　白芍9克　陈皮6克　熟附子3克　生薏仁9克　败酱草9克　车前子包煎，18克　淮小麦30克　红枣7枚　炙甘草5克　21剂

[二诊]　2018年7月4日。小便无力、不畅好转，仍有小便白浊，腹泻，晨起2次，大便略成形，手足心汗出，两胁作胀，胃纳一般，脉弦而小数，舌紫苔薄白黄。为脾虚湿热之证，方用资生丸出入。

党参9克　茯苓9克　苍白术各9克　莲肉9克　芡实9克　生薏仁9克　桔梗6克　黄连5克　广木香6克　防风9克　白芍9克　陈皮6克　益智仁9

克　淮小麦30克　红枣7只　炙甘草5克

随访服上方14剂，小便已畅，尿白浊消失，大便好转，推迟到凌晨五点钟以后，略溏，睡眠亦好转。

按　患者有慢性泄泻病史十几年，脾胃日渐虚弱，久病及肾，脾肾阳虚则五更泄；小便无力乃脾肾阳气不足，膀胱无以化气所致；又脾肾亏虚日久，湿热蕴结下焦，故证见尿有白浊；以薏苡附子败酱散温肾扶阳，化瘀散结，利尿排浊；资生丸补脾化湿以固本，车前子利小便以实大便；甘麦大枣汤养心安神为助。二诊，患者小便无力、不畅好转，去薏苡附子败酱散，以资生丸固本为主，益智仁以温肾阳；再服2周，小便不利已平。

十二、分期辨治2型糖尿病经验

2型糖尿病是由胰岛素分泌缺陷和（或）作用障碍所引起的一组以慢性血葡萄糖水平增高为特征的代谢性疾病，典型表现为"三多一少"症候。可引起全身多系统损害，导致眼、肾、神经系统、心脏、血管等组织器官的慢性进行性病变、功能障碍及衰竭，成为临床致死致残的主要原因。该病属于中医"消渴"范畴，或作"痟渴"。目前发病较为普遍，由于降糖药物、胰岛素的应用，使2型糖尿病得到一定程度控制，但是仍存在胰岛素抵抗、西药疗效差，终点事件发生率较高等状况。颜师应用中医中药治疗2型糖尿病，在降低血糖、改善患者生活质量，预防终点事件发生等方面有独到经验，先将其经验总结整理如下。

（一）病因病机述新

由于饮食结构、生活节奏的改变，糖尿病知识的普及，糖尿病治疗前移及治疗药物的干预，使得目前糖尿病的基本病机与古代不同。颜师结合自身多年临床经验，总结"脾气不足，湿热瘀结"为2型糖尿病的基本病机。

1. 非"燥热为标"，乃"湿热为标"

消渴的主要临床表现为"三多"（多饮、多食、多尿），"一少"（消瘦）。从上述症状可以推断与"燥热"之邪密不可分。由于古代人对糖尿病的认识较浅，就诊的患者大都发展到了较严重的阶段，因此，"三多一少"乃古代糖尿病的基本表现，"阴虚燥热"乃古代糖尿病的基本病机。当今，人们多以从事脑力劳动为主，由于饮食结构改变，生活节奏加快，碳水化合物及高脂高油快餐等摄入较多，并缺乏运动，使2型糖尿病发病率增加。正

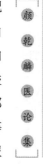

如《素问·奇病论》谓："此肥美之所发也，此人必数食甘美而多肥也。肥者令人内热，甘者令人中满，故其气上溢，转为消渴。"脾喜燥而恶湿，由于摄入的"水谷"较多，脾失健运，不能将其转化为精微输部全身，反而内生湿热，湿热蕴藉肠胃而见口秽、口苦、大便闭结，或腹泻臭秽；湿邪泛溢于肌表，而见形体肥胖、肢体肿胀；湿热下注而见小便短赤。湿邪可经热邪灼烁为痰，上蒙清窍则见头晕头重；其上扰心神，而见心烦、心悸、失眠等症；痰湿阻于脉道，不通则痛而见胸闷、肢体疼痛等症状。临床上大都糖尿病患者形体肥胖、嗜食肥甘、口苦、口秽，舌苔黄腻，且不能用"阴虚燥热"解释，皆属于该类。

2. 非"阴虚为本"，乃以"（脾）气虚为本"

"脾胃为后天之本，生化之源"，同居中州，乃气机升降出入之枢，五脏六腑、四肢百骸皆禀气于脾胃。《内经·经脉别论》提及："饮入于胃，游溢精气，上输于脾，脾气散精，上归于肺，通调水道，下输膀胱，水精四布，五经并行。"故脾胃受损则易致气血生化之源告竭，则百病丛生，正如李杲所言："内伤脾胃，百病由生。"颜师的学术思想源于孟河医派，该学派十分注重补养后天，颜德馨教授也指出"脾统四脏"。在糖尿病的发病中，脾脏也起到至关重要的作用。人的饮食水谷的吸收与代谢都归属脾脏的功能。"诸湿肿满，皆属于脾"，《灵枢·本脏》谓："脾脆，则善消瘅易伤。"由于脾胃运化、转输功能失调，脾不能将水谷精微运化输布到全身，随尿液排出而见多尿；脾虚水湿内停，故见形体肥胖、肢体浮肿；水谷停而生湿，湿郁而化热，湿热内蕴，津不上乘而口渴；热邪灼烁，胃火炽盛，故消谷善饥。糖尿病的形成与发展是一个长期耗气的过程。湿热之邪阻碍脾气运行，脾失健运，久病失养，脾气自虚，继而湿热之邪更盛。两者互为因果，以致脾虚湿热，缠绵不愈。此外，糖尿病发生的主要机制是胰岛素分泌缺陷或胰岛素抵抗。胰脏是消化的主要器官之一，参与食物中淀粉、脂肪、蛋白质的消化，血糖、脂肪、蛋白质、核酸的调节转输。中医无"胰"说法，但中医的"脾"，其主要功能是"主运化"，与西医胰腺功能不谋而合。即"脾胰同源"。因此，本病以脾虚，水谷不化为本。脾气不足，加重湿邪内停，湿聚化热，热伤津液，随后出现气阴两伤之象，到疾病后期，阴损及阳，可见脾肾阳虚之象。

3. 重视瘀血在发病过程中的作用

2型糖尿病患者的血管病变及动脉粥样硬化在诊断前已开始，且其心脑血管事件发生风险远高于非糖尿病患者，程度亦较重。糖尿病病变包括微血管病变及大血管病变，微血管病变可造成视网膜病变及四肢末端血管病变，大血管病变可累及心、脑、肾，是导致糖尿病死亡的主要原因，而动脉粥样硬化是糖尿病血管病变的基本病理改变。中医认为血液运行不畅而停滞于血脉之中为瘀血。瘀血内停，阻碍气血津液代谢而致痰湿内生，瘀、痰、湿胶着于脉道，而致动脉粥样硬化。有学者亦证实中医血瘀和痰湿证对 2 型糖尿病患者动脉粥样硬化的形成具有重要作用。

此外，在糖尿病的病因病机中，脾虚无力运血可成瘀；脾虚内生痰湿，痰湿内阻，影响气机运行，气滞而血瘀；痰湿生热，热邪耗伤脉中津液，血滞不行，煎而为瘀；后期，气虚及阴、气虚及阳，阴阳两伤也可以致瘀，所以活血化瘀应该贯穿糖尿病治疗的始终。且在 2 型糖尿病初期甚至糖耐量异常时期即应该加入活血化瘀之品。

（二）古方新用，分期辨治

2 型糖尿病的基本病机为"脾气不足，湿热瘀结"。一般而言，在糖尿病初期或仅体检发现血糖升高者，以中土壅塞、湿热阻滞中焦为其主要病机，患者病程短，并发症少而轻；中期患者以脾气虚弱，不能散布精微为其主要病机，脾虚生湿，湿蕴而化热，病程较长，并发症较多；中后期，气损及阴，气阴两虚，而出现既有气阴不足，又兼湿热内蕴相互矛盾之证；后期久湿化热，既伤阴血，也易伤阳气，故以脾肾不足为其主要病机。此外，活血化瘀应贯穿于糖尿病治疗始终。

1. 早期

湿热蕴藉，治以清热利湿。

现代人长期过食肥甘醇酒厚味，缺乏运动，中焦气机失于斡旋，水谷不化，内生痰湿，则郁而化热；且肥甘、辛辣、醇酒之物性味燥热，易从热化，从而形成湿热，壅滞中焦。临床症见空腹血糖偏高，肥胖，腹胀，多食易饥，大便秘结或溏薄臭秽，舌红苔黄腻，脉弦滑或滑数等。治当清热燥湿为主，以葛根芩连汤或颜德馨教授经验方"消渴清"加减。葛根芩连汤出自《伤寒论》，原用于治疗湿热泄泻。颜师妙以葛根、黄芩、黄连清热燥湿，甘草生津止渴。临床上尤其适用于湿热内盛的糖尿病患者。"消渴清"由苍术、黄连、知母、蒲黄、地锦草组成，方中苍术健脾运脾，可改善胰岛功能、改善胰岛素抵抗；黄连清热燥湿，降糖作用肯定；知母养阴清热，生津润燥；

蒲黄化瘀散结，降血脂，有效预防糖尿病合并症，地锦草清热凉血，是颜师喜用的降糖中药，常用剂量为 30 克；全方共凑清热燥湿，活血化瘀之功。若见饥饿感明显，消谷善饥，则加生石膏以清热泻火；若口渴喜饮，加天花粉、芦根；大便闭结加赤芍 15 克、桃仁活血通便；见心烦寐差，以黄连配肉桂或桂枝交通心肾。此外，可参入当归、川芎、丹参等活血化瘀之品。

2. 中期

气虚夹湿热，治以健脾益气，清利湿热。

脾气亏虚，运化失司，水谷转为湿热，溢于血中，可使血糖升高。临床症见餐后血糖偏高，神疲乏力，头晕昏蒙，胃纳欠佳，口淡口黏，舌淡有齿痕，苔黄腻，脉细弦或细弦滑等。治以益气健脾，清利湿热为主，当归六黄汤加减。当归六黄汤出自《兰室秘藏》，原治疗阴虚盗汗。颜师重用黄芪以益气，生地养阴，去滋腻之熟地，而以黄连、黄芩、黄柏清热燥湿，当归养血活血，转而为健脾益气，清利湿热兼活血之方剂。临床上尤适用于 2 型糖尿病兼有乏力盗汗的患者。因清利湿热之品多苦寒败胃，颜师在使用该类药物时多参入苍白术或枳术丸护脾运脾，并改善胰岛功能，因此，该类方剂患者长期服用亦无不适反应。若见大便溏而不爽，则加葛根、防风；若见小便频数，加薏苡仁、川牛膝；兼痰热上扰清窍者，加石菖蒲、胆南星；痰热互结心下，加半夏、瓜蒌。瘀血内阻，疼痛症状明显者，则加桃仁、红花、生蒲黄等活血化瘀止痛。

3. 中后期

气阴两虚，湿热内蕴，治以益气养阴，清热利湿。

元气遭受湿热之戕害，必然出现气虚；湿热化燥，或燥热久羁，煎熬津液，导致阴液亏虚。中气既馁，阴血亦伤，从而出现气阴两虚、湿热内蕴的病理状态。临床症见形神困倦，少气乏力，自汗盗汗，口干便难，或大便溏薄，舌胖嫩，边有齿痕，或舌剥裂而干，苔多见薄腻，脉细弱等。治宜补气养阴，清利湿热。该阶段治疗时养阴容易生湿，祛湿容易伤阴，故勿用滋腻类养阴药，养阴亦要兼顾运脾。颜师喜以李东垣清暑益气汤加减，该方出自《脾胃论》，方中以黄芪、人参、升麻、葛根、甘草益气升清，青皮、陈皮、苍术、白术、神曲、泽泻运脾化湿，黄柏、当归、麦冬、五味子清热养阴，尤适用于气阴不足、湿热化而未尽、病情缠绵的老年糖尿病患者。如阴虚阳亢，头晕目眩明显，生石决、煅牡蛎平肝敛阳；如出现血管狭窄或闭塞，可加入地龙、水蛭等虫药入络。

4. 后期

脾肾阳虚，治疗以温阳益气。

病久必然造成脏腑功能的减退，而功能减退的重要标志之一，便是脏腑阳气的衰退；另一方面，长期使用苦寒药物亦易耗伤阳气，故病程较长的糖尿病患者，在气阴两亏的病机基础上，发展成为阳虚之证，其中尤以脾肾阳虚者多见。正如赵献可所谓："命门火衰，不能蒸腐水谷之气。不能熏蒸上润乎肺，如釜底无薪，锅盖干燥，故渴。至乎肺，亦无所禀，不能四布水精，并行五经，其所饮之水，未经火化直入膀胱，正谓饮一升尿一升，饮一斗溺一斗，试尝其味，甘而不咸可知矣。"临床症见腰膝酸冷，夜尿频频，大便溏薄，舌淡胖大或舌质紫暗，脉沉细迟等；同时出现血管病变等并发症。治当温补脾肾阳气，以理中丸加桂附地黄丸加减，药用制附子、桂枝、生熟地、山药、丹皮、泽泻、干姜、党参、苍术、山茱萸、白术、茯苓等。颜师认为小剂量温热药有激发胰岛功能作用，因此，常于清热药中酌加辛温之品，一则温脾肾之阳，使釜底有火，二则清热苦寒药与辛温之品相伍，可防止苦寒伤阳，同时辛开苦降，开畅中焦。若胸痛加降香3克；便难加肉苁蓉、锁阳；瘀血久攻不去，再以三棱、莪术破血消瘀。

（三）常用药对

1. 苍术、白术

颜氏内科源自孟河医派，以固护脾胃著称于世。颜氏内科亦指出："实脾不如健脾，健脾不如运脾。"苍术苦温，燥湿化浊、升阳散郁，长于燥湿，散多于补；白术甘温，益气健脾、燥湿和中，功擅健脾，补多于散；两者伍用，一散一守，一运一补，补而不滞，散不伤正，燥湿健脾之功效更著。

2. 黄连、黄芩、黄柏

黄连、黄芩、黄柏为临床常用苦寒药，合称"三黄"，均具清热燥湿、泻火解毒之功，但也同中有异、各有所长，常相须为用。三药合用，一则可通泻三焦火邪之气，上、中、下三消通治；二则取其"苦能降糖"之意；三则可清利湿热；四则清热坚阴。可谓妙哉！

药理研究表明：黄连有降糖、降脂、醛糖还原酶抑制剂等作用，黄连素对胰岛 β 细胞的修复具有促进作用，同时，黄连素是一种新型 α 糖苷酶抑制剂，也能增加胰岛素受体的磷酸化作用而增强胰岛素的敏感性，改善胰岛素抵抗而降低高血糖动物模型的血糖作用；黄芩素和黄芩苷能降低炎症反应、抑制氧化应激损伤，保护胰岛组织，改善糖尿病大鼠肾组织和视网膜病变的作用；黄柏含有小檗碱，此外还可促进肝糖原合成，降低血糖浓度。

3. 丹参、葛根

此药对为祝谌予经验，亦为颜师行气活血常用药对。中医常有"一味丹参功同四物"的说法，由此可见一斑，丹参既能活血化瘀，祛瘀生新，又可养血安神；葛根轻扬升发，生津止渴，濡润筋脉。两药参合，相互促进，活血化瘀作用明显增强，从而达到降低血糖之目的。临床适用于有瘀血证候的糖尿病及其并发症。

4. 知母、黄连

知母性苦寒，润而不燥，上能清肺润肺，中能泻胃生津，下能滋肾降火，可清虚实之火，有润燥止渴之功。《本草通玄》谓其能"肃清龙雷，务使僭上，则手太阴无消烁之虞"；黄连性燥，亦属苦寒清热之药，擅长清中焦之热，有清胃降火之功，虽可除热，但易伤阴。知母滋润肺胃肾，如同普降甘霖，能"壮水之主以制阳光"，同时借助借黄连苦寒清热之力，消除胃火炽盛所引起的消谷善饥，口渴引饮。两药相合，相使为用，使清热降火作用大增，且清火而不伤阴。

【验案举隅】

李某，男，65岁。

[初诊] 2016年2月24日。血糖空腹10 mmol/L，餐后15 mmol/L，血压160/90 mmHg，尿酸偏高560 μmol/L，20余年前有颈部外伤史，刻下：神疲，头胀，颈部酸胀，胸闷时作，口苦，胃纳一般，时而反酸，善饥，大便日畅，尿泡沫多，下肢浮肿，入夜尚安，脉左弦，舌淡胖，苔薄黄腻。为气虚湿热之证。治以健脾益气，清热化湿。

生黄芪30克　党参9克　苍白术各9克　黄连5克　黄芩6克　黄柏6克　薏苡仁15克　怀牛膝30克　川萆薢15克　车前草15克　枳壳6克　桔梗6克　丹参15克　川芎15克　葛根9克　地锦草30克　14剂

[二诊] 空腹血糖8.4 mmol/L，血压150/90 mmHg，精神好转，胸闷改善，颈部不舒，口苦，胃纳一般，盗汗，口干，大便日畅，入夜早醒，夜尿不多，脉右侧弱，两关部弦滑。气虚湿热之证。

生黄芪30克　党参9克　苍白术各9克　桂枝3克　黄连5克　黄芩9克　黄柏6克　葛根9克　干姜2克　怀牛膝30克　当归9克　白芍9克　煅牡蛎先煎15克　丹参9克　川芎15克　地锦草30克　14剂

[三诊] 口苦，神疲，颈强头晕，盗汗稍平，清晨神疲，入暮为安，善饥改善，两目流泪，小便泡沫见少，胃纳大便为常，入夜平安，脉弦，舌红苔薄白。为肝脾不和，湿热内阻之证。

生黄芪30克　党参9克　苍白术各9克　桂枝5克　怀牛膝30克　黄连5克　黄芩9克　黄柏6克　白芍9克　煅牡蛎先煎，15克　知母9克　葛根9克　丹参15克　桑叶6克　枳实9克　地锦草30克　28剂

随访，2016年4月20日，空腹血糖6.3 mmol/L，餐后9 mmol/L，尿酸已正常，血压125/85 mmHg。盗汗减少，头晕已平，胃痛胃酸已平，小便泡沫已减，诸症明显改善，后继以上方加减。

按　《证治汇补·消渴》谓："五脏之精悉运于脾，脾旺则心肾相交，脾健则津液自化。"该患者脾气不足，故见神疲，舌淡胖；脾虚胃火而见口苦、反酸、善饥；脾虚，精微不化，湿热内生，阻碍气机故胸闷；阻碍清阳而见头胀、颈部酸胀；湿热下注故尿泡沫多，下肢浮肿，尿酸偏高。故治疗以当归六黄汤和四妙丸加减，因阴虚、肾虚不显故去生熟地；加党参、苍白术健脾运脾；川草薢、车前草清热利湿；重用怀牛膝可补肾降压；枳壳配桔梗调畅气机，治疗冠心病胸闷效佳；葛根、丹参、川芎理气活血，改善后循环供血；地锦草清热凉血。二诊加入理中汤助阳生气；胸闷改善去枳壳、桔梗，并去清利湿热之薏苡仁、川草薢、车前草；以当归、白芍、煅牡蛎滋阴养血敛汗；黄连配桂枝交通心肾助眠。三诊中知母清热养阴，桑叶清肝明目。患者用药后脾气得补，湿热得清，瘀血得去，气畅血活，故诸证得减。

十三、运用寒温并用法治疗外感热病经验

中医学认为病毒性感染性疾病主要归属于外感热病范畴。流感多为病毒感染，既不同于细菌感染，又有别于普通感冒，其病情较重，表现形式多样，证型较为复杂，常不能用单一证型解释，且持续时间较普通感冒为长，进展迅速。西医学从病原学角度将其分为较多型，中医学以不变应万变，正如在SARS流行中所表现，在病毒感染性疾病中依然当为中流砥柱。颜师擅用寒温并用法治疗急性外感热病，常效如桴鼓。在此做一总结。

（一）寒温并用法的理论依据

寒温并用法指方剂中配伍用药由寒性药物和温性药物共同组合而成。用于治疗寒热错杂的病机或有"去性存效"之意。医圣张仲景在其《伤寒论》

中寒温并用方达 52 首，谨守寒热错杂之病机，将寒热药性相反者相合，取其相反相成之效。"疫病"可从外感热病论治，如吴有性言："热病即温病也，又名疫者以其延其阖户，如遥役之役、众人均等之谓也。"然又区别于普通外感热病，其发病急骤、病情严重，传变迅速，且具强烈的传染性、流行性，病机复杂，常见寒热错杂、寒热转化。

《素问·五常政大论》曰："治热以寒，温而行之；治寒以热，凉而行之。"最早提出了寒温并治之法。清代为历史上疫病理论由伤寒向温病演变巅峰时段为，代表著作为吴又可的《瘟疫论》和吴鞠通的《温病条辨》。在治疗湿温毒邪方面吴鞠通受到张仲景之"病痰饮者，当以温药和之"的启示，亦提出"湿温病中，不惟不忌辛温，且用辛热也"的治病思想，创立辛温药配伍辛凉药治疗温病的多种方剂，给后世多以警示。

颜德馨教授在 2003 年 4 月 SARS 肆虐流行期间，勇挑重担，奔走在第一线，担任华东地区中医药"防非"科研协作组首席专家指导抗非中医药团队治疗，积累了丰富的经验。临床综合运用伤寒六经、温病卫气营血之医理精要，融伤寒温病于一炉，突破伤寒与温病分立的格局，为治疗温疫病史上的一个伟大创新。颜师继承并多有发挥，在治疗外感热病中常获速效、佳效。

（二）常用病证方药

1. 羌蒡蒲薄汤

该方出自《中医方剂临床手册》，由羌活、牛蒡子、蒲公英、薄荷组成。功能祛风解表，清热解毒。方以羌活祛风解毒，除湿止痛，被颜德馨教授誉为"发汗要药"，治疗外感发热性疾病，与清热解毒类药物合用，既可提高疗效，又避免了凉遏冰伏之弊。牛蒡子疏风透邪，利咽消肿，颜师总结了孟河医派马培之治疗喉科疾病 4 个最常用药（荆芥、薄荷、连翘、牛蒡子）和喉科六味汤中均有此药，甚合外感热病从口鼻而入者以及喉源性咳嗽等证；蒲公英清热消炎，解毒散结，另有保护胃气之效；薄荷辛凉解表，疏散风热。药仅四味，其效不凡，用治外感发热，最为合拍。

呛咳者加麻杏石甘葶汤，葶苈子剂量用至 18 克，甚者至 30 克，此为"截断扭转"之关键用药，颜氏内科应用颇为应手。肺热盛者合泻白散；咽痒者加荆芥、防风、前胡；白痰者以合二陈汤、三子养亲汤出入；黄痰者加小陷胸汤；绿痰者加柴前梅连饮；舌苔厚腻者合三仁汤、甘露消毒饮等。

2. 阳旦汤

该方出自《外台秘要》卷二引《古今录验》，原方由大枣十二枚、桂枝三两、芍药三两、生姜三两、甘草（炙）三两、黄芩二两组成，为桂枝汤加黄芩组成，既具备桂枝汤之解肌发表，调和营卫之功，亦可有黄芩清里热。颜师喜用此方，临证常可见患者汗出恶风，然舌红口干，此为表虚寒而里内热，此为寒温并用之法。

3. 麻杏石甘葶汤

该方由麻杏石甘汤加葶苈子组成，为颜氏内科常用方。麻杏石甘汤出自张仲景《伤寒论》，功能辛凉宣泄，清肺平喘，用于由风热袭肺，或风寒郁而化热，壅遏于肺所致。肺中热盛，气逆伤津，所以有汗而身热不解，喘逆气急，甚则鼻翼煽动，口渴喜饮，脉滑而数。此时急当清泄肺热，热清气平而喘渴亦愈。颜氏内科常在该方中加入一味葶苈子，辛、苦、大寒而入肺经，功能祛痰止咳，下气行水，主治痰热壅肺之咳嗽，认为此药为泻肺要药，既可肃降肺气，又可"先安未受邪之地"，与麻黄相配，一寒一温，一宣一肃，升降相因，有助于恢复肺之宣肃功能。颜师常将上方合桂枝汤同用，取其寒温并治，既可达辛凉泻肺之功又可调和营卫以解热之用。适合于热毒闭肺之证。

4. 甘露消毒丹

甘露消毒丹出自《温热经纬》，王孟英对本方推崇至极，称其为"治湿温时疫之主方"，由飞滑石、淡黄芩、绵茵陈、石菖蒲、川贝母、木通、藿香、连翘、白蔻仁、薄荷、射干组成。主治湿温、时疫，邪留气分，湿热并重之证。方中重用滑石、茵陈、黄芩，其中滑石利水渗湿，清热解暑，两擅其功；茵陈善清利湿热而退黄；黄芩清热燥湿，泻火解毒。三药相合，正合湿热并重之病机，共为君药。湿热留滞，易阻气机，臣以石菖蒲、藿香、白豆蔻温通化湿并以行气，令气畅湿行；木通清热利湿通淋，导湿热从小便而去，以益其清热利湿之力。热毒上攻，颐肿咽痛，故佐以连翘、射干、贝母、薄荷，合以清热解毒，散结消肿而利咽止痛。为寒温并治之佳方。

【验案举隅】

案❶　王某，男，43岁。

［初诊］　2019年2月21日。肺部结节手术后半年，近日感冒，发热3天，最高体温腋下39℃，咽痒咳嗽，入夜尤甚，恶寒，大便秘结，咳而无

痰，胃纳一般，脉弦而小滑，舌红苔薄白。为风寒袭表，郁而化热之证。以羌蒡蒲薄汤合泻白散加减。

荆防风各9克　牛蒡子9克　薄荷后下，6克　连翘6克　蒲公英15克　羌活9克　前胡9克　桔梗6克　枇杷叶包煎，18克　桑白皮9克　生山栀3克　杏仁9克　香附9克　苏子叶各9克　苍白术各9克　生甘草3克　14剂

[二诊]　2019年3月7日。患者自述服上方2剂后发热即退，刻下感冒已经痊愈，近来略有咳嗽，阵发呛咳为主，喉部类似痉挛感，大便畅，入夜平。脉小弱，舌胖有紫气，苔薄白。为肺气不足，痰浊中阻之证。

生黄芪30克　防风6克　苍白术各9克　桂枝5克　赤白芍各9克　法半夏9克　苏子叶各9克　茯苓9克　厚朴9克　桔梗6克　桑白皮9克　杏仁9克　陈皮6克　枳实9克　枇杷叶包煎，18克　炙甘草5克　14剂

[三诊]　2019年3月21日。患者服上方后呛咳明显好转，多言或闻及异味时略咳，咽干，胸闷气短，大便秘结，鼻部红疹。脉寸弱，舌红苔薄黄且润。为气虚之后，外感风邪之证。

生黄芪30克　防风6克　苍白术各9克　桂枝5克　赤白芍各15克　荆芥9克　紫菀9克　前胡9克　炙百部9克　桔梗6克　陈皮6克　枳壳9克　茯苓9克　杏桃仁各9克　黄柏5克　炙甘草5克　14剂

按　患者为肺部手术后，感冒发热，表现为恶寒、发热，辨证为外感风寒，入里化热。治疗以疏散风寒，内清里热为主，予以羌蒡蒲薄汤。再以泻白散泄肺热，连翘、桔梗利咽，枇杷叶、紫苏叶肃降肺气，香附调畅气机，苍白术运脾化痰和胃。二诊患者诉服用第一剂发热仍有，但过夜睡眠后第二天晨起即发热退而感冒趋于痊愈，服用一周后感冒完全缓解，其后以调整体质治疗为主。鉴于患者肺部手术后肺气亏虚，以玉屏风合桂枝汤补气祛风，调和营卫，颜师认为两方可增加抵抗力；肺病不离宣、肃，宣肺用前胡、荆芥；肃肺用枇杷叶、葶苈子。术后有瘀血，少佐活血药。三诊仍以玉屏风合桂枝汤增加抵抗力，止嗽散加减祛风散寒止咳。再次复诊患者咳嗽明显好转，转为补气健脾善后。

案❷　任某，男，4岁。

[初诊]　2017年10月25日。患儿近三月来反复发热，自行服药后体温略平，受凉或受热后再次发热。就诊时低热兼咳嗽，流涕白浊，咽肿，胸背易于汗出，大便溏泄，胃纳不佳。血常规正常。指纹淡红，脉细而小数，

舌红苔黄腻。此湿热中阻之证。方用甘露消毒丹加减。

茵陈15克　黄芩6克　滑石包煎,6克　生米仁9克　白蔻仁后下,6克　杏仁9克　苍白术各9克　桔梗6克　桂枝5克　白芍9克　藿香6克　枳壳6克　厚朴6克　法半夏6克　红枣5枚　生甘草3克　加入生姜2片共煎　7剂

[二诊]　2017年11月8日。进上方后发热已退,时咳嗽,白日尤甚,鼻衄,胃纳一般,大便溏薄改善,神疲,山根处青筋横行。小儿为稚阳之体,扶阳为先,治以调和营卫。以玉屏风合桂枝汤出入。

生黄芪15克　防风6克　苍白术各9克　桂枝5克　白芍9克　薄荷3克　桔梗6克　黄芩6克　辛夷花6克　藿香9克　红枣5枚　生甘草5克　加生姜2片　7剂

[三诊]　2017年12月20日。咳嗽已平,去辛夷花、藿香,加入苏叶9克,再服7剂善后。

案❸　任某,男,4岁。

[初诊]　2018年3月8日初诊。高热3天。医院就诊考虑为病毒性感冒,鼻衄,服美林后体温暂平,但此后仍高热不退。刻下眼泪汪汪,阵发呛咳,咳后觉胸痛,胃纳不佳,大便每日2~3次,脉滑数,舌红苔黄且干。此为肺经湿热之证。方以麻杏石甘葶汤合泻白散合阳旦汤出入。

炙麻黄5克　杏仁9克　石膏打15克　知母9克　桑白皮6克　地骨皮6克　葶苈子包煎,18克　白芍9克　黄芩9克　辛夷花6克　桔梗6克　桂枝3克　红枣5只　生姜2片　苍白术各9克　生甘草5克　7剂

随访,患者服用3天体温已平。其后以玉屏风散合桂枝汤加减调理体质。

按　患儿反复发热,其间曾服用抗生素,舌苔黄腻、脉细数为湿热之证,予以甘露消毒丹清利祛热,桂枝汤调和营卫,二陈汤健脾祛湿;患儿服用7剂后发热已退,再以玉屏风散合桂枝汤以补气防风,调和营卫改善体质,以辛夷花、藿香芳香化湿开窍以治鼻衄,甘桔汤利咽止咳。三诊热退、咳平以上方去辛夷花、藿香,加苏叶行气宽中为辅善后。

由此可见,颜师以寒温并用法治疗外感热病,其中桂枝汤为其最喜用之方,常与祛湿清热方合用,组成寒温并用之方。然普通外感热病与温病、疫病有别,后者当注重辨别病位,如吴又可所创达原饮所治病证病位于膜原,乃疏解之法;再辨分期,如《温热论》以卫气营血辨证用于外感温热病;

《湿热论》以三焦辨证用于湿热病；《温病条辨》之三焦辨证用于较广义之温病。然两者异中有同，在不同的病程阶段，可见寒热错杂之证，当注重避免一派寒凉，而以寒温并用之法常可获效。颜德馨教授教导我们，治疗急性热病，不能简单地把清热毒药叠加在一起组成方剂，而当遵循理法方药、辨证论治的原则。在临床实践中，不仅清热类药物能治疗急性热病，在辨证论治基础上清热之法常与祛湿、攻下、活血、扶正等联合应用，可获得明显的抗感染效果。

十四、辛开苦降药治疗五脏疾病

辛开苦降法又称辛苦通降法，属中医学治法中的"和法"范畴，是将辛热（温）和苦寒（凉）两种药性相反的药物配伍使用、同组一方，苦寒以清热，辛温以化湿，主治湿热之证。辛开苦降法始于《内经》，仲景创其方药先河，后代医家多有发挥，至叶天士、吴鞠通渐成熟完善。颜师认为辛开苦降不仅具有清化湿热之功，尚有平调寒热、燮理阴阳、调畅气机之效，用辛开苦降法诊治五脏疾病颇有独到之处，着重运用此法组成药对调节各脏腑气机的升降出入，取得较好的疗效。兹将其经验介绍如下。

1. 麻黄配伍葶苈子，宣肃肺气治咳喘

颜师在治疗肺系疾病时，习用麻黄配葶苈子，麻黄辛温发散，质轻上浮，清扬宣泄，开腠理以达表，宣肺气以止咳；葶苈子辛寒开泄，性滑下达，苦寒沉降，泻肺壅以平喘，降肺逆以行水，二药一温一寒，一宣一降，相辅相成。《颜亦鲁诊余集》载咳喘案一则："胡某，面浮足肿，胸胀咳嗽气粗，右脉滑大，服麻黄、甜葶苈开之泻之，两剂即平。"观其立案简洁，用方简练，取效迅疾。颜师认为此两味药配伍，麻黄之辛散以宣肺，配葶苈子之苦以降气。习用此药对治疗痰饮壅肺所致的咳嗽、喘哮、胸痹等病证，并创新性的将其运用到各种肺系疑难病症中。究其理在于其能宣调肺气之壅实，究其因在于其能复肺之宣降，理肺之气机。

2. 肉桂配伍黄连，交通心肾疗心悸

颜师在治疗心系疾病时，习用肉桂配黄连，此两味中药组成交泰丸。清代王士雄在《四科简要方·安神》中明确提出交泰丸方名："生川连五钱，肉桂心五分……治心肾不交，怔忡无寐，名交泰丸。"方中肉桂温补下元以扶不足之肾阳，黄连清心泻火以制偏亢之心阳；两药相合，相辅相成，以交通心肾，为其配伍特点。颜师认为此两味药物配伍，乃肉桂之辛热配以黄连之降火。指出肉桂与桂枝均来自桂树，前者为树皮，后者为嫩枝。主张根据病证的不同，灵活互换桂枝和肉桂。若以胸闷气短、心悸、阳气虚衰、形寒肢冷等心阳不振为主症，可用桂枝温通经脉，助阳化气；若以畏寒肢冷、腰膝酸软、小便不利等肾阳虚衰为主症，可用肉桂补火散寒，引火归元。心病多以阳微阴弦为病机，阳微者，元气与元阳不足也；阴弦者，血瘀、气滞、寒凝、痰阻也。然而湿亦为阴邪，湿重亦能闭阻胸阳。故用桂枝可温阳通脉，黄连可燥湿降火。一行一降，气得顺则血脉通。

3. 苏叶配伍黄连，和胃降逆平呕吐

颜师在治疗脾胃系疾病时，习用苏叶配黄连，此两味药组成苏连饮。原载于薛生白《湿热病篇》。苏叶辛温祛湿、芳香化湿，《长沙药解》："苏叶辛散之性，善破凝寒而下冲逆，扩胸腹而消胀满。"黄连苦寒清热，且苦寒化燥也可去湿。颜师认为此两味药物配伍，乃苏叶之辛温配以黄连之苦寒清热，辛与苦寒配伍能祛湿热之邪。在临证运用中，常用于中脘部胀满疼痛、恶心呕吐、嗳气吐酸等症。在使用中应该注意两点：其一用药轻灵，剂量较少，轻可去实；其二注重升清降浊、调畅气机。通过苏叶升发中焦之气，加黄连之苦降，一升一降，以达到消除中焦痞满，恢复脾胃的升降功能之效。

4. 川芎配伍黄芩，凉肝活血息眩晕

颜师在治疗肝系疾病时，习用川芎配黄芩。川芎辛散温通，走而不守，既能行散，上行可达巅顶；又入血分，下行可达血海。黄芩苦寒，能清热燥湿，泻火解毒。颜师认为此两味药物配伍，乃辛行之川芎配伍苦降之黄芩。习用于肝郁化火及少阳经头痛、眩晕诸证。因其能行肝气之郁滞，泄肝胆之热邪，一行一泄，木郁之气得以达之，木郁之火得以发之，肝之气机得以条畅。辛行之川芎，又能上行头目，疏风止痛之功。《医学传心录·治病主要诀》称"头痛必须用川芎，不愈各加引经药"。苦寒之黄芩，性降下行，寒可制热，《本草汇言》谓其"清上焦之火，止头痛"，又可制约川芎辛温之太过，使其辛行无浮躁动越之虞。在临床治疗中，颜师用此药对治疗少阳经头痛、眩晕，屡试屡验。

5. 肉桂配伍黄柏，化浊温阳逐癃闭

颜师在治疗肾与膀胱系疾病，习用肉桂配黄柏。肉桂、黄柏伍用，取滋肾通关丸之意。肉桂辛热温中补阳，散寒止痛。《素问·脏气法时论》云："肾苦燥，急食辛以润之，开腠理，致津液，通其气者也。"黄柏味苦，性寒，既能清实热、退虚热，又能清热燥湿、泻火解毒。颜师认为此两味药物配伍，辛润之肉桂配清火之黄柏，温通与泻热并用，能达引火归元，郁热之邪又从小便而出之效。肾为水之下源，此法通过清利肾之内阻阳气之湿热，从而恢复膀胱气化功能，使小便如常。如若在临床见寒湿证引起的诸多症状如子宫虚寒、腰背冷痛、肚腹胀满等，颜师则用小茴香易肉桂，以苦辛温来治疗下焦寒湿之证，正所谓：益火之源以消阴翳。

【验案举隅】

案❶ 王某，男，58岁，2019年1月7日初诊。

头部绵绵作痛10年，反复发作，时轻时重，曾经中西医治疗数年，疗效不显。刻下：头痛头重，尤以巅顶及两侧颞部为主，有针刺感，动后加剧，休息则改善，伴有健忘多梦，乏力懒言，口干不欲饮，纳呆，大便可，夜寐多梦，舌淡苔薄白，脉弦细。为气虚下陷，少阳瘀滞之证。治当益气活血，疏肝通络。方用益气聪明汤合柴胡疏肝散出入。

黄芪30克 赤芍15克 白芍15克 党参9克 升麻9克 葛根15克 苍白术各9克 蔓荆子9克 柴胡6克 枳壳9克 香附6克 川芎20克 川牛膝9克 郁金9克 黄芩9克 甘草5克 14剂

服后头痛大减，继守前方，加路路通9克。服14剂后痊愈。

按 患者头痛10年有余，表现为劳累后加剧，伴有少气懒言、乏力、脉弦细无力等气虚的表现，此乃本虚标实，气虚血瘀之证。方中黄芪补气；白芍敛阴和血止痛；葛根、升麻、蔓荆轻扬升发，上行头目；中气既足，清阳上升，则九窍通利，耳聪而目明；取川芎配黄芩，一行一泄，活头目之瘀血，清少阳之火邪。诸药配伍，少阳之枢机得以通利，则头痛自除。

案❷ 徐某，66岁，2018年10月15日初诊。

患者皮肤黧黑少华，畏寒，清晨咳嗽有痰、色白，动则气喘，胃纳可，大便畅通，入夜难以入眠，多言则气短，脉右寸关部弦滑，舌红苔薄白。西医诊断为：肺动脉高压。为肺气失宣，痰瘀交阻之证。治拟温阳活血，宣肺化痰。方用小青龙汤合血府逐瘀汤出入。

炙麻黄6克 桂枝6克 白芥子9克 干姜3克 细辛3克 当归9克 川芎9克 赤白芍各9克 红花6克 桃仁6克 枳壳9克 桔梗6克 半夏9克 葶苈子包煎，18克 白术9克 甘草5克 14剂服后皮肤黧黑较前改善、畏寒改善，动则气喘，继守前方，加杏仁9克、厚朴9克，巩固疗效。

按　患者皮肤黧黑少华、畏寒等症，乃阳虚血瘀之证；又伴有咳嗽、动则气喘等症，乃肺气失宣之候。桂枝、细辛、干姜温阳以化内饮；桃仁、红花、川芎活血以祛瘀血；半夏、白芥子燥湿化痰；芍药敛阴酸敛和营；桔梗能开肺气之结，枳壳能泄至高之气；麻黄与葶苈子相配，一温宣，一寒降；四药相伍，宣开与降泄并用，能调畅肺之升降气机，以达通肺利膈下气之效。全方辛苦同用，温阳活血与宣肺化痰并施，则肺气宣，瘀血去，寒痰化，诸症除。

十五、应用膏方治疗心系疾病经验

膏方是将中药加水煎煮后滤渣，再加辅料而成的膏状制剂，具有滋补强身、抗衰延年、治病纠偏等多种作用。膏方有相当长的发展历史，早在《五十二病方》《黄帝内经》中就有记载。盛行于江南一带，颜氏膏方在沪上享有盛名。上海称之为"膏滋"，即为滋养之意。如《圣济经》所言："五脏萎弱，营卫涸流，所以圣人设膏滋以润泽济之。"国医大师颜德馨教授曾讲："曾服膏方，滋之、润之、沃之、泽之，体质健康。"滋、润、沃、泽四个字，均为三点水，由此可见膏滋重点养阴为主，符合"秋冬养阴"之理论。

颜氏内科创派人颜亦鲁之师祖马培之，在论治膏方方面重视精、气、神。马培之谓："精、气、神为人身之三宝也，精藏于肾，气出于肺，神藏于心，脾处中州，为生化气血之脏。"颜师在治疗心病时，根据心系疾病的生理病理特点，结合精、气、神制定具有颜氏内科特色之膏方，疗效甚好。

（一）对心系病生理病理的认识

心为火脏，如《颜德馨中医心脑病诊治精粹》曰："心居胸中，清阳之位，外应夏气，其性属火……心的生理特点决定了心病的基本病机为上焦阳气不足，心阳不振，以致阴邪上乘，水饮、痰浊、瘀血互结，胸阳痹阻，阳气不通，不通则痛。"心主血脉。如《颜德馨中医心脑病诊治精粹》曰："心主血脉包括主血和主脉。主血谓全身的血依赖心脏的搏动而流畅，主脉谓脉依赖于心脏搏动而充盈和通利。"心主藏神，如《颜乾麟医话医论医案集》言："心失所养，以致心神不宁，症见心悸怔忡，心中惕惕不安，脉结或代等，治宜温阳复脉，方选炙甘草汤。"西医"心律失常"即是惊悸怔忡，为心神失养所致。

（二）心病治疗原则

根据颜氏内科对心系疾病生理病理的认识，提出治疗心病的原则当遵循"心病宜温、宜通"理论。首先，"血气者，喜温而恶寒，寒则泣不能流，温则消而去之"（《素问·调经论篇》），即血得温则行；其次，注重气血充盈、通畅、平衡，"疏其血气，令其调达，而致和平"（《素问·至真要大论篇》）。临床用药兼痰浊者，治以通阳宣痹，常以温胆汤、枳实薤白桂枝汤等；兼瘀血者，治以温通血脉，常予益心汤、血府逐瘀汤、冠心Ⅱ号方、旋覆花汤等；兼寒湿者，温散寒饮，予以苓桂术甘汤、真武汤等。

（三）常用方药

颜氏内科将膏方的滋补药充实为补益精、气、神三类方药。精与肾、气与肺、神与心相对应，故而在膏方开具重视肾精、肺气、心神，同时注重中州之健运，以化生气血。明代绮石在《理虚元鉴》中亦言："安神必益其气，益气必补其精。"颜师开具膏方，常以"人身之三宝，精、气、神，补精以益气，益气以安神，安神可益精"开头，旨意深远。

1. 补精

（1）龟鹿二仙膏：该方出自《医便》，由鹿角、龟甲、人参、枸杞子组成。李士材谓："精伤无以生气，气伤无以生神……是方也，一阴一阳，无偏胜之忧，入气入血，有和平之美，由是精生而气旺，气旺而神昌，庶几龟鹿之年矣，故曰二仙。"

（2）还少丹：该方出自南宋洪遵的《洪氏集验方》，方由熟地、山药、萸肉、茯苓、杞子、五味子、牛膝、杜仲、远志、石菖蒲、楮实、巴戟天、肉苁蓉、小茴香组成。具温补脾肾，养心安神之功效。明代李忠梓《删补颐生微论》言："脾为后天根本，肾为先天根本，二本固则老可还少，二本伤则少有老态。苁蓉、地黄、枸杞，味之厚也，精不足者，补之以味也。茴香、巴戟、杜仲，性之温也，阳不足者，益之以温也。远志、菖蒲，辛以润之也。山茱萸、五味子，酸入东方，是肾肝同治也。牛膝、杜仲，直达少阴。山药、茯苓，兼通脾上。此本肾药，肾足则少火熏蒸脾胃，赖母以健运矣。久服则筋骨强，机关利，精力充，颜色变，命曰还少，不亦可乎？"

（3）不老丸：该方出自《寿亲养老新书》，由人参、巴戟天、菟丝子、枸杞子、当归、牛膝、杜仲、柏子仁、石菖蒲、地骨皮、生地、熟地组成。功能补益五脏，和调六腑，滋充百脉，添精实髓。

还少丹和不老丹均为阳中求阴之方，颜氏内科在膏方中常加入还少丹之巴戟天、肉苁蓉和不老丸之枸杞子、当归。并且常在补精方剂中加入少量鹿角胶一般30克左右，以柔济阳药，易于补精药物吸收。

2. 益气

代表方：独参汤、参芪汤、保元汤、补中益气汤

清代齐秉慧《齐氏医案》谓："一切内伤饮食，饥饱劳役，内感风寒，有何不治哉，世多昧此，不知李东垣补中益气汤实为对证之方。"秦伯未对膏方发展的贡献为"双参"并用，如偏气虚用生晒参、潞党参；偏阳虚者生晒参、红参同用；偏阴虚者生晒参、西洋参同用。颜氏内科膏方常据此应用。

3. 安神

代表方：归脾汤、柏子养心汤、甘麦大枣汤

程门雪谓："古人谓归脾之妙，只在木香一味，得补中有行，静中有动之旨。"论甘麦大枣汤"叶天士最最赏识这一张方子，在甘缓和阳息风法中，用之最多，散见在肝风、虚劳、失血等门内，凡见头眩心悸胸闷等症状的，每每取用"。后世众多医家对甘麦大枣汤均非常赏识，如金寿山常以此方加紫石英治疗易于精神紧张之证；颜师运用此方除治疗更年期综合征、焦虑症，还用于治疗睡眠维持困难等证。关于安神药，颜氏内科极少用矿物质药物，常运用具有滋补作用的植物药。

4. 补阴

（1）六味地黄丸：该方出自《小儿药证直诀》，颜师认为该方不能作为补阴药的代表方。原因：其一，创方者钱乙在《小儿药证直诀》中该方并不是治疗阴虚证。原文："东都王氏子，吐泻，诸医药下之，至虚，变慢惊。后又不语，诸医作失音治之。钱曰：既失音，开目不能饮食，又牙不紧也，诸医不能晓。钱以地黄丸补肾。治之半月而能言，一月而痊也。"从该病案可以看出，最初钱乙治疗慢惊是运用其补脾益肾，偏于补肾气。其二，该方不具备补阴方当具备的君、臣、佐、使原则。阴虚证必有阳亢之象，补阴方中必当佐以潜阳药，而该方中仅以三补三泻组成，不具备此类方剂的特点。其三，后世医家用于补阴时常将三泻去之，加枸杞子、菟丝子、天麦冬等组

方，如张景岳左归丸也是去三泻，加牛膝、菟丝子、龟板胶、鹿角胶组成，可见后世医家亦不认同该方为补阴方剂。因此，还原方剂的最初证治内涵对于指导后世医家的正确处方十分必要。

（2）集灵方：该方出自《先醒斋医学广笔记》，由人参、枸杞、牛膝、天冬、麦冬、生地、熟地组成。河水砂锅熬膏如法加炼蜜，白汤或酒调服。天冬、麦冬补肺阴，生熟地、枸杞子补肾阴，牛膝引火归元，人参补气。王孟英谓其："峻滋肝肾之阴，无出此方之右者。"魏玉璜谓："宋元明初诸公，未详肝肾之治……惟集灵膏一方最善。"

（3）保阴煎：该方出自《顾松园医镜》，方由生熟地、龟板、鳖甲"精水双补"为君；天麦冬、玉竹"金水相生"为臣；山药、茯苓、龙眼肉健运中宫为佐；怀牛膝潜降虚阳为使。清代名医何炫在《何氏虚劳心传》将其列为治疗虚劳第一方。

（四）常用药对

1. 气分药对

（1）苍术配升麻：《颜德馨方药心解》曰："苍术气香而性燥，统治三焦水湿，质重而味厚，可导胃气下降；配以升麻质轻而味薄，功能引脾气上腾。二味相配，俾清气得以升发，浊气得以下泄。"

（2）枳壳配桔梗：为《苏沈良方》枳壳汤之组成，原主治伤寒痞气，胸满欲死。颜氏内科擅用此药对，如《颜德馨方药心解》曰："两药配伍，辛开苦泄，一升一降，具开滞消痞、宣展气机之功，胸痹因痰湿内困，或因肝郁不舒，阻滞气机者，均可用之。"

2. 血分药对

（1）女贞子配料豆衣：该药对体现了"精水相生"，功能肝肾同补，养阴清热。女贞子，性凉，味甘、苦，归肝、肾经，《本草纲目》云其"强阴，健腰膝，明目"。料豆衣，性凉，味甘，《本经逢原》去其"入肾经血分"，料豆衣即黑豆外皮，贺季衡《指禅医案》曰："黑料豆之专入肾也，略用盐水炒，清晨用四钱泡汤，连豆细细呷呷，最能补肾。"

（2）熟地配砂仁：《本草纲目》曰："故补肾药用同地黄丸蒸，取其达下之旨也。"砂仁入胃，擅于促进消化，如《本草新编》曰："能辅诸补药，行气血于不滞也。"古人常以砂仁拌炒熟地，以促进熟地吸收并发挥药效。

（五）膏方中应用温药的心得

因膏滋的功效首先是为"冬令进补"服务，《内经》曰："春夏养阳，秋冬养阴""冬不藏精，春必病温。"张聿青氏谓："趁冬藏及时调治，以冀祛病延年""冬藏最宜调治，制膏常服。"要符合"秋冬养阴"原则，故膏方常以养阴药为主，而"心病宜温"，心病如何将温药加入滋养药中，既不违背冬令进补原则，同时还能对心病患者起到治疗作用，颜师阐述了独到见解。

1. 重视开路药的应用

开路药主要功效是调整脾胃功能，调畅肝气以使情绪舒畅，胃纳为佳，从而促进滋补药的吸收和发挥最大疗效。如张聿青氏谓："宜先用通补煎剂以治肝胃，俟胸宽纳谷渐增，再以膏剂养肝之体。"叶天士亦言"胃以喜为补"，故脾胃功能健运可以抑制阳药内生燥热之副作用。

2. 治顾阴阳平衡

《颜德馨膏方真迹》曰："阳虚阴凝之局，故以附、桂、参、姜鼓舞阳气……必须治顾阴阳，多辅以四物汤加龟板、玉竹，以免失之偏颇。"是说在膏方中可以加入阳药，但必加养阴养血药以防止阳药亢进。

3. 清热必以存阴为务

古人素有"清一份热即是救一份阴"之说，因而颜氏膏方中用温阳药，多辅以黄连、黄芩、黄柏以制辛温药之燥性，此处的清热药在心血管疾病中起到调整阴阳作用。或者单用阴膏（鳖甲膏、龟板膏）收膏，不用阳膏，以防止阳药过燥。

4. 通补为宜，守补为谬

膏滋补药最忌蛮补，当补中有通，如《临证指南医案》谓："气闭，热自内生。"《颜德馨膏方真迹》亦言："气血贵在流通，年已古稀，岂可旦旦而伐之。"颜师在膏方中常适当加入活血行气药，可防阳药过于亢进，活血药当选用性凉之品，如丹参、赤芍、泽兰等。

5. 少用腥膻浊味

动物类药物常有腥膻浊味，首先气味对胃口有影响，其次可助上焦热痰，影响膏方进补，在心病运用温药时尤为不宜，如《临证指南医案》曰："阴液不充，补之以味，然腥膻浊味，徒助上焦热痰，无益培阴养液。"因此，颜师在膏方中尽量不用腥膻浊味之品。

6. 重视衬方的应用

所谓衬方即指在辨证论治基础上所加"小方"，其功效既可使整个方子体现动静结合，又可顾护脾胃。如《孟河医派三十八家》论贺季衡："不论是治外感时病，抑或内伤杂病，都常以二陈汤作为衬方使用。"颜氏内科常用二陈汤、平胃散作为衬方，也可防止温药辛燥。

【验案举隅】

王某，男，90 岁。2019 年 11 月 29 日就诊。

脉案：心为君主之官，藏神志，主血脉，尊年气血见衰，气旺而血少，气旺则化火，血少则失于濡养，以致心神失宁，血液失和，而见早搏、心悸，经中药诊治，病趋平稳，时值冬季，试以膏滋补气长血，以求气血正平，长有天命。求脉寸弱，舌红苔薄黄，正虚标实矣。

处方：生晒参另煎，60 克　西洋参另煎，60 克　生黄芪 150 克　生熟地各 90 克　砂仁后下，30 克　山萸肉 90 克　怀山药 90 克　黄连 50 克　川桂枝 50 克　茯苓神各 90 克　女贞子 90 克　枸杞子 90 克　料豆衣 90 克　菟丝子 60 克　覆盆子 60 克　远志 90 克　车前子包煎，90 克　五味子 60 克　酸枣仁 90 克　陈皮 60 克　法半夏 90 克　苍白术各 90 克　川厚朴 90 克　枳壳 60 克　淡子芩 90 克　大川芎 90 克　煅龙牡各先煎，90 克　黄柏 60 克　紫丹参 90 克　赤白芍各 90 克　肥玉竹 90 克　肉桂 20 克　川杜仲 90 克　补骨脂 90 克　巴戟天 90 克　桔梗 60 克　肉苁蓉 90 克　柏子仁 90 克　潼白蒺藜各 90 克　肥知母 90 克　炙甘草 50 克

煎法：上药共煎三次，浓缩，加阿胶 60 克、龟板胶 60 克、鳖甲胶 60 克、鹿角胶 30 克、蜂蜜 250 克、冰糖 250 克收膏。

按　此案为心系疾病，患者年高，既往曾行冠脉狭窄支架术，有房颤病史。通过之前服用中药，心悸略平，时值冬季，以冬令进补以促进藏精而保养生命。颜师认为老人为病，体质常为气旺而血少，故治疗当结合体质特点予以滋阴、养血、补精。在医案中体现了颜师注重精、气、神，其中二参（生晒参、西洋参）、黄芪用于补益元气；五子衍宗丸、六味地黄丸之"三补"用于填精；女贞子、料豆衣、肥玉竹用于滋阴，煅龙牡用于潜阳；归脾汤用于养心安神；二神丸、巴戟天、肉苁蓉柔济阳药以温元阳；苓桂术甘汤加肉桂温阳利水；枳壳汤加四物汤、紫丹参以调畅气血，凉血安神；三妙丸清利湿热；潼白蒺藜祛风平肝补肾缩尿；二陈汤为衬方。三味阴膏（阿胶、龟板胶、鳖甲胶）养阴填精；一味阳膏，鹿角胶阴中求阳以助阴生阳长；四种荤膏剂量相等。

十六、对老年病诊治经验

随着社会的不断进步，我国人口老龄化趋势加剧。老年人是一个特殊群体，如《养老奉亲书》所说："缘衰老之人，不同年少真气壮盛，若汗之，则阳气泄；吐之，则胃气逆；泻之，则元气脱，立致不虞，此养老之大忌也。"故老年人群具备独特的体质特点，亦决定发病其机制不同于年轻人群，故治则治法亦当有别。颜师在吸收历代医家学术经验的基础上，对老年病的诊治有新的认识与体会，现以总结如下。

（一）老人体质特点为本虚标实

1. 本虚

首先，表现在老人阴阳气血不足。如《内经》曰："五八肾气衰，发堕齿槁……六八阳气衰竭于上，面焦发鬓颁白。"《理虚元鉴》："少年精血易生，老年气血易亏，精力不长，病此更难得愈。"故老人体质特点之一是阴阳气血皆为衰退，物质和功能皆表现为低下的状态。其次，老人脾胃虚弱。如《寿亲养老全书》言："尊年之人，不可顿饱，但频频与食，使脾胃易化，谷气长存，若顿令饱食，则多伤满，缘衰老人脾胃虚弱，不能消纳。"

2. 标实

老人体质多虚中夹实，老人多气郁。如《寿亲养老全书》谓："眉寿之人，形气虽衰，心亦自壮""缘老人孤僻，易于伤感，才觉孤寂，便生郁闷。"又如《药鉴》曰："小儿纯阳而无阴，老者多气而少血。"且老人多气虚血瘀，如《慎疾刍言》曰："盖老年气血不甚流利，岂堪补住其邪，以与气血为难。"《颜德馨谈养生抗衰》云："人体随着年龄的增长，在与自然界和疾病的不断斗争中，正气必然受到消耗，气虚推动血液无力，更加重了瘀血的阻滞，形成一种虚实夹杂、气虚血瘀的局面。"

（二）老年病基本治则

1. 通畅气血

《医林改错》论黄芪赤风汤谓："或因病虚弱，服之皆效，无病服之，不生疾病……此方治诸病皆效者，能使周身之气通而不滞，血活而不瘀，气通血活，何患疾病不除。"因此，针对老人易于气郁、气虚血瘀特点，其治当通畅气血。

2. 健运脾胃

《寿亲养老全书》论平胃散谓："常服温养脾元，平和胃气，宽中进食……此方煮透，滋味相和而美，与众不同，所以为佳。老人尤宜服之。"老人脾胃虽然虚弱，但"胃以喜为补"，治疗上不宜过于滋腻。

3. 忌用苦寒

《顾松园医镜》谓："治少年人唯恐有火，高年人唯恐无火……火者，老人维命之根。""老人不宜速降其火。"故阳气对于老人尤为重要，治疗老人之疾尤禁忌苦寒伐胃或伤阳气之品。

4. 攻补兼施

王孟英谓："古人治内伤，于虚处求实，治外感，于实处求虚，乃用药之矩镬也。""今之医者，每以漫无着落之虚字，括尽天下一切之病，动手辄补，举国如狂，目击心伤，可胜浩叹！"基于老人本虚标实的体质特点，治则攻补兼施，切忌峻补和攻伐。

5. 春夏养阳，秋冬养阴

老人当注重养生，如《寿亲养老全书》："若是气弱老人，夏至之后，宜服不燥热、平补肾气暖药，三二十服，以助元气。"《内经》亦有："冬不藏精，春必病温。"顺应自然养生有益于老人维持阴阳平衡状态。

（三）常用方剂

1. 保元汤

该方出自《博爱心鉴·上卷》，曰："虽则随其土地所益以他药攻之，终不能出乎四品（人参、黄芪、桂、甘草）君臣之要剂。"张机曰："萧山魏直著《博爱心鉴》三卷，言小儿痘疮，惟有顺、逆、险三证。顺者为吉，不用药。逆者为凶，不必用药。惟险乃悔吝之象，当以药转危为安，宜用保元汤加减主之。此方原出东垣，治慢惊土衰火旺之法。今借而治痘，以其内固营血，外护卫气，滋助阴阳，作为脓血，其证虽异，其理则同。"（《本草纲目三》）可见保元汤原本为治疗慢惊风，魏直著将其用来治疗痘病内陷，其他医家又多有发挥，《慎斋遗书》谓："人无气不生，而气又多患其不足，凡去病之药，病去即止，不可多服，多服能泄真气。保元汤能补血中之气，故曰保元。"颜师认为此方组成甚为符合老人生理特点，保护阳气为老人最为重要，常将此方辨证加减用于老人为病者。

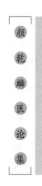

2. 保阴煎

该方出自《顾松园医镜》卷十一，方由生熟地、天麦冬、牛膝、茯苓、山药、玉竹、鳖甲、龟板、龙眼肉组成。《何氏虚劳心传》谓："此方君以甘寒，滋阴添精之品，所谓损其肾者，益其精也。臣以二冬，保金而滋其生化之源，恐太沉阴濡润，而又佐以甘平补脾之剂，顾其中气。"此方特点为补肺金以生肾水，又体现了阳中求阴，且顾护脾胃，最为适合老人阴虚病证。

3. 集灵膏

该方出自缪仲淳的《先醒斋医学广笔记》，方由生熟地、天麦冬、人参、杞子、牛膝组成，记载有"出内府，补心肾，益气血，延年益寿"。魏玉璜谓："医学自立斋以前，宋元明初诸公，未详肝肾之治。至国朝诸老，亦渐讲明，然多杂芪、术、桂、附，惟集灵膏一方最善。"王孟英谓："峻滋肝肾之阴，无出此方之右者。"老人当注重养生，"冬令藏精"的方法之"冬令进补"中，颜师常用该方，谓其可延年益寿耳。

4. 清暑益气汤

该方出自李东垣的《内外伤辨惑论》，方由黄芪、党参、麦冬、五味子、泽泻、苍白术、青陈皮、升麻、葛根、焦神曲、当归、黄柏、甘草16味药组成，《脾胃论》谓："以黄芪甘温补之为君；人参、橘皮、当归、甘草甘微温，补中益气为臣；苍术、白术、泽泻渗利而除湿，升麻、葛根甘苦平，善解肌热，又以风胜湿也；湿胜则食不消而作痞满，故炒曲甘辛，青皮辛温，消食快气；肾恶燥，急食辛以润之，故以黄柏苦辛寒，借甘味泻热补水；虚者滋其化源，又以人参、五味子、麦门冬酸甘微寒，救天暑之伤于庚金为佐。"原方为李东垣治疗"饮食失节，劳倦所伤，日渐因循，损其脾胃，乘暑天而作病"，颜氏内科运用该方不限于时令暑病，常治疗内伤杂病气阴两虚，湿热内盛者，颜师常用于老人病中，如冠心病、糖尿病、脑动脉硬化症等常获效。

5. 平胃散

该方出自宋代《太平惠民和剂局方》，由苍术、厚朴、陈皮、甘草4味药组成。王海藏论厚朴谓："平胃散中用之，最调中，至今此药盛行，既能温脾胃，又能走冷气，为世所须也。"颜师治病，继承其祖父颜亦鲁先生治疗内伤杂病注重脾胃的思想，老人为病，更加不离脾胃，常常以此方作为衬方，以顾护脾胃。

综上所述，老人为病，常多虚多瘀，病多为本虚标实之证，治则当注重通补兼施，固本清源；老人气血阴阳皆为不足，治病当以"以平为期"，维持低水平的阴阳气血平衡即可；平素注重调理脾胃中宫，以及遵循"天人相应"的养生理论，适当"冬令进补"，以"藏精"期长有天命矣。

方 药 篇

一、封髓丹治疗复发性口腔溃疡

本方载于《御药院方》卷六补虚门，由黄柏、砂仁、甘草 3 味组成。原文谓："封髓丹降心火，益肾水，黄柏三两，缩砂仁一两半，甘草，上药捣罗为细末，水煮面糊稀和丸如桐子大，每服五十丸，用苁蓉半两，切作片子，酒一大盏，浸一宿，次日煎三四沸，滤去滓，送下，空心食前服。"《古今名医方论》解释为："封髓丹为固精之要药，方用黄柏为君，以其味性苦寒，又能坚肾，肾职得坚，则阴水不虞其泛溢；寒能清肃，则龙火不至于奋扬。水火交摄，精有不安其位者乎？佐以甘草，以甘能缓急，泻诸火与肝火之内烦，且能使水土合为一家，以妙封藏之固，若缩砂者，以其味辛性温，善能入肾，肾之所恶在燥，而润之者唯辛，缩砂通三焦、达津液，能纳五脏六腑之精而归于肾。肾家之气内，肾中之髓自藏矣。此有取于封髓之意也。"

复发性口腔溃疡是一种好发于唇、舌、颊和软腭等部位的口腔黏膜疾病，常伴有自发性疼痛，易反复发作。传统医学称之为"口疳""口舌生疮""口糜""口破"。目前机制尚不明确。历代医家注重从虚火论治，如《丹溪心法》云："口疮，服凉药不能愈者，因中焦土虚，且不能食者，相火冲上无以制，宜攻补兼施。"张景岳则从病程辨虚实，认为病程长者乃虚火，如《景岳全书》云："口疮连年不愈者，属虚火也。"颜师亦认为复发口疮为虚火上炎所致，病本在脾虚，不宜用清热解毒等寒凉之品，否则脾胃受伐则虚火亦甚，复发愈频。常以封髓丹补脾抑火，合理中汤温补脾阳；其中砂仁剂量必用至 6 克方效。若见面红目赤、血压升高、眩晕等证者，常合怀牛膝、肉桂（桂枝）药对以潜镇虚阳，其中怀牛膝剂量用至 15~30 克，肉桂或桂枝剂量用 2~3 克。

【验案举隅】

张某，男，47岁。

[**初诊**] 2018年4月19日。口腔溃疡反复发作三年有余，近1周再发加重。患者三年前开始反复发作口腔溃疡，曾于某医院风湿免疫门诊查各项风湿免疫指标未见异常，曾多处就诊于中医治疗，病情时好时坏，仍有反复发作。刻下口腔黏膜溃疡作痛，伴有下肢发冷，发麻，双目充血，胃纳一般，大便略稀，脉左寸弱，舌红苔薄。为虚火上炎之证。

党参9克　茯苓9克　干姜2克　苍白术各9克　砂仁后下，6克　黄柏6克　怀牛膝9克　白芍9克　当归9克　法半夏9克　陈皮6克　升麻6克　生蒲黄包煎，9克　炙甘草5克　14剂

[**二诊**] 2018年5月3日。口腔溃疡已平，近日舌体麻木，两目充血，下肢发冷，大便略稀，一日2~3次，便前隐隐腹痛，胃纳一般，脉左寸略起，舌红苔薄白。为脾虚之证。

党参9克　茯苓9克　干姜3克　砂仁后下，6克　黄柏6克　怀牛膝9克　柴胡9克　白芍9克　枳壳6克　广木香6克　苍白术各9克　炙甘草5克　21剂

[**三诊**] 2018年5月31日。近日黏膜又见溃疡初起，略感疼痛，入夜早醒，难以再眠，胃纳一般，大便溏薄、臭秽，一日1~3次，两目充血好转，脉左寸弱，舌红苔薄略干。为气虚肝郁之证。

党参9克　茯苓9克　干姜3克　苍白术各9克　砂仁后下，6克　黄柏6克　怀牛膝9克　乌梅6克　陈皮6克　白芍9克　防风9克　焦楂曲各9克　炙甘草5克　14剂

[**四诊**] 2018年6月14日。患者之前发之口腔溃疡已愈，偶尔小发，略疼痛，约2日后即退，大便稀薄，气秽，一日2解，便前腹痛，晚餐后略感疲劳，入夜少寐，脉左寸弱，舌红，苔薄略干。从脾开窍于口立法。

党参9克　茯苓9克　苍白术各9克　干姜3克　防风9克　白芍9克　黄柏6克　当归9克　陈皮6克　焦楂曲各9克　枳壳6克　补骨脂6克　升麻6克　五味子6克　广木香6克　炙甘草5克

按　患者为中年男性，反复发作口腔溃疡三年有余，病程长，当以虚证论治。患者畏寒、肢冷、大便偏稀，脉寸弱，此为脾阳不足之证，以理中汤温中阳，以封髓丹健脾抑火；双目充血乃虚阳上亢之证以怀牛膝潜阳，归、芍养阴柔肝，配合潜阳；生蒲黄在《本草纲目》中云："蒲黄，手足厥

阴血分药也，故能治血治痛，生则能行，熟则能止。"升麻引诸药上行。二诊，患者口疮已平，仍有肢冷畏寒，以理中汤合封髓丹，加四逆散以疏肝解郁治疗肢厥之证，加广木香以加强调理中焦气机。三诊，口腔溃疡再发，睡眠差，泻前腹痛，泻后痛减，以理中汤合封髓丹治疗口疮，以痛泻要方疏肝扶脾，焦楂曲以消食化积，以乌梅酸收涩肠。四诊，之前发之口腔溃疡已平，仅偶有小发，此为患者体质所致，当继续以健脾抑火为原则治疗，由于药房砂仁缺货，颜师以补骨脂代之，令可温肾固涩大便，去乌梅易五味子仍为酸收之意，升麻以升清且引诸药上行。以上四诊可见理中汤合封髓丹治疗复发性口腔溃疡有效，佐证颜师之辨证复发性口腔溃疡为虚火上炎之病机正确性，但患者体质为脾阳不足，病本不除，虚火上炎仍发，后续治疗仍以温中健脾为主。

二、百合地黄汤治疗抑郁症

本方出自《金匮要略》，用于治疗"百合病"，如《金匮要略·百合狐惑阴阳毒病脉证并治》曰："百合病者，百脉一宗，悉致其病也。意欲食复不能食，常默默，欲卧不能卧，欲行不能行，饮食或有美时，或有不用闻食臭时；如寒无寒，如热无热；口苦，小便赤，诸药不能治，得药则剧吐利。如有神灵者，而身形如和，其脉微数。"百合病的临床表现多种多样，但其发病机制总为心肺阴虚内热，治当清心润肺，养阴润燥。方中百合味甘、微苦，性微寒，归心、肺经，具有养阴润肺，清心安神之功效。《日华子本草》谓其："安心，定胆，益志，养五脏。"生地黄味甘、苦，性微寒，归心经、肝经、肾经。其功效有清热凉血，养阴，生津可治阴虚发热等，《神农本草经》云："味甘，寒。主治折跌，绝筋，伤中，逐血痹，填骨髓，长肌肉。作汤除寒热积聚，除痹。生者尤良。"对于该方，《长沙药解·卷二·地黄》谓："百合地黄汤方在百合，用之治百合初病，君百合以清肺热，地黄泄脏腑之瘀浊也。"《金匮要略心典》则载："百合色白入肺，而清气中之热，地黄色黑入肾，而除血中之热，气血同治，百脉俱清，虽有邪气，亦必自下，服后大便如漆，则热处之验也。"其病变主在心肺，因心主血脉，肺朝百脉，若此两者有热，则百脉皆受累。

抑郁症乃西医学概念，为常见病、多发病，其症状包括快感缺失、情绪低落、睡眠紊乱、精神萎靡、自我评估能力低下、认知功能障碍等，严重危害患者身心健康，降低生活质量，增加社会负担。其临床表现与《金匮要略》中百合病所表现出的饮食、精神、睡眠、行为、语言、感觉的失调有相似之处。鉴于此颜师常运用百合地黄汤加味治疗抑郁症。以悲伤欲哭为主证者，常合甘麦大枣汤加减应用以养心安神解郁；以多梦、乱梦为主证者，常以"肺魄不宁"论之，合归脾汤、定志丸加减以安神定志解郁；以情绪低落为主证见于女性者，常从"女子以肝为先天"论之，合逍遥散、丹栀逍遥散或桑丹逍遥散（桑叶、丹皮加逍遥散）以疏肝理气解郁；中风后抑郁者常以该方合补阳还五汤、血府逐瘀汤以调气活血解郁。

【验案举隅】

案❶ 张某，女，33岁。

［初诊］ 2018年3月28日。自述工作压力大，时时悲伤欲哭，胸闷不舒，胃纳一般，胁痛时发，偶有心悸。经前痛经、有血块，经血鲜红。唇干而红，入夜难眠，乱梦。大便不成形，一日数次行而不畅。脉弦，舌红苔黄且干。为肝郁气结，心神失养之证。

生地9克　百合9克　柴胡9克　当归9克　白芍9克　薄荷3克　茯苓9克　苍白术各9克　法半夏15克　北秫米30克　枳实6克　桔梗6克　陈皮6克　黄连3克　干姜2克　甘草3克　14剂

［二诊］ 2018年4月11日。悲伤欲哭减而未已。胁痛减，大便成形且黏，食后胃腹部作胀、泛酸，按之作痛，嗳气不舒。原方去半夏、北秫米、干姜，加入吴茱萸2克，与黄连合为左金丸，并加香附以增强理气之功。

［三诊］ 2018年4月28日。情绪见缓解，胀气减，眠浅、易醒，加入甘麦大枣汤以养心安神。

案❷ 陆某，女，64岁。

［初诊］ 2016年5月9日。中风后。左侧手足牵掣，麻木行动不便，面赤唇红，情绪躁郁，晨起黄痰，量少，胃纳一般，二便正常。脉左弦而小数，舌红苔白且干，剥苔。为气阴不足，风邪入络之证。

生地10克　百合10克　当归10克　赤白芍各10克　生麻黄5克　桂枝3克　黄芩6克　北沙参10克　川芎15克　防风己各10克　杏仁10克　秦艽15克　生米仁30克　蔓荆子10克　丹参15克　生甘草3克　14剂

［二诊］ 2016年5月23日。情绪较前改善，血压正常，下肢麻木好转，左上肢仍牵掣感。原方加通气防风汤减味。

生黄芪30克　桂枝3克　白芍10克　生地10克　百合10克　羌独活各6克　蔓荆子10克　川芎10克　藁本6克　防风已各6克　当归10克　红花6克　苍白术各10克　怀牛膝30克　枳壳6克　生甘草5克　14剂

[三诊] 2016年6月6日。情绪好转，剥苔消失。

按 案1，患者为抑郁表现，主证"悲伤欲哭"，伴有肝气郁结表现，如胸闷、胁痛、经前痛经、乱梦、脉弦、舌黄苔干，此为肝经郁热，阴虚内燥之证，以百合地黄汤养阴清肺，以逍遥散疏肝解郁，半夏秫米汤和胃安神，黄连、干姜辛开苦降以祛湿热；桔梗、枳实舒畅气机，陈皮健脾除湿护胃。二诊悲伤欲哭较前改善，去半夏秫米汤，加用左金丸以抑肝和胃。三诊，诸证皆减，惟有眠浅、易醒，加用甘麦大枣汤养心安神。

案2，患者为中风后抑郁，以百合地黄汤合小续命汤、通气防风汤加减，从痰瘀论治中风，从阴虚火旺论治抑郁状态；三诊后患者情绪明显改善，中风后肢体麻木等症皆有改善。

三、甘露消毒丹治疗小儿发热

本方首载于清代叶天士之《医效秘传》，后被清代王孟英收录于《温热经纬》，为湿温时疫的要方，主治湿温时疫，邪在气分，湿热并重之证。方中连翘、贝母、射干清热解毒，利咽消肿，从上而清；石菖蒲、藿香、白豆蔻行气化湿，悦脾和中，令气畅湿行，从中而化；木通、滑石清热利湿通淋，导湿热从小便而去，从下而解；再佐以薄荷，从表而散。诸药合用，可使湿热之邪从上而清，从中而化，从下而利，从表而散，体现了清热、芳化、利湿三法。本方在选择药物方面顾护三焦，亦含有宣上、畅中、导下的治疗原则，在应用祛湿药方面，辛开于肺气于上，是启上闸以开水源；芳香化湿于中，是理脾湿以复脾运；淡渗利湿于下，是通调水道以祛湿浊。全方配伍，利湿化浊，清热解毒，流畅气机犹如甜美的甘露水清热解毒，故名"甘露消毒丹""普济解毒丹"。《温热经纬》云："此治湿温时疫之主方也……但看病人舌苔淡白，或厚腻或干黄者，是暑湿热疫之邪尚在气分，悉以此丹治之立效。并主水土不服。"其症可见发热倦怠，胸闷腹胀，肢酸咽痛，身目发黄，颐肿口渴，小便短赤，泄泻淋浊，舌苔白或厚腻或干黄，脉濡数或滑数。

颜师在临诊擅用甘露消毒丹加减治疗病毒所致的小儿上呼吸道感染，常获速效。因小儿"脾常不足"，若饮食不知自节，妄食生冷，中焦运化无力，则水饮不化精微，反生内湿。一旦外感风寒化热或风热之邪，则"内不能运水谷之湿，外复感时令之邪"，湿热结合郁阻肺卫而致高热难退；亦可有患儿外感接受抗生素治疗或多用寒凉药者，损伤脾胃，致脾胃运化水湿失常，而湿热内生，可表现为持续低热不解。颜师应用此方针对湿、热并重之小儿发热常不拘泥于暑天。鉴于现代药理学研究木通有肾毒性，故不用。

【验案举隅】

任某，男，4岁。

[初诊]　2018年3月8日。患儿近三月来反复发热，自行服药后体温略平，受凉或受热后再次发热。就诊时低热兼咳嗽，流涕白浊，咽肿，胸背易于汗出，大便溏泄，胃纳不佳。脉细而小数，舌红苔黄腻。为湿热中阻之证。方用甘露消毒丹加减。

茵陈9克　黄芩6克　滑石先煎，6克　生米仁9克　白蔻仁后下，6克　杏仁9克　苍白术各9克　桔梗6克　桂枝5克　白芍9克　藿香6克　枳壳6克　厚朴6克　法半夏6克　红枣5枚　生甘草3克　加入生姜2片共煎　7剂

[二诊]　2018年3月22日。进上方后发热已退，时咳嗽，白日尤甚，鼻衄，胃纳一般，大便溏薄改善，神疲，山根处青筋横行。小儿为稚阳之体，扶阳为先，注意调和营卫。以玉屏风合桂枝汤出入。

生黄芪15克　防风6克　苍白术各9克　桂枝5克　白芍9克　薄荷3克　桔梗6克　黄芩6克　辛夷花6克　藿香9克　红枣5枚　生甘草5克　加生姜2片　14剂

[三诊]　2018年4月5日。咳嗽已平，去辛夷花、藿香，加入苏叶9克，再服7剂善后。

按　患儿反复发热，其间曾服用抗生素，舌苔黄腻、脉细数为湿热之证，予以甘露消毒丹清利祛热，桂枝汤调和营卫，二陈汤健脾祛湿；患儿服用7剂后发热已退，再以玉屏风散合桂枝汤以补气防风，调和营卫改善体质，以辛夷花、藿香芳香化湿开窍以治鼻衄，甘桔汤利咽止咳；三诊热退、咳平以上方去辛夷花、藿香，加苏叶行气宽中为辅善后。

四、甘麦大枣汤治疗睡眠维持困难

甘麦大枣汤出自《金匮要略·妇人杂病脉证并治第二十二》："妇人脏躁，喜悲伤欲哭，象如神灵所作，数欠伸，甘麦大枣汤主之。甘草小麦大枣

汤方：甘草三两，小麦一升，大枣十枚。上三味，以水六升，煮取三升，温分三服。亦补脾气。"方中小麦味甘、凉，入心经，能够养肝补心，除烦安神，为君药；甘草"味甘平，主五脏六腑寒热邪气"，和中缓急以为臣药；大枣"味甘平，主心腹邪气，安中养脾……和百药"，益气和中以为佐药。

睡眠维持困难指入睡后经常醒来，睡眠浅，临床较为常见。它是睡眠障碍的一种表现形式。曹颖甫《金匮发微》云："夫年少血盛，则早眠而晏起，老年血气衰，则晚眠而晨兴。"指出老年气衰血亏则早醒，推而言之，气衰血少之人易于早醒。《证治要诀·虚损门》"老年人阴气衰弱，则睡眠轻微易知"，睡眠深度不足乃阴气衰弱所致。气衰、血少、阴亏为虚证，从五脏论治当与心、肝、脾关系最为密切。

颜师认为甘麦大枣汤既可养心安神，又可柔肝补阴，更能健脾生血，用此方治疗不寐之睡眠深度不足，或易醒，醒后难以再入眠之病机合宜，临证疗效显著。入睡困难者，常合半夏秫米汤以和胃安神；早醒者合交泰丸以交通心肾；心脾血虚者合归脾丸以养血安神，补心益脾；白昼困倦夜晚无困意者合血府逐瘀汤以调畅气血平衡；胆怯心惊、健忘者合定志丸以安神定志；善悲宜哭者以地黄百合汤养阴清肺；胸闷善太息、胁痛者合柴胡剂，如小柴胡汤、逍遥散、柴胡疏肝散等。随证加减，常效验。

【验案举隅】

案❶　赵某，女，65岁。

[初诊]　2018年3月23日。经常失眠，难以入眠，入眠后早醒，醒后难以再眠，入夜多梦，胃纳尚可，大便欠畅，时而焦虑不安，脉右关部弦滑，舌红苔薄黄，中见剥脱。为心阴不足之证。方以甘麦大枣汤合百合地黄汤合四逆散出入。

生地9克　当归9克　赤白芍各15克　黄连3克　肉桂2克　百合9克　法半夏15克　北秫米15克　柴胡9克　枳壳9克　广木香15克　青陈皮各6克　茯苓30克　淮小麦30克　红枣7只　炙甘草5克

[二诊]　2018年4月20日。服上方后已能入眠，入眠易醒较前次数减少，醒后较前容易入眠，胃纳可，大便通畅，心情不畅，脉左寸弱，舌红苔薄白略干。阴分亏虚已缓，原方加减再进2月后入眠早醒，不能持续情况明显改善。

按　患者老年女性，脏腑功能减退，时而焦虑不安提示肝气郁结，脉右关部弦滑提示"木凌土位",肝郁化火;舌苔剥脱提示火旺伤阴。阴亏于内,则阳亢于外,入夜阳不入阴则不寐;加之素体气血亏虚则心神失养,故入眠后早醒,醒后难以再次入眠。方以甘麦大枣汤养心安神,改善睡眠持续困难状态;四逆散疏肝解郁;半夏秫米汤祛痰和胃,化浊宁神;交泰丸交通心肾,使"水火既济";生地百合汤滋阴清热。纵观全方,肝郁得解,内热得清,心血得养,心神得安,则眠安。

案❷ 邵某,女,45岁。

[初诊] 2017年4月25日。患者有甲状腺结节史。入夜难以入眠,早醒。自汗出,易感,时有口苦,胃纳一般,大便偏干。月经提早五天而至。精神尚可。脉细弦,舌红苔薄白。为气虚肝郁之证。

黄芪30克 防风6克 苍白术各10克 桂枝5克 赤白芍各15克 黄连5克 柴胡10克 黄芩6克 法半夏15克 红枣6枚 党参10克 茯苓30克 北秫米10克 淮小麦30克 柏子仁10克 炙甘草5克 14剂

[二诊] 2017年5月9日。服上方后入睡困难改善,早醒亦多有改善,多梦。大便改善。上方去半夏秫米汤,加入当归、丹参。14剂后随访患者睡眠障碍多有改善。

按 患者夙有甲状腺结节,时有口苦,以小柴胡汤和解少阳;入夜难眠,早醒为睡眠持续困难表现之一,予以甘麦大枣汤养心安神,柔肝益阴;半夏秫米汤和胃安神以解入睡困难;交泰丸以交通心肾而安神;自汗出、易感为卫表不足,营卫失和,以玉屏风散合桂枝汤主之。二诊睡眠状况多有改善,多梦为瘀血阻窍,当予以当归、丹参活血安神为治。

五、白虎加苍术汤在2型糖尿病中的应用

该方出自《类证活人书》卷十八,方由白虎汤加苍术组成,原为用于治疗湿温之方,如《医方考》曰:"温毒藏于肌肤,更遇于湿,名曰湿温。湿为阴邪,故憎寒;温为阳邪,故壮热;温热入里,故口渴;湿流百节,故一身尽痛;湿为阴,故脉沉细。"方中"知母气味苦寒,入足阳明;甘草气味甘平,入足太阴;石膏气味辛寒,入手太阴、足阳明;苍术气味苦辛温,入足太阴;白粳米气味甘平,入手足太阴。此治暑湿相搏而为湿温病者。以苦寒、辛寒之药清其暑;以辛温雄烈之药燥其湿,而以甘平之药缓其中,则贼邪,正邪皆却,病自安矣"。

颜师结合自身多年临床经验，总结"脾气不足，湿热瘀结"为2型糖尿病的基本病机。病机特点为"以（脾）气虚为本，湿热为标"。因糖尿病早期正盛邪实，阳明胃经火盛明显，临床常可见易饥、多食，常以石膏清阳明气分之热，以知母顾护津液，以苍术燥湿运脾，取其"脾胰同源"之意可效验。故常运用该方于糖尿病早期、中期治疗。颜师认为早期以湿热蕴结为主，治以清热利湿运脾，以白虎苍术汤加减。方中以白虎汤治其热，苍术健脾运脾，可改善胰岛功能、改善胰岛素抵抗。若口渴喜饮者，加天花粉、芦根；大便闭结者加赤芍15克、桃仁活血通便；见心烦寐差，以黄连配肉桂或桂枝交通心肾。中期以气虚夹湿热为主，治当健脾益气，清利湿热。可以白虎加苍术汤清湿热治标，合李东垣之清暑益气汤补气养阴，或合补中益气汤以补益中气治本。方中常以参芪益气，体胖湿重者常以苍术和白术、三黄（黄连、黄芩、黄柏）共用，以配合参、芪共奏健脾助运化湿之效，由此标本兼治。

【验案举隅】

案❶ 于某，男，41岁。

[初诊] 2017年11月8日。今晨检测餐后2小时血糖14 mmol/L，易饥善饿，口干口渴，入夜平安，胃纳一般，大便通畅。近来血压偏高，收缩压>100 mmHg，时有头痛。脉弦而小滑，舌缨线存在，舌苔黄腻中似剥落。为气虚湿热之证。

生黄芪15克　党参10克　苍白术各10克　肉桂2克　黄连5克　黄芩10克　黄柏6克　知母10克　生石膏先煎，15克　怀牛膝30克　葛根10克　丹参15克　升麻6克　川芎15克　白芍10克　地锦草30克　14剂

[二诊] 2017年11月22日。今晨测餐后2小时血糖7.07 mmol/L，矢气偏多，气味不秽，口干改善，大便不畅，入夜平安，夜尿不多。测血压135/100 mmHg。脉细而小弦，左寸弱，舌红苔薄白水润。为气虚湿热之证。

生黄芪30克　黄连5克　黄芩10克　黄柏6克　桂枝5克　赤白芍各10克　防风6克　苍白术各10克　陈皮6克　怀牛膝30克　川芎15克　车前子18克　杜仲15克　知母10克　丹参15克　地锦草30克　14剂

[三诊] 2017年12月6日。近来测血糖正常，血压110/70 mmHg，精神尚可，自述饥饿感消失，胃纳一般，大便正常，两目干痒，入夜平。脉左见小弦，舌红苔薄白。前方去赤芍、防风、杜仲、知母，加桑叶、菊花、

杞子清肝明目。

按　患者为餐后2小时血糖偏高，具典型症状"易饥善饿"，此为中焦湿热为盛的表现，予以白虎加苍术汤以清热燥湿坚阴；三黄汤清里热燥湿；地锦草清热降糖；参芪益气扶正，葛根、升麻升提清阳；近来血压偏高，有头痛，以川芎活血止痛，怀牛膝潜镇虚阳，肉桂引火归元；"久病必有瘀"，予以丹参活血凉血安神；全方标本兼顾，然中病即止。二诊患者血糖渐趋正常，血压正常，患者舌苔略水润，时值冬日，肉桂易为桂枝，加防风以组成桂枝汤、玉屏风散之意防风邪外侵；加杜仲以补肾助冬令封藏。三诊，血糖、血压均正常，前方略加调整，根据当前病证为肝火偏旺，加入清肝火养肝阴之品。

案❷　李某，男，74岁。

[初诊]　2016年8月10日。患者中风后出院来诊，空腹血糖8.8 mmol/L。神情萎顿，畏热，汗出多，双手颤动，喉中可闻及水鸡声，入夜鼾声重，盗汗，小便失禁，消谷善饥。脉细数，舌红苔白腻。为内有燥热，外有风邪之证。

生黄芪30克　荆防风各10克　苏叶5克　香附10克　黄连5克　黄芩9克黄柏6克　桂枝5克　白芍10克　葶苈子包煎，18克　苍白术各10克　生石膏15克　知母10克　生地10克　桑叶6克　地锦草30克　28剂

[二诊]　2016年9月7日。近来空腹血糖波动在6.7~7.2 mmol/L，消谷善饥改善，小便偶有失禁，盗汗减少，入夜早醒后难以再眠，心烦易怒，大便通畅。脉弦细，右寸脉弱，舌红苔薄白且润。为气虚痰阻之证。

生黄芪30克　防风6克　赤白芍各10克　党参10克　苍白术各10克　升麻6克　柴胡10克　石菖蒲10克　远志10克　茯苓30克　桂枝3克　补骨脂10克　黄芩10克　黄连3克　黄柏6克　地锦草30克　14剂

按　患者空腹血糖高，且有典型"消谷善饥"症状，此为阳明有热之证，然其又患中风，此为外有风邪，内有燥热之证。予以白虎加苍术汤合三黄汤清解内之燥热；以荆芥、防风祛外风；黄连苏叶汤辛开苦降化中焦之湿热；葶苈子泻肺热祛痰浊；桑叶从气分清解肝热，生地从血分清热凉血；地锦草为清热解毒降糖之有效经验用药；以生黄芪补气固本。二诊，患者血糖趋于正常，消谷善饥改善。结合患者脉证，为气虚痰阻之证，去白虎汤，予以黄芪赤风汤合补中益气汤补气活血，定志丸化痰安神，以补骨脂温肾阳涩

尿；仍以三黄汤加地锦草巩固降糖疗效。

六、鸡鸣散治疗中风后下肢肿胀

该方出自《类编朱氏集验医方》，由槟榔、陈皮、木瓜、吴茱萸、紫苏叶、桔梗、生姜诸药组成，有行气降浊、温化寒湿之功。所谓"鸡鸣"，是指服药时间，五更鸡鸣乃阳升之时，取阳升则阴降之意。《医方概要》曰："脚气之病，乃胃有湿痰积饮，肝胆之气不能升化而郁塞，下走三阴之络，致足肚胫中胀痛，故名脚气。南方地卑多湿，常有之。以紫苏、桔梗、陈皮开肺快气；槟榔、茱萸温肝降逆，下气最速；木瓜和肝通经，生姜温肺胃，下气化痰。此方乃疏肺金而制肝木，下气化气泄湿，温肝温胃而降逆者也。此病每甚于日暮阴盛之时，故于五更服之，趁阳升阴未逆之际则药力行而胀痛除也。"

中风后偏瘫侧肢体肿胀主要病机为气虚血滞，脉络瘀阻，水湿停聚。通常归属于"水肿病"，水肿病涉及脏腑不外肺、脾、肾、三焦，肺主气，肺气失于宣肃则水不利，脾肾阳气不足则无以温化水湿。中风后常见经气不利，气血瘀阻，致水道不利；或为气虚，水湿不化，水邪溢于皮下，致使肢体肿胀，尤以偏瘫侧为甚。鸡鸣散本治疗脚气病，颜师将其创新性的运用于中风偏瘫侧肢体肿胀，源于取其病机相同，为异病同治之法。同时颜师在治疗此病时注重补气活血，祛风利水，如《血证论·吐血》曰："瘀血化水，亦发水肿，是血病而兼水也。"活血利水常用泽兰、泽泻药对；而补气活血常用黄芪赤风汤，使元气得补，则气血之运行推动有力；营卫得调，则宿有之瘀阻自化，周身气道畅通，血行无碍。

【验案举隅】

张某，男，55岁。

[初诊] 2019年5月30日。患者主诉为中风半年余，双下肢浮肿1周。近1周来偏瘫侧（右）下肢浮肿，伴疼痛，头部作痛作晕，半身汗出，面部潮红，畏热，胃纳一般，大便畅。脉弦细，舌红苔薄白。为气虚肝旺之证。治以补气活血，宣化寒湿。

生黄芪30克　防风6克　白芍9克　苍白术各9克　泽兰泻各15克　桂枝5克　煅牡蛎先煎,15克　紫苏9克　木瓜6克　吴茱萸2克　槟榔9克　陈皮6克　茯苓15克　枳实9克　黄柏5克　炙甘草5克　14剂

[二诊] 2019年6月27日。右下肢浮肿明显改善，偏瘫侧（右）半

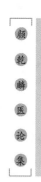

身汗出，畏热，头汗出改善，少痰，色白，质黏，易咯，面色潮红。脉寸弱，舌红苔薄黄且润。

生黄芪30克　防风6克　白芍9克　桂枝5克　黄连5克　泽兰泻各15克　法半夏9克　茯苓15克　陈皮6克　黄芩6克　槟榔9克　吴茱萸2克　苏子叶各6克　木瓜6克　当归9克　炙甘草5克　14剂

[三诊] 2019年7月25日。右下肢浮肿已平，半身汗出好转，胃纳一般，痰较前明显减少，右上肢（偏瘫侧）乏力，疼痛明显改善。脉寸弱，舌红苔薄白。气阴不足，虚火内炽，阳气不足，阴液自走也。

生黄芪30克　党参9克　麦冬9克　五味子6克　桂枝5克　白芍9克　苍白术各9克　防风6克　煅牡蛎先煎，15克　茯苓15克　泽兰泻各15克　陈皮6克　法半夏9克　天麻6克　黄柏5克　炙甘草5克　14剂

按　患者脑梗塞病史半年余，偏瘫侧（右）下肢浮肿，"水为阴类"，且水肿在下半身者常为寒湿之证，故予以鸡鸣散散寒除湿，行气降浊。以黄芪赤风汤补气活血，泽兰泻活血利水，二陈汤化痰祛湿，桂枝牡蛎汤调和营卫，潜阳敛汗。二诊，下肢浮肿好转，汗出改善，上方去煅牡蛎，加黄连清心火和桂枝组成交泰丸以交通心肾。三诊，下肢浮肿已平，汗出甚，时值夏季，气阴不足，虚火内炽，予以生脉饮补气养阴，桂枝牡蛎汤止汗；二陈汤化痰祛湿。

七、黄芪建中汤合柴胡疏肝饮治疗慢性胃病

胃病是西医学的说法，中医将之归入"胃痛""痞满""呃逆""呕吐""噎嗝"范畴。相当于西医学的胃炎、胃溃疡、胃食道反流综合征、胃肠功能紊乱、胃癌等。胃病乃常见病、多发病，慢性胃病缠绵难愈，常时好时坏，严重影响患者生活质量。

（一）方义解析

黄芪建中汤源于《金匮要略·血痹虚劳病篇》，曰："虚劳里急，诸不足，黄芪建中汤主之。"原方由黄芪一两半、桂枝、生姜各三两、芍药六两、炙甘草二两、大枣12枚（擘）、胶饴（饴糖）一升组成，方以黄芪、大枣、甘草补脾益气，桂枝、生姜温阳散寒，白芍缓急止痛，饴糖补脾缓急。主治虚劳里急之证。后世医家中叶天士最为推崇此方，认为此方治疗虚劳的具体指征当包括久病消瘦、胃纳不佳、时寒时热、喘促短气、容易汗出、脉虚无

力，有操劳过度史。阴虚内热者忌用。

柴胡疏肝散出自《景岳全书》，方由陈皮、柴胡、川芎、香附、枳壳、芍药、甘草组成。方中柴胡升散疏达、调肝解郁，为君药；香附、川芎理气疏肝，助柴胡以解肝郁；芍药柔肝体养肝阴为臣药；陈皮、枳壳理气和胃；甘草养血柔肝，缓急止痛，同时调和诸药，为佐药。

（二）病机探讨

叶天士《未刻本叶氏医案》曰"东垣谓补脾胃必远肝木"，认为"肝为起病之源，胃为传病之所"，并在医案中充分显示了其学术思想，即治疗胃病必当治肝。同时，他在继承《脾胃论》的基础上，突出强调脾胃两者应加以区别，认为胃腑为阳土，"阳土喜柔，偏恶刚燥，若四君、异功等，竟是治脾之药，腑宜通即是补"，注重胃腑以通降为补。颜师推崇叶天士治疗胃病理论，首先遵循"治胃不远肝木"原则；其次，"脾"与"胃"当分别辨证；再次，胃为六腑之一，宜通不宜塞，宜降不宜升。柴胡疏肝散为其常用治疗胃病方剂，其疏肝理气，和胃降逆的功用正好满足以上三点。

然慢性胃病，其病程长，"久病必有虚"，常表现为空腹胃痛、胃胀、胃嘈等症状，"饥劳而发，必为虚证"，遵"虚则补之""损者益之"之原则，颜师临证常予以黄芪建中汤以温中补虚，缓急止痛。

颜师在阅读丁甘仁医案时，对其中一则运用"黄芪建中汤合柴胡疏肝散"治疗气虚肝郁型之胃病非常认同，因其符合以上治疗慢性胃病病机特点，临证运用后常效验，解决了慢性胃病缠绵难愈之苦。

（三）随证加减

临证颜师根据不同伴随症状灵活加减。如对于临床常见胃中既有空腹、饥劳不适之症，又见食后胃胀者，常以青陈皮、广木香药对以疏解肝胃气滞，根据胀之程度轻重调整广木香剂量，从9克至15克分别而用；对于胃中胀痛胀甚于痛者，常加佛手以理气止痛；胃胀以嗳气为舒者常以白蔻仁以宽中快膈，以矢气为缓者以莱菔子助其下气为快；伴有矢气臭秽者，以焦楂曲消食散结；伴有呃逆或嗳气频频者合旋覆代赭汤以疏肝、降气；伴有时时欲恶，舌苔黄腻者加黄连苏叶汤以辛开苦降；伴有大便干结者合赤白芍、山栀、杏麻仁以疏肝、通腑。胃中泛酸或吞酸者常合左金丸以抑肝和胃；胃痛者以吴茱萸炒白芍柔肝和胃，当今没有如此炮制中药，即以吴茱萸、炒白芍代之。

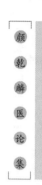

【验案举隅】

患者，张某，女，69岁。

[**初诊**]　2018年1月12日。既往慢性胃窦炎病史多年。近2周来觉空腹胃中嘈杂，自觉食后泛酸，胸中闷胀不适，得嗳气、矢气则舒，晨起口苦，自觉口中黏腻，喜温食而恶寒食，大便不畅。脉关部弦细，寸弱，舌质红，苔白且干。

炙黄芪30克　桂枝5克　赤白芍各15克　杏麻仁各9克　黄连5克　吴茱萸2克　柴胡9克　枳实9克　青陈皮各6克　广木香15克　姜半夏9克　苏叶梗各6克　炒莱菔子9克　苍白术各9克　厚朴9克　炙甘草5克　28剂

[**二诊**]　2018年2月9日。空腹胃嘈消失，胃纳一般，食之则泛，泛酸发咸，食之则恶心，嗳气频频，或矢气频频，不秽，矢气为快，大便已通畅，入夜平安，脉两寸弱，舌红苔薄白。为脾虚为本，肝胃不和之证。以上方去苏叶梗、厚朴，加旋覆花6克、代赭石12克，28剂。

[**三诊**]　2018年3月9日进上方后，胃嘈未发，早餐后少许泛恶，少有泛酸，胃中灼热感，大便已通畅，嗳气或矢气为快，食之作胀。脉寸弱，舌红苔薄黄。为气血而滞之证。上方去旋覆花、代赭石，加佛手、益智仁，28剂。

按　患者既往慢性胃炎病史。初诊时表现为空腹胃中不适，泛酸，嗳气频频，酸味入肝，嗳气为肝气不疏所致，故患者当为肝郁克脾土，又因患者为空腹不适，颜师讲"空腹"胃中疼痛或胀满或嘈杂不适均为虚证，故辨证为中虚脏寒，肝木侮土之证。以黄芪建中汤温中补虚，柴胡疏肝散以疏肝理脾，以左金丸清泄肝火，降逆止呃，加半夏厚朴汤以理气化痰，炒莱菔子下气化痰，以杏麻仁润肠通便。二诊，患者空腹胃嘈消失，仍有泛酸、嗳气、矢气频频，此为胃气上逆之证，以前方去半夏厚朴汤，加旋覆花代赭石汤以降上逆之胃气，青陈皮、广木香药对以辛温理气；加白豆蔻以温中行气暖胃，炒莱菔子下气消痰。三诊，患者胃嘈未发，仍有泛酸，上方去旋覆代赭汤，加益智仁温脾制酸，姜半夏以降逆止恶，佛手疏肝理气。患者再进2周此方，症状基本痊愈。

八、石斛夜光丸治疗脑肿瘤或术后视觉异常

石斛夜光丸首见于元代医家沙图穆苏《瑞竹堂经验方·羡补门》，名为夜光丸，由天门冬、麦门冬、生地黄、熟地黄、人参、白茯苓、山药、枸杞子、牛膝、石斛、决明子、杏仁、甘菊花、菟丝子、羚羊角、肉苁蓉、五味

子、防风、炙甘草、沙苑蒺藜、黄连、炒枳壳、川芎、生乌犀、青葙子25味药组成，具有滋补精血、凉肝息风、清热明目之功，用于"治肾虚血弱，风毒上攻，眼目视物昏花不明，久而渐变内障。常服降心火，益肾水，明目除昏，夜可读细字"。

（一）方义解析

《中国基本中成药》中有关石斛夜光丸方义分析：肝藏血，肾藏精，精血升腾润养于目，而目睛光彩。肝阴不足，则肝阳上亢，肾阴亏损，则虚火上炎，熏灼目窍，而致目病。故方中用熟地、枸杞子、天门冬、石斛、肉苁蓉、菟丝子、生地黄、五味子、麦门冬、牛膝等补肝肾，生精养血为之君。人参、怀山药、茯苓、甘草，补益元气为臣，有阳生阴长之功。犀角、羚羊角、黄连、菊花、青葙子、决明子、白蒺藜等可清热泻火，平肝潜阳，祛风除翳为佐。用苦杏仁、川芎、枳壳、防风等行气导滞，升发精气上注于目而为之使。全方配伍，补泻并用，即可益气填精，滋补肝肾，又能清热祛风，平肝潜阳，有祛邪扶正之功，对内障眼病，虚实夹杂之候，极为合适。

（二）常见适应证

应用该方的基本指征为阴虚火旺之头目眩晕，视物模糊，或瞳孔散大，或眼前出现黑花，迎风流泪，舌红，脉细数。凡属元气已伤，肝肾两亏，兼有火邪者，皆可应用。现代该方在眼科仍应用广泛，如干眼症、玻璃体浑浊、中心性浆液性脉络膜视网膜病变、慢性葡萄膜炎、糖尿病视网膜病变、青光眼术后等；在内科也常有较好疗效如治疗冠心病、心肌梗死取得满意疗效；应用于治疗因肝肾虚所致的神经性头痛、耳鸣耳聋、高血压、更年期综合征等亦收到较好的疗效。

（三）颅脑肿瘤或术后

颜师长期临证中，发现该方对于颅脑肿瘤或脑肿瘤术后视神经损伤患者亦有效。颅脑肿瘤是神经外科及肿瘤科常见疾病，大多数颅内肿瘤患者经手术、放化疗等治疗后，或因肿瘤长期压迫，或因缺血缺氧，或因术中损伤，往往容易造成视神经挫伤，损害视功能，可见视觉异常，如光感异常、畏光、视野异常等症状。颜师总结治疗眼病当注重三点：第一，"目无寒证"，眼疾多由热邪所致，故在治疗时当时刻注意用"清"法以治火邪；第二，

"肝开窍于目"，故眼疾多与肝脏关系密切，治疗眼疾必远肝木；第三，眼睛形为圆形，种子类中药以形补形常效佳。分析石斛夜光丸，其中犀角、羚羊角、黄连、菊花、青葙子、决明子、白蒺藜为"清"药；其中羚羊角、菊花、青葙子、决明子、白蒺藜入肝经，以治肝；菟丝子、五味子、青葙子、决明子均为"种子"类中药，以形补形。方证甚为合适，疗效亦为显著。

【验案举隅】

茅某，男，32岁。

[**初诊**]　2019年5月31日。患者颅咽管瘤术后，左眼视野缺损，右眼视力下降，畏光，食入则胀，继则呕吐，汗出不畅，入夜早醒。脉左寸弱，右关部弦滑，舌红苔剥裂。为气阴不足之证。

生黄芪30克　党参9克　北沙参9克　麦冬9克　五味子6克　泽泻15克　苍白术各9克　青陈皮各6克　黄连3克　苏叶3克　葛根9克　法半夏9克　茯苓9克　焦楂曲各9克　枳实9克　炙甘草5克　28剂

[**二诊**]　2019年7月3日。服用上方至今，觉右眼视力改善，畏光，呕吐频率明显减少，口干，大便畅。脉细而小数，舌红苔剥裂。为气阴不足之证。以石斛夜光丸出入。

生黄芪30克　生熟地各9克　天麦冬各9克　石斛9克　女贞子9克　车前子9克　枸杞子9克　五味子6克　柴胡9克　枳实9克　青陈皮各6克　川芎6克　苍白术各9克　茯苓9克　法半夏9克　炙甘草5克　28剂

[**三诊**]　2019年8月24日。服上方至今，患者自觉右眼视力有改善，畏光明显改善，不用戴眼镜以避光，左眼视野缺损，遍身汗出不畅，口干，脉细数，舌红苔少。为肝阴不足，营卫失和之证。

生黄芪30克　党参9克　北沙参9克　生熟地各9克　当归9克　白芍9克　女贞子9克　枸杞子9克　桂枝5克　茯苓9克　苍白术各9克　木贼草9克　谷精草9克　石斛9克　决明子9克　炙甘草5克　28剂

并以木贼草15克、谷精草15克，一剂药煎煮5个鸡蛋，每日服用2个。

[**四诊**]　2019年10月9日。右眼视力改善，畏光已平，左眼视野缺损，汗出渐渐，精神好转，大便为常。脉左寸弱，舌红苔薄白。术后必有瘀，原方加入活血之品。

生黄芪30克　党参9克　北沙参9克　麦冬9克　石斛9克　丹参9克　赤白芍各9克　当归9克　女贞子9克　料豆衣9克　苍白术各9克　五味子6克　生牡蛎先煎，15克　菟蔚子6克　陈皮6克　炙甘草5克　28剂并以木贼草15克、谷精草15克，一剂药煎煮5个鸡蛋，每日服用2个。

按 该患者为颅脑肿瘤（颅咽管瘤）术后，眼部症状比较明显，如畏光、右眼视野缺损、视力减退；并且术后有呕吐，食入即胀等症。根据患者舌象特征，舌质红，无苔，且裂纹多，舌头似为碎裂，追问病史，其母言其从小舌象即如此。结合脉证，颜师辨证为气阴不足之证，方药以李东垣之清暑益气汤加减益气养阴泄浊，合黄连苏叶汤以降逆止呕。患者服用上方1月后复诊，呕吐已平，眼睛畏光明显改善，予以石斛夜光丸加减以养肝阴，清肝火，合柴胡疏肝散以疏肝理气，寓调和气血之意。4周后患者再次复诊，眼睛畏光基本消失，汗出不畅，此时舌质剥脱、碎裂明显改善，继以上方加入桂枝汤方以调和营卫，并以木贼草、谷精草煎煮鸡蛋并服，木贼草发汗如麻黄，贺季衡用此2味中药治疗障翳之病，此处既可发汗，亦可治疗目疾。此后治疗仍以补气养阴，注重"术后必有瘀"，加活血化瘀之品继以治疗。该病例经过颜师运用石斛夜光丸结合颜氏内科气血理论进行调气活血治疗后，眼睛畏光症状已平，视力改善。

九、柴前梅连饮治疗铜绿假单胞菌感染

柴前连梅饮出自《玉机微义》卷九引《瑞竹堂经验方》，以胡黄连、柴胡、前胡、乌梅各9克，上药㕮咀，每次6克，用童便200毫升，猪胆1枚，猪脊髓1条，韭根白1.5克，同煎至150毫升。主治骨蒸痨热，久而不痊。后世医家擅用此方治疗"劳风"。"劳风"出自《素问·评热病论》曰："劳风法在肺下，其为病也，使人强上冥视，唾出若涕，恶风而振，此为劳风之病。"指出了劳风症状为上视，唾液浊如涕，恶风寒战。清代医家尤在泾将劳风进一步分析，曰："劳风者，既劳而又受风也，劳则火起于上，而风又乘之，风火相搏，气凑于上，故云法在肺下也。肺主气而司呼吸，风热在肺，其液必结，其气必壅，是以俯仰皆不顺利，故曰当救仰俯也。救仰俯者，即利肺气、散邪气之谓乎？然邪气之散与否，在乎正气之盛与衰。若阳气旺而精气引者，三日，次五日，又次七日，则青黄之涕从咳而出，出则风热俱去，而肺无恙矣。设不出，则风火罄积肺中而伤肺，肺伤则喘咳声嘶，渐及五脏，而虚劳之病成矣。"尤在泾认为本病病机为体虚受风，风热蕴肺；治疗以利肺气、散邪气为主，其发展预后与正气盛衰有关，若青黄涕不能咳出，则肺伤渐及五脏，成为虚劳；也指出本病存有久留之邪，补之固无益，清之亦不解的特点，较为难治。

清代医家曹仁伯用其治疗劳风咳嗽，推崇曰："用之神效。"曰："伤风不醒，咳嗽呕恶，所见之痰，或薄或浓，或带血色，左关脉独见浮弦且数，小有寒热，此损证之根也。咳嗽吐出青黄之痰，项强、恶风、音烁，寒热分争，是名劳风。"左关脉独见浮弦且数，提示本病病机为风热之邪郁积于肺和肝，法当清彻疏解。同时也提出青黄痰为劳风之根。

颜师熟读各家医书，博采众家之长，抓住"青黄痰"为劳风之独特症状，结合其病机特点，运用该方治疗"绿痰"，临床上常为铜绿假单胞菌感染所致，多有基础疾病如慢性肺病包括慢性支气管扩张、慢性阻塞性肺病、慢性支气管炎等，久病必有虚，一旦外感风邪则虚中夹实，即为劳风之病机，经治疗后急性感染尚可控制，然铜绿假单胞菌常长久定植，难以根除。颜师运用柴前连梅饮治疗常可效验。其中柴胡疏肝解郁，前胡降气化痰，疏散风热，如李士材云："前胡，肺肝药也；柴胡、前胡均为风药，柴胡主升，前胡主降，种种功力皆是搜风下气之效，肝胆风痰为患者，舍此莫能疗。"二药配伍既可疏散风热，又可调理肝肺气机。柴胡、前胡偏于辛散，配伍酸敛之乌梅，一散一收，调和营卫。黄连性味苦寒，清热燥湿解毒兼润燥金（考虑黄连苦寒，可易胡黄连）；薤白，通阳泄浊。童便性寒味咸，配伍味甘性平之猪脊髓，滋阴降火、补精髓、益肾阴。猪胆汁、童便、猪脊髓现在一般不用。全方具宣散、清降、滋补之功，既可升降肝肺之气机，又能调和营卫，寒热并用，可使邪气表里双解。

此外颜师注重固本清源，痰为水湿代谢之病理产物，来源与水液代谢脏腑相关。治病当求本，本为脾虚不能运化水湿，生痰，当予健脾为先，常以四君子汤、六君子汤等健脾除湿；"肺为贮痰之器"，治肺化痰以祛邪，然多年顽疾非一朝化解，治疗慢性肺病当注重"治肺不远温"，常以干姜、五味子、细辛、五味子药对以酸温敛肺；"肾主水"，水液代谢异常与肾密切相关，注重温肾化水，慢性期常以二神丸等温肾治疗；三焦气机通畅，水津才可散布，故注重通畅气机，常枳壳汤畅通上下气机；善后治疗仍需健脾、益肺、温肾、宣畅气机以杜绝痰液生成。

【验案举隅】

张某，女，64岁。

[初诊]　2019年3月27日。患者既往反复发作咳嗽，发时即于医院行抗生素治疗，痰培养一直有铜绿假单胞菌定植。一月前，患者因感染甲型流感病毒入院，症见咳嗽、咳黄绿色泡沫痰，经治疗略有好转，然出院后仍有

反复咳嗽，咳黄绿色痰，易咳，量多，故来颜师门诊就诊。刻下伴见左侧胸部酸楚感，放射至背部，入夜难寐，腰酸，易于疲劳，易感，胃纳一般，大便通畅，手心发热。脉细弦而小数，舌红苔薄黄。既往史：支气管扩张病史20余年。为脾气不足，痰热内阻之证。

党参9克　茯苓9克　苍白术各9克　桂枝5克　白芍9克　瓜蒌皮9克　枳壳6克　法半夏15克　胡黄连3克　柴胡9克　前胡9克　炙乌梅6克　薤白3克　北秫米15克　陈皮6克　炙甘草5克　14剂

[二诊]　2019年4月10日。患者服用上方后，咳痰较前略稀，痰黄绿色，量较前减少，咽痒，夜尿2次，胃嘈，食后尿多，入夜难以入眠，目痒。脉右寸小滑，舌淡苔薄白。为脾虚湿热之证。

党参9克　茯苓9克　苍白术各9克　柴胡9克　前胡9克　胡黄连3克　炙乌梅6克　薤白3克　荆芥9克　法半夏15克　北秫米15克　陈皮6克　枇杷叶包煎，18克　桂枝3克　炙甘草5克　14剂

[三诊]　2019年4月24日。咳嗽较前明显好转，痰量明显减少，痰色转淡，略有气喘，口干，手心热，汗出，寒热往来，尿急，尿道不痛，夜尿3次，少腹酸楚，脉弦，舌红苔薄黄。证属劳淋，方用补中益气法。

生黄芪30克　党参9克　苍白术各9克　升麻6克　柴胡9克　当归9克　陈皮6克　黄芩6克　法半夏9克　乌药6克　益智仁6克　茯苓9克　枳壳6克　瞿麦9克　黄柏5克　炙甘草5克　14剂

按　患者为支气管扩张患者，易于感冒，常诱发感染，有铜绿假单胞菌定植，一发感染即咳出黄绿色浓痰，曾与医院注射头孢类、美罗培南等抗生素皆无法清除铜绿假单胞菌。来就诊前一月又因甲型流感诱发支气管感染，虽然感染控制，但咳嗽持续不缓解，咳痰黄绿色，量多，胸部不适。颜师辨证为脾气不足，痰热内阻之证，予以四君子汤健脾化湿；桂枝汤调和营卫，增强免疫力；柴前连梅饮以清热止咳化痰；以瓜蒌薤白半夏汤宽胸化痰理气；以半夏秫米汤和胃安神助睡眠。服药2周后，患者咳嗽较前改善，痰转清稀，易于咳出，痰量减少，咽痒，上方去瓜蒌，加荆芥祛风止咳，枇杷叶以肃降肺气止咳。至三诊时，咳嗽明显缓解，痰量明显减少，痰色亦不绿，另见尿频、尿急之证，从"中气不足，溲便为之变"论治劳淋。

十、小柴胡汤治疗耳疾

小柴胡汤，出自《伤寒论》，是治疗少阳证主方，一直被广泛应用于临

床。原方由柴胡、黄芩、党参、半夏、甘草、生姜、大枣七味药物组成。其中柴胡味苦微寒，有轻清升散、疏邪透表之功，能疏解少阳之气滞，为君药；黄芩苦寒，气味较重，能清肺胃蕴热，善清少阳相火；二药一散一清，相合为用，能解少阳半表半里之邪，共奏疏肝泄胆之功；半夏、生姜味辛温，降逆止呕；人参、炙甘草、大枣味甘，益气和中，生津和营，扶正祛邪，实里防变。纵观全方寒温并用，升降协调，祛邪为主，兼顾正气，少阳为主，兼顾胃气；有调达上下、宣通内外、和畅气机的作用。

颜师在治疗耳疾时常运用小柴胡汤加减。首先，虽然耳为肾之窍，然肝胆之经脉与耳联系紧密，足少阳胆经其支者从耳后入耳中，出走耳前；手少阳三焦经系耳后，直上出耳上角，以屈下颊至出其支者，从耳后入耳中，出走耳前。此外，在近代著名医家马培之医案中亦云"肾开窍于耳，肝也及之"，故耳疾常与少阳经密切相关，小柴胡汤为和解少阳代表方，符合立法处方原则。其次，因耳位于头部，"高巅之上，惟风火可到"，耳疾不离"风""火"，其中风有内风、外风之分，火有实火、虚火之别；小柴胡汤可解表清里，能散能清，既可疏散又可清解，正为合适。再次，在随证加减方面，颜师常合黄芪赤风汤以补气祛风活血，以白蒺藜既可祛风又可平肝；耳疾病与少阳有关，少阳为多气多血之经，故病当调畅气血，常以路路通化瘀通络，又可引经入耳，与白蒺藜构成药对平肝祛风、活血通络；肝阳上亢者常以柴胡桂枝龙骨牡蛎汤加减；虚阳上亢者常以怀牛膝、肉桂（桂枝）药对以潜镇虚阳，引火归元；耳疾郁热动血者，常合以犀角（水牛角代）地黄汤凉血止血为治；耳中闭塞者常从"中气不足"论治，合补中益气汤、益气聪明汤等升补中气治疗。临证灵活辨证，然不离从少阳论治。鉴于耳疾与五脏皆有关，尤其与肾最为相关，故临证治疗上注重个体体质特点，兼顾五脏，结合气血理论，调畅气血以平为期。

【验案举隅】

案❶　耳胀案

刘某，男，65岁。

[初诊]　2019年7月25日。患者近2周时有头胀，连及两耳胀，无耳痛、耳鸣等，大便隔日而解，粪便不甚干燥，入夜难眠，口干，面部潮红明显。胃纳一般，目糊，劳累后尤甚。脉细弦，舌胖苔薄白。为湿热内阻，虚阳上亢之证。

生黄芪30克　防风6克　赤白芍各15克　杏麻仁各9克　黄连3克　肉桂2克　黄芩9克　厚朴9克　苍白术各9克　黄柏6克　柴胡6克　法半夏15克　怀牛膝30克　党参9克　升麻6克　炙甘草5克　14剂

[二诊]　2019年8月8日。患者耳胀较前改善，目糊，头略胀，上午为甚，舌麻木感，大便隔日一解，阴部肛门潮湿，面部潮红，入夜睡眠改善。脉左寸弱，舌胖大，苔薄白。为气虚湿热之证，治以补气化湿之法。

生黄芪30克　防风6克　赤白芍各15克　杏麻仁各9克　党参9克　茯苓9克　泽泻15克　苍白术各9克　黄连3克　肉桂2克　白蒺藜15克　川草薢15克　怀牛膝30克　生薏仁15克　黄柏5克　炙甘草5克　14剂

[三诊]　2019年8月22日。耳胀已平，头胀明显改善。转治他症。

按　耳胀一病名始见于近代《大众万病顾问》，曰："何谓耳胀，耳中作胀之病，是谓耳胀。"可独立出一个疾病来看待。宋代《仁斋直指方》最早有"耳胀痛，用虎耳草汁滴入耳内，痛即止"的记载。可见耳胀一病古时有文献可查。该患者初诊表现为耳胀感，伴有头胀。颜师从少阳经论治，耳为头部，"高巅之上，惟风火可到"，因此耳胀之病治当祛风清火，结合患者舌脉，为脾虚体质，故以黄芪赤风汤以补气活血祛风，小柴胡汤和解少阳，以三黄清内火，交泰丸交通心肾，怀牛膝、肉桂药对以潜镇虚阳。使得风火得祛，少阳得解，虚阳得潜。患者服用2周后，耳胀明显改善，鉴于下体潮湿，去小柴胡汤，加白蒺藜祛风，四妙丸加川草薢、泽泻泄下焦湿热，以四君子汤补脾化湿以培补正气。至三诊，患者耳胀平，转治其他症状。

案❷　耳衄案

N.CADDY，男，英国籍，30岁。

[初诊]　2019年9月11日。患者近2日来无明显诱因出现左耳流脓、流血水，1天前伴有发热，自服阿莫西林2粒，今晨未测体温。咳嗽，痰色黑，大便难，尿频，小便色黄，盗汗，汗出怕冷。脉弦，舌红苔薄白。为少阳湿热，入络动血之证。

柴胡9克　黄芩9克　法半夏9克　党参9克　全瓜蒌9克　黄连5克　枳实9克　赤白芍各9克　丹皮6克　连翘9克　生地9克　水牛角先煎，30克　苍白术各9克　路路通9克　生甘草3克　14剂

[二诊]　2019年9月25日。左耳流脓已平。头汗多，夜间甚。鼻塞，胃纳一般，大便日畅。脉弦，舌红苔薄黄。为湿热之邪逼津外出之证，治以

清利肝胆湿热，调和营卫。

黄柏6克　桂枝5克　白芍9克　煅牡蛎先煎，15克　桑叶6克　杏仁9克　法半夏9克　茯苓9克　陈皮6克　酸枣仁9克　苍白术各9克　炙甘草5克　14剂

[三诊]　2019年11月6日。耳衄未发，转为治疗其他病证。

按　该病案为耳衄案。耳部疾病属少阳经病变，当以和之，以小柴胡汤和解少阳。发热乃少阳经湿热入血分所致，以犀角（水牛角代）地黄汤，其中赤白芍同用清热凉血；痰色黑为痰热蕴肺之证，以小陷胸汤化痰清热；枳术丸健脾消食，行气化湿以标本兼顾；佐以路路通通耳窍，引经入耳，同时又活血通络。患者服用2周后耳衄平，调整用药治疗他疾。

耳衄在明清以后之典籍中多有提及，清代顾世澄《疡医大全》有说："耳中无故出血，名曰耳衄。乃肝肾相火上逆，迫血而衄。"《冯氏锦囊秘录》言："耳中出血，少阴动火所致。"指出了耳衄的病因。李东垣曰："耳中无故出血，名曰耳衄，乃肝肾相火上逆，迫血而衄，有虚实之分。"对耳衄的病因作了更加详尽的论述，并指出耳衄分虚证、实证两种。有关治疗，《血证论·卷二》中言："耳中出血，谓之耳衄……总系实邪，不关虚劳，治法总宜治三焦，肝胆与小肠经，自无不愈。"《血证论·卷二》："其有血从耳出者……相火旺，挟肝气上逆……宜龙胆泻肝汤。"清代江秋《奉时旨要》曰："有耳衄者，肝火也，柴胡清肝散，以龙骨烧灰，吹入即止。"《证治汇补》曰："耳中出血为耳衄，左关脉来弦数者，为少阳经火；尺脉或躁或弱者，少阴经虚。少阳经火，宜柴胡清肝散；少阴经虚，用六味地黄丸，外治用龙骨末吹入。"

可见历来医家均认同该病机为少阳郁热，迫血妄行，治则当以清泄肝胆郁热，凉血消瘀。方药实证者可予以龙胆泻肝汤或柴胡清肝散，虚证以六味地黄丸内服，外治用龙骨末吹入。颜师热病遵从六经辨证和卫气营血辨证相结合的原则，辨该案耳衄病位在少阳经、热入血分；病性为热证、实证；治则当以清解少阳郁热，凉血消瘀；方药小柴胡汤合犀角（水牛角代）地黄汤加减。理、法、方、药条理清晰，思路分明，用药简当、精准，疗效显著。

十一、清空膏治疗头痛

（一）方剂解析

清空膏别名青空膏、清空汤，出自金元四大家之一李东垣的《兰室秘

藏》："治偏正头痛年深不愈者，善疗风湿热头上壅损目及脑痛不止。川芎（五钱），柴胡（七钱），黄连（炒）、防风（去芦）、羌活（各一两），炙甘草（一两五钱），细挺子黄芩（三两，去皮锉，一半酒制一半炒），上为细末，每服二钱匕于盏内，入茶少许汤调如膏，抹在口内，少用白汤送下，临卧。"由此可知，该方治疗头痛病程久者，病因乃风湿热所致，头痛程度较为严重，由川芎、柴胡、黄连、防风、羌活、炙甘草、黄芩七味药组成，从原文看还当以茶调之。方解可参考《医方集解》："此足太阳、少阳药也。头为六阳之会，其象为天，清空之位也。风寒湿热干之，则浊阴上壅而作实矣。羌、防入太阳，柴胡入少阳，皆辛轻上升，祛风胜湿之药；川芎入厥阴，为通阴阳血气之使；甘草入太阴，散寒而缓痛；辛甘发散为阳也；芩、连苦寒，以羌、防之属升之，则能去湿热于高巅之上矣。"认为该方所治从六经辨证来讲当属足太阳膀胱经、足少阳胆经病证，羌活、防风入太阳经，柴胡入少阳经，川芎入厥阴经，皆为升散祛风之药，寓"火郁发之"之意；黄芩、黄连为苦寒清火之品，茶亦为苦降之类，全方升中有降，寒温并用，祛风、除湿、清火兼治，所用药物具引经作用，太阳、少阳、厥阴兼治，且气血同调，此乃治疗头痛一绝好方剂。

（二）随证加减

颜师博览群书，经方时方皆运筹帷幄。在治疗头痛方面常用此方，结合辨证论治疗效甚佳。

1. 据"脑病宜清"理论辨治

颜师率先提出"脑病宜清"的治疗原则，源于"头为天象，诸阳之会，清则灵"。清空膏中含有黄连、黄芩两味苦寒清火之品，甚符合该理论。

"脑病宜清"内涵有三：第一，清心开窍。颜师指出"清心即为清脑"。常取三黄（黄连、黄芩、黄柏）或黄连解毒汤以清心火。但要注意应小剂量运用苦寒之品，且一旦病情好转则减量或以平和之品代之。第二，清热化痰。《丹溪心法·头痛》开篇即提出："头痛多主于痰，痛甚者火多。清空膏治诸头痛，除血虚头痛不可治。"对于伴喉中有痰或痰鸣、痰色黄质黏，舌苔白腻或黄腻者，颜师常取药对黄连配半夏、黄芩配厚朴、山栀配苍术等辛开苦降，以清化痰热，痰热得化则脑窍得清，方剂常用黄连温胆汤以温化痰湿治疗；风痰阻络者常伴有眩晕之证，常合半夏白术天麻汤以祛风化痰。第三，清化瘀热。王清任有"血乱而神机失常"之说，且风、寒、湿外侵，或内生痰湿阻滞经络，气滞血瘀，久病入络，瘀阻脑窍，常有瘀热实邪，清空膏中活血化瘀之力尚不足，可适当配合运用通窍活血汤或癫狂梦醒汤加减。

2. 据"高巅之上，惟风火可到"理论辨治

颜师推崇医家陈良辅之"高巅之上，惟风火可到"理论。"风邪入脑"是主因，风为始动因素，又风具轻扬升散之性，风邪作祟，寒、热、痰、湿作伥，六淫之首，挟邪上犯清空，清空不守，发为头痛。如《医方考》言："风者，天之阳气也。人身六阳之气，皆聚于头。复感于风，是重阳而实矣，故令热痛。"清空膏中有羌活、防风两味风药，此外颜师临证常随证加入其他祛风药以提高疗效，如配以蔓荆子祛风清利头目；细辛、白蒺藜、石菖蒲辛散清扬，并能引气血上行于脑窍；以川芎、通天草为组成药对可引诸药入脑。

【验案举隅】

案❶ 刘某，男，65岁。

[**初诊**] 2019年6月13日。头痛，连及两侧头作痛，目眩，畏热，胃纳一般，大便不畅，入夜难以入眠。脉细弦，舌胖苔薄黄。头为诸阳之会，惟风火可到。

生黄芪30克 防风6克 赤白芍各15克 当归9克 黄芩9克 川芎15克 黄连5克 天麻9克 法半夏9克 泽泻15克 苍白术各9克 丹参15克 桑叶6克 滁菊花6克 厚朴9克 炙甘草5克 14剂

[**二诊**] 2019年6月27日。患者服用上方后头痛较前明显好转，站立时目眩，口干口渴，大便秘结，入夜尚能入睡。脉细而小滑，舌胖苔薄白。为气虚血瘀之证。

生黄芪30克 防风6克 赤白芍各15克 生熟地各9克 黄连5克 肉桂2克 黄芩9克 黄柏6克 苍白术各9克 川芎9克 葛根9克 泽泻15克 丹参15克 当归9克 陈皮6克 地锦草30克 14剂

随访，三诊时头痛已平，转为治疗他症。

按 患者为侧头痛，当为少阳经头痛，"头为诸阳之会""惟风火可到"，以清空膏之意：川芎、防风祛风活血止痛，黄芩、黄连苦寒降火；以桑叶、菊花清肝火；黄芪赤风汤以补气活血祛风；泽泻汤利水，半夏白术天麻汤化痰祛风以治疗目眩；以丹参活血安神，厚朴下气。二诊患者头痛明显好转，以上方去桑叶、菊花、厚朴、天麻、半夏，加生熟地、肉桂、陈皮、

地锦草、葛根以组成交泰丸、二陈汤交通心肾，健脾化痰，地锦草以清热降糖。三诊患者头痛已平，转治他症。

案❷ 徐某，女，67岁。

[初诊] 2019年6月27日。患者为乳腺癌术后，近来时有后头部疼痛，尤以疲劳后为甚，时有胸闷，心悸阵发，胃纳一般，大便一日2解，便前腹痛，畏寒，入夜乱梦，易于头汗出。脉右关部细弦，舌红苔黄有紫气。为肝家气火有余之证。

生黄芪30克　防风9克　白芍9克　苍白术各9克　茯苓9克　柴胡9克　枳壳6克　桔梗6克　当归9克　薄荷3克　茯苓9克　川芎9克　香附9克　青陈皮各6克　羌活6克　炙甘草5克　14剂

[二诊] 2019年7月11日。后头痛较前明显改善，胸闷、心悸较前少发，大便每日1解，便前腹痛已平，乏力改善，乱梦已平。脉右弦大于左脉，舌红，苔薄黄且润。为肝家气火有余之证。以上方去香附、青陈皮加桂枝、丹参，14剂，三诊后头作痛已平，再以此方继服善后。

按 患者乳癌术后，后头头痛，后头为太阳经；结合胸闷、心悸、入夜乱梦及脉弦、头汗出，辨证为肝家气火有余之证。以羌、防、柴、芎为清空膏之意入肝搜风者，上行而解散其邪，以治疗头痛；逍遥散合黄芪赤风汤以疏肝解郁，补气活血。全方祛风、疏肝、补气、活血为治；二诊则头痛较前明显改善，三诊头痛已平。

十二、桂枝芍药知母汤治疗痹症

桂枝芍药知母汤为历节病之主方。出于《金匮要略·中风历节病篇》，原文为："诸肢节疼痛，身体魁羸，脚肿如脱，头眩短气，温温欲吐，桂枝芍药知母汤主之。"根据原文推测张仲景运用该方治疗的疾病具有全身或多发肢体疼痛，关节肿大，身体虚弱，伴有头晕目眩，短气，呕恶等证。如今该方的创立距今2 000余年的历史，仍在临床上广泛应用，发挥其较好的临床疗效。后世医家根据时代发病特点对该方的应用均略有加减修合，或从病证结合角度进行验证，均获得较好疗效。以下对颜师运用该方做一简单总结。

（一）历节病的现代理解

《金匮要略·中风历节病脉证并治第五》第九条："味酸则伤筋，筋伤则缓，名曰泄；咸则伤骨，骨伤则痿，名曰枯。枯泄相搏，名曰断泄。荣气不通，卫不独行，荣卫俱微，三焦无所御，四属断绝，身体羸瘦，独足肿大，黄汗出，胫冷。假令发热，便为历节也。"

历节属于广义"痹症"范畴，是以关节疼痛肿大为主要表现的一类病证。其主症为关节疼痛，肿大变形，难以屈伸。病机为肝肾（气血）不足，感受风寒湿邪，气血经脉痹阻。

（二）关节炎性疾病从历节病论治

1. 类风湿关节炎

基于西医学的认识，以及便于古方今用之研究，近些年来对于桂枝芍药知母汤的研究最多的在于类风湿关节炎疾病。类风湿关节炎（Rheumatoid arthritis，RA）是一种以关节滑膜炎症为特征的慢性全身性自身免疫性疾病，滑膜炎可反复发作，导致关节软骨及骨质破坏，最终导致关节畸形及功能障碍。其临床表现为肌肉、筋骨、关节发生疼痛、麻木、重着、屈伸不利，甚或关节肿胀灼热，类似《金匮要略》中所描述之历节病，或与桂枝芍药知母汤证相似。

有学者将近十年治疗类风湿关节炎文献的中医证候分布与遣方用药规律进行分析，纳入的 247 篇文献中，除自拟方（30.2%）外，共使用方剂 37首，最常使用前六位的方剂分别是：桂枝芍药知母汤（17.7%）、独活寄生汤（15.7%）、当归拈痛汤（3.6%）、黄芪桂枝五物（3.2%）、蠲痹汤（3.2%）、乌头汤（3.2%）。由此可见，桂枝芍药知母汤用于类风湿关节炎比例相当高，即该方治疗该病已经广为认可。后来也有学者经过一系列临床和实验研究获得较好结果，更有进一步探索其作用机制，提示其抗 RA 作用可能是通过逆转炎症-免疫系统的失衡、调节机体代谢、缓解骨破坏和抑制血管新生而实现。

2. 痛风性关节炎从历节病论治

此为西医学疾病名，古代并无该病。但通过其临床表现，舌脉特征，经中医之四诊合参，临床很多医家认为可从历节病论治。国医大师朱良春提出"浊瘀痹"新病名，它概括了痛风"浊毒瘀滞"的病机本质，既有别于西医，又统一于中医痹证范畴，对《金匮要略》《内经》中对痹证的分类的空白做了补充，从其观点来看致痹根本是互为因果的浊、瘀、痰内邪，与《内经》"风、寒、湿三气杂至合而为痹"、外邪致痹观点相一致，归属中医

"热痹""历节病""痛风痹"等范畴。

（三）随证加减

首先，颜师虑其病因病机的复杂性或不一致性，常予该方随证加减，且不拘泥于中医病证与西医疾病相对应，也不排斥西医检验指标，有时还结合指标判断病情进退。

其次，颜师根据痛风性关节炎的临床表现为局部关节红肿热痛，参考痹证证治，并结合其病机特点，根据张璐《张氏医通》"肢节肿痛，痛属火，肿属湿，盖为风寒所郁，而发动于经络之中，湿热流注于肢节之间而无已也"之说，认为痛风病源于湿聚热蕴，气机受阻，湿热聚于关节，经络闭阻，不通则痛。治疗上以清利湿热，畅通气机为原则，以该方合四妙丸为基础方，酌加川萆薢、土茯苓、车前草、泽泻等祛除湿热。对于热邪明显者，其症状可见局部关节疼痛，痛处灼热，或见红肿，痛不可触，得冷则舒，伴发热、口渴、烦闷不安者，宗颜德馨教授之法治以清热通络止痛之法，常予桂枝白虎汤合三妙丸、当归拈痛丸同用，加入忍冬藤、络石藤、丝瓜络等清热通络之品。

【验案举隅】

余某，女，42岁。

[初诊]　2018年11月5日。

主诉手足关节疼痛1年余，加重2周。患者于1年前开始无明显诱因出现手指关节红肿作痛，晨僵，其后半年余足趾关节亦红肿作痛，逢天凉则发作加剧，经查血常规、血沉、类风湿因子均未见异常。经服用甲泼尼龙和环磷酰胺2月后未见明显缓解。月经规律，无痛经，经色暗，有血块，少量白带，外阴不痒。脉左寸弱，舌尖红，苔薄白。为湿热阻络之证。治宜清热化湿，活血化瘀。

桂枝5克　赤白芍各15克　生地9克　知母9克　生薏仁15克　黄柏6克 苍白术各9克　关白附6克　鬼箭羽9克　莪术9克　吴茱萸2克　葛根9克 丹皮6克　川牛膝9克　当归9克　陈皮6克　炙甘草5克　14剂

[二诊]　2019年1月10日。患者服用上方后手足关节红肿已退，疼痛亦减轻，惟晨僵，右下肢依然红肿作痛，足冷，畏寒，胃纳，二便正常。脉左寸已起，右关弦滑，舌红苔薄白。痛者必有寒邪，仍予仲景法。

桂枝5克　赤白芍各15克　生地9克　知母9克　当归9克　羌独活各9克

熟附子5克　丹参15克　苍白术各9克　红花6克　黄柏6克　生薏仁15克

川牛膝15克　川萆薢15克　枳壳9克　炙甘草5克　14剂

[三诊]　2019年1月24日。患者服用上方后手足关节红肿热痛均明显改善，晨僵明显好转。脉弦滑，舌红苔薄白。仍以上方加减出入2周，其后患者好转未来复诊。

按　患者关节疼痛，为"痹症"，颜师辨证为湿热痹症，方用仲景之"桂枝芍药知母汤"加减，原方组成为桂枝、芍药、甘草、麻黄、生姜、白术、知母、防风、附子（炮）。《金匮玉函经二注》："桂枝治风，麻黄治寒，白术治湿，防风佐桂，附子佐麻黄、白术。其芍药、生姜、甘草亦和发其营卫，如桂枝汤例也。知母治脚肿，引诸药祛邪益气力；附子行药势，为开痹大剂。然分两多而水少，恐分其服而非1剂也。"该患症见关节红肿热痛，予以生地以养阴清热凉血；川乌散寒止痛；鬼箭羽（破血，通经）对关节变形有效；四妙丸利下焦湿热；张仲景在痹症中喜用吴茱萸。此处鬼箭羽无货，颜师用莪术代替；川乌无货，用白附子代替。二诊服前方后关节红肿明显改善，仍有疼痛、晨僵，以当归芍药甘草汤缓解晨僵，颜师认为拘急、僵直等属肝，肝苦急予甘缓之；畏寒，去石膏；疼痛明显以羌独活祛风湿止痛；原本欲用川乌，缺药改为附子；全蝎、蜈蚣可搜络止痛虑其价格较贵，暂不用；脚趾疼痛，属下部予以米仁、萆薢、川牛膝、黄柏、苍术四妙丸之意，祛下焦湿热；红花、丹参活血化瘀以通络止痛。三诊患者关节肿痛及晨僵均明显改善，继以前方服用。此病案体现了颜师对经典方剂的灵活运用，同时注重顾护脾胃，避免常用虫类药物治疗此类疾病损伤脾胃，且秉承环保节约、经济实用的理念，用轻灵之药物解决疑难病证，值得我辈学习。

十三、旋覆花汤古方新用

（一）方剂解析

本方出自《金匮要略》，由旋覆花、葱、新绛三味组成。方见2处，一是《五脏风寒积聚病脉证并治第十一》，用治肝着；二是《妇人杂病脉证并治第二十二》，用治妇人虚寒之半产漏下。对于后者，历代医家认为方证不合，多做错简论。后世医家多用旋覆花汤治疗肝着。所谓肝着，系肝脏气血郁滞，着而不行。按《金匮要略》原文所述，肝着主要有两种临床症状：一是"其人常欲蹈其胸上"，二是"先未苦时，但欲饮热"。前者因肝郁气机，患者胸胁胀满不适，故喜欢叩按胸部，借以舒展气机；后者是气血郁滞，津不上承，患者借助喝热水，使气机暂得通畅。就肝着的病机而言，当有胸胁胀痛、情志抑郁、舌黯、脉涩等症状。

方中旋覆花、葱、新绛三味共起疏肝通络、下气散结行瘀的作用，于肝着证极为适宜。旋覆花下气而善通肝络，《本经疏证》谓其味咸、甘，性温，主结气胁下满，下气消胸上痰结，通血脉；青葱通阳散结，《名医别录》言能除"肝中邪气"。至于新绛一味争议最多，有谓绯帛、绛帛，有谓茜草所染之色帛，也有谓藏红花所染，更多的则认为是新刈之茜草。《本草纲目》认为茜草专于"通经脉……活血止血"。

本方虽药味简少，却颇受历代医家重视。以清代言，温病大家叶天士善用旋覆花汤，常以此方化裁治胁痛、积聚、喘咳、阳逆忿怒、营卫不调的怯冷、月经不调等。对该方的运用达到了得心应手的地步。吴鞠通以旋覆花汤去葱、新绛，加香附、苏子、茯苓、陈皮、半夏、薏苡仁，名香附旋覆花汤，治伏暑、湿温胁痛，变内伤杂病方为外感热病剂，堪称善于通变发挥者。沈金鳌《杂病源流犀烛》所载旋覆花汤，以旋覆花汤去葱、新绛，加川芎、细辛、赤茯苓、前胡、鲜枇杷叶，治肝着胁痛。虽药味各异，实未出《金匮要略》之旋覆花汤原旨。王清任用治脱发、耳聋、紫癜风等症的通窍活血汤，由赤芍、川芎、桃仁、红花、老葱、鲜姜、红枣、麝香八味组成，其实亦源自《金匮要略》旋覆花汤。

（二）随证加减

颜师经过研读古代文献并结合临床经验，认为降香代替新绛为佳。颜师不拘泥于现代疾病的"病"，以"证"为中心，抓住主证——"肝着"，或是如《金匮要略》原文表现为"胸痛"，或是参考叶天士之"胁肋疼痛"，均以旋覆花汤治疗而效验。如以下3例病案，分别运用该方治疗冠心病、不明原因胸痛、乳腺癌肋骨转移，既是古方新用，也体现了中医的"异病同治"。以下以冠心病为例，列举颜师的随证加减用药。

1. 病在气分者

如叶天士言："初为气结在经，久则血伤入络。"以冠心病为例，颜师认为病之初期在气分，病机多为肝气郁结。如张锡纯有"心为神明之府，有时心有隐曲，思想不得自遂，则心神拂郁"之论，提示肝气郁结可致心病。另肝主疏泄，斡旋周身阴阳气血，使人的精神活动、水谷运化、气机流布皆宣通条达，一旦肝失常度，影响气之流通，形成局部或全身的气机不畅或阻滞，于是气滞血瘀，诸疾丛生。单纯肝郁气滞引发的胸痛伴有胸闷、心悸治以疏肝理气为主，颜师常用旋覆花汤合逍遥散、四逆散、柴胡舒肝散以调畅气机。

2. 病在血分者

冠心病之中、后期常表现为气滞血瘀、气虚血瘀、阳虚血瘀，此为病在血分。临床出现胸痛，则为瘀血阻络，络脉不通之证，临床常见胸痛时发，痛处固定，刺痛为主，或牵掣左肩背部，或夜间发甚，脉涩或结代，舌紫气或瘀斑。再结合病程、体质、发病季节等予以调整用药。如以气滞血瘀为甚者，颜师善用该方合冠心Ⅱ号方、血府逐瘀汤；气虚血瘀为甚者以该方合补阳还五汤、升补宗气法；阳虚血瘀以该方合保元汤、桂枝茯苓汤、桂枝附子汤、瓜蒌薤白桂枝汤等。

【验案举隅】

案❶ 李某，男，65岁，2019年3月1日初诊。

主诉胸闷、气短5天。患者既往有冠脉狭窄、高血压、前列腺增生病史，近5日无明显诱因出现胸闷、气短，左前胸痛牵及左臂，活动后为甚，受凉后加重，休息为安，胃纳一般，大便畅，小便频数，少量白痰。脉两关部弦，舌红苔薄黄。为气虚血瘀之证。治以补气活血。

生黄芪30克　党参9克　苍白术各9克　桂枝5克　黄连5克　旋覆花包煎，6克　降香6克　茯苓9克　枳壳6克　桔梗6克　黄柏6克　知母9克　怀牛膝30克　法半夏9克　陈皮6克　炙甘草5克　28剂

随访，患者服药2周后胸痛、左肩臂痛已减，自行抄方2周后上症已平。

按 患者既往有冠脉狭窄，近来左前胸、左肩臂痛阵发，以劳作后诱发，考虑为心绞痛发作可能性大，患者病史多年，"病久必虚"，为冠心病中、后期，气虚明显，故以黄芪六君子汤补气健脾化湿；以旋覆花汤活血降逆止痹；"心病宜温"，以桂枝茯苓汤温经；"补益不可失于通塞"，予以枳壳汤调畅气机；小便频数以滋肾通关丸补肾利湿通经；怀牛膝以潜镇虚阳。全方以补气活血为主，寓有调畅气机、潜镇虚阳之意。

案❷ 徐某，女，65岁。

[初诊] 2019年5月30日。反复胸闷、胸痛2年余。曾查冠脉CTA未见明显异常。颈部血管彩超（2019.2.28）示：双侧颈动脉硬化，右侧椎动

脉偏细。既往有乳腺手术史，高脂血症病史。近1周来因情绪紧张后胸痛频发，以左前胸为主，劳累后亦甚，伴有头痛，入夜乱梦。胃纳一般，大便畅。脉弦右大于左，舌红苔薄白。为气血乖违之证。

柴胡9克　枳壳6克　桔梗6克　川牛膝6克　当归9克　川芎9克　白芍9克　红花6克　桃仁6克　苍白术各9克　橘络6克　丝瓜络9克　旋覆花包煎，6克　降香6克　生甘草3克

[二诊]　2019年6月27日。胸痛已平，仍有胸闷、心悸，凡阴雨季节尤甚，大便略稀，泄前腹痛，后脑作痛，神疲略平。胃纳一般，脉右关部细弦，舌红苔薄黄，有紫气。肝家气火有余之证。

生黄芪30克　防风9克　白芍9克　苍白术各9克　枳壳6克　桔梗6克　柴胡9克　当归9克　薄荷3克　茯苓9克　川芎9克　香附9克　青陈皮各6克　羌活6克　炙甘草5克

随访，2019年7月11日，胸闷、心悸好转，大便成形，后脑作痛已平。脉右弦大于左脉，舌红苔薄黄且润。为肝家气火有余之证。上方去青陈皮、香附，加党参、丹参巩固疗效。

按　患者虽无明确冠心病史，然有颈动脉粥样硬化病史，胸痛频发，以情绪紧张后为甚，且"女人以肝为先天"，当从肝论治。初诊以血府逐瘀汤合旋覆花汤加橘络、丝瓜络以活血通络。二诊胸痛已平，仍有胸闷、心悸、头痛等证，再以黄芪赤风汤活血补气祛风，以逍遥散疏肝理气，羌活入太阳经治疗后头痛。三诊诸症得以好转，稍作调整，巩固疗效。

案❸　黄某，女，65岁。2019年5月22日初诊。

患者为乳腺癌肋骨转移，刻下两肋疼痛，胃纳一般，食入胃脘部略有不适，大便日畅。脉细弦，舌红苔薄黄。胁肋疼痛属肝着病，治以金匮方。

旋覆花包煎，6克　降香6克　生茜草9克　柴胡9克　枳壳9克　白芍9克　生薏仁15克　杏仁9克　豆蔻后下，6克　厚朴9克　姜半夏9克　白花蛇舌草15克　黄芩9克　茯苓9克　陈皮6克　生甘草3克　14剂

随访，患者服药14剂后两胁肋疼痛即减缓，此后自行抄方，因未挂到号而未就诊。

按　该患者为胁肋疼痛，为恶性肿瘤骨转移所致，然颜师认为抓住"胁肋疼痛"这一主要矛盾，叶天士认为胁肋痛也属于肝着，因而用旋覆花汤以活血通络止痛，其中新绛以降香和生茜草代替，合三仁汤以宣上、畅

中、渗下，以四逆散疏肝理气，二陈汤以健脾化痰，白花蛇舌草清热解毒抗癌治疗。服用 14 剂后疼痛程度明显减轻，频率明显减少。

十四、清震汤治疗高脂血症

（一）方剂简介

该方出自刘河间《病机气宜保命集》，原方升麻、苍术各一两，干荷叶一张，为末，每服五钱。治雷头风，症见头面疙瘩肿痛、头痛、头胀、头中或有响声等。方中苍术辛散气雄，健脾燥湿，《本草从新》称其能"燥胃强脾，发汗除湿，升发胃中阳气"；升麻升举清阳，"引胃气上腾而复其本位，便是行春升之令"（《脾胃论》）；荷叶健脾化湿，升胃中清气，《本草纲目》谓荷叶能"升发元气，裨助脾胃"。三者为伍健脾化湿之中又能升举脾胃清气。

（二）从"清阳不升"论高脂血症

《素问·阴阳应象大论》谓"清阳出上窍""清阳发腠理""清阳实四肢"，脾气主升，将水谷精微上输到心、肺、头目、四肢百骸，濡养周身。张志聪注解《内经》时指出"中焦之气，蒸津液化其精微……溢于外则皮肉膏肥，余于内则膏肓丰满"，据此，颜师认为高脂血症者常因恣食肥甘厚味、久坐少动、情志不畅等致脾胃虚弱，运化失常，以致中焦气机失于斡旋，脾不升清，胃不降浊，湿热浊邪留着体内，阻滞气血畅通。"清阳不升"当为高脂血症关键病机。临床多见形体胖而不壮、口淡无味、食后腹胀、易疲劳、头部昏沉欠清爽、夜寐鼾重等症，舌质一般较淡或有齿痕，苔白腻，脉滑。当属本虚标实之证，本虚为脾虚，虽"病涉五脏，独重于脾"，脾虚土壅为基础病机。重视健运脾胃，升发清阳，常选清震汤以升清降浊，健运脾胃；标实为湿热瘀浊之邪，颜师每在治本的基础上辅以治标；或为化湿、利湿，或为清泄浊邪，或为调气活血，随证加减。如腹部肥胖明显者或伴有便秘者，加决明子、生山楂；伴见有头晕者加泽泻汤、四妙丸以利湿泄浊；眩晕、站立不稳、面红目赤者常以黄芪赤风汤补气活血祛风，怀牛膝、肉桂药对以引火归元，潜镇虚阳；见气郁者，伍以四逆散、柴胡疏肝散、逍遥散、小柴胡汤之类以疏肝解郁，调畅气机；兼有动脉斑块者加生蒲黄、片姜黄活血化瘀、消斑块；伴有头痛者常以川芎、黄芩药对以活血清热；伴见口秽、便黏、胃胀者常以焦楂曲、青陈皮等理气消积。

【验案举隅】

江某，男，55岁。

[**初诊**]　2019年4月19日。患者经体检确诊为高甘油三酯血症，目前未服用西药。入夜难眠，大便数日一解，先干后溏，畏寒，胃纳一般，神疲，汗出，皮肤潮热，瘙痒，此起彼伏。脉弦，舌胖苔薄黄。为脾虚湿热之证。

生黄芪30克　荆防风各9克　白芍9克　苍白术各9克　升麻6克　荷叶9克　党参9克　黄连5克　肉桂2克　北秫米15克　干姜3克　连翘9克　桂枝5克　泽泻15克　法半夏15克　枳壳6克　炙甘草5克　28剂

[**二诊**]　2019年5月31日。服上方后大便成形，小便清长，足冷，皮肤瘙痒略平，胃纳一般，入夜难眠。脉弦而小数，舌红苔薄黄。为气虚生湿，湿郁化火之证。以上方去荆芥，加茯苓30克，28剂。

随访，患者服用上方3个月后，复查甘油三酯较前降低。

按　该患病高脂血症，结合大便溏、畏寒、神疲、苔黄等症状，辨证为脾虚湿热之证，以清震汤加泽泻升清降浊，化湿健脾；黄芪赤风汤加荆芥补气活血祛风；理中丸温中理脾；半夏秫米汤和胃安神；桂枝汤调和营卫；连翘解毒散结；枳壳引药物外达、上升。二诊，患者大便成形，皮肤瘙痒略平。以上方去荆芥，加茯苓以健脾化湿安神。患者服上方3月余，复查血甘油三酯较前降低。

十五、清眩化痰汤治疗后循环缺血性眩晕

（一）方剂简介

该方出自明孙一奎《赤水玄珠》，由"川芎一钱半，酒芩一钱半，天麻一钱，半夏（汤泡）二钱，白茯苓一钱二分，橘红一钱二分，桔梗一钱，枳壳一钱，甘草四分"组成。主治"痰火上攻作眩，及气不防，胸满者。"为半夏白术天麻汤去白术、生姜、红枣，加川芎、黄芩。方以半夏白术天麻汤去白术、姜、枣以清肝祛风化痰；以川芎活血化瘀，祛清窍之瘀，黄芩清热泄下。后世医家运用半夏白术天麻汤较多，对此方渐次遗忘。分析此方，注重眩晕之病机关键为"痰、瘀、风、火"，以"血中气药"川芎畅通气血，上可达清窍，外可达肌表，调畅一身之气机，一味药即可现气通血活之功；

又以黄芩之苦泄之药制约川芎辛燥升散之性，二药配伍辛开苦降，亦为古人常用之药对。且方中所含枳壳汤可畅通全身气机，调节气血平衡。全方体现了"疏其血气，令其调达，而致和平"的气血理论。

（二）病机新解

椎动脉供血不足可从"眩晕"论治，历代医家对眩晕的病机认识可概括为"风""痰""火""虚"。如《灵枢·卫气》认为"上虚则眩"；张景岳在《内经》"上虚则眩"的理论基础上，对下虚致眩也作了详尽论述，曰："头眩虽属上虚，然不能无涉于下。盖上虚者，阳中之阳虚也；下虚者，阴中之阳虚也。阳中之阳虚者，宜治其气，如四君子汤……归脾汤、补中益气汤……阴中之阳虚者，宜补其精，如……左归饮、右归饮、四物汤之类是也。然伐下者必枯其上，滋苗者必灌其根。所以凡治上虚者，犹当以兼补气血为最，如大补元煎、十全大补汤诸补阴补阳等剂，俱当酌宜用之。"朱丹溪治疗眩晕注重"痰、火"，《丹溪心法·头眩》曰："头眩，痰挟气虚并火，治痰为主，挟补气药及降火药。无痰不作眩，痰因火动，又有湿痰者，有火痰者。"龚廷贤《寿世保元·眩晕》集前贤之大成，对眩晕进行分证论治，如半夏白术汤证（痰涎致眩）、补中益气汤证（劳役致眩）、清离滋饮汤证（虚火致眩）、十全大补汤证（气血两虚致眩）等。

颜德馨教授认为"头为天象，诸阳会焉，若清则灵，若杂则钝。故凡六气外袭，痰浊内停，精血内虚，瘀阻清窍，皆能使清阳不升，眩晕乃作"（《中国百年百名中医临床家丛书·颜德馨卷》）。补充了前人对眩晕"从瘀论治"的病机。认为"人之一身不离乎气血，凡病经多日疗之不痊，须当为之调血"，眩晕亦然。何况头为天象清则灵，容不得半点杂和瘀，若因外邪入踞脑户，阳气被遏，气血运行受阻，瘀血交滞不解，则眩晕缠绵难愈；若因跌仆外伤，瘀血停留，阻滞经脉，清窍失养，其瘀之端倪更显。

（三）随证加减

颜师继承家父学术观点，临证治疗眩晕注重从气血论治，根据病程之久暂，病证之虚实灵活施治，临证常可获效。清眩化痰汤概括了"风、火、痰、瘀"之病机，临证伴有中气不足者，常合以补中益气汤加减；水饮证者，合五苓散或泽泻汤加减；痰热为甚者，合温胆汤加减；瘀血甚者，合通窍活血汤加减；气郁者，常合逍遥散、柴胡疏肝散出入；气郁化火者，合越鞠丸、丹栀逍遥丸、清肝汤等加减；湿热重者，合三仁汤、半夏泻心汤加减。

【验案举隅】

吴某，女，63岁。2019年5月16日初诊。

患者2018年10月1日无明显诱因发作性眩晕，曾入院（上海市松江区泗泾医院），经查头颅MRI未见异常；脑部彩超提示左侧椎动脉供血不足；颈动脉彩超未见异常；下肢动脉彩超提示左侧股总动脉斑块形成。西医诊断为"后循环缺血"。经扩血管（长春西丁、丹参酮、天麻素注射液）、改善脑代谢（吡拉西坦）、抗血小板聚集（阿司匹林、低分子肝素）、稳定斑块（阿托伐他汀）等治疗头晕好转出院。此后眩晕反复发作，近3周来眩晕发作频繁，发则伴恶心、呕吐，晕则站立不稳、后脑不适，闭目缓解，于当地医院查头颅CT未见异常，经静脉应用丹参酮注射液、天麻注射液无效，入夜乱梦纷纭，口角流涎，夜间口干，胃纳一般，大便畅，肠鸣漉漉，脐下作痛。脉右关部细弦，舌红苔薄黄。为痰由火动，瘀血阻窍之证。方用清眩化痰汤出入。

黄芩9克　川芎15克　法半夏9克　茯苓9克　天麻15克　陈皮6克　枳实9克　黄连3克　葛根9克　泽泻15克　丹参15克　苍白术各9克　炒竹茹6克　桔梗6克　升麻6克　生甘草3克　14剂

随访，患者服用中药期间眩晕未发作，自行再抄方14剂以巩固疗效。

按　患者为老年女性，眩晕反复发作，病程7月余，西医诊断为"后循环缺血"，经较为完善西药和中成药治疗，症状仍反复发作。近来发作频繁，程度较重。结合四诊，辨为"痰由火动，瘀血阻窍"之证，以清眩化痰汤化痰、清火、活血化瘀；以清震汤去荷叶加葛根升阳生津，以疏解太阳经之滞；泽泻汤泄浊；两者合用，清气得升，浊邪得降，气机得畅；温胆汤以温化痰湿，绝生痰之源；"脑病宜清"，以丹参以活血凉血安神。全方注重化痰、降火、升清、活血、调气，体现颜氏内科治疗脑病特点，方证对应，故效验。

学术思想篇

一、补脾不如运脾

颜师的先祖父亦鲁公为海派中医颜氏内科创始人，学术推崇李东垣"脾胃不足为百病之始"之说，提出脾胃既为后天之本，亦为诸病之源，脾胃有病，其他四脏必受波及，而他脏有病，亦必波及脾胃，临床善用平胃散、二陈汤治疗内外诸病。颜师继承其学术经验，在临床实践上极其重视脾胃的作用，认为胃主磨谷，磨水谷为精气；脾主运化，运精气至全身，以生气血，奉养生身，莫贵于此。指出脾为太阴阴脏，喜温恶寒，喜燥恶湿，凡外感六淫、内伤七情伤及脾土，导致湿邪壅塞，阳失斡旋之证，辨证用药宜温宜动，遵循先祖父"补脾不如运脾，运脾之品，首推苍术"之言，每取苍术运醒脾气而奏功。

苍术，味辛、苦，性温，辛能行气，苦可燥湿，既入脾胃经善温运脾气；亦入肝经，善解气郁，可求"补脾必远肝木"之效。其气雄味香，善化湿浊之邪。颜师在临床上擅用苍术、白术同投，剿抚兼施，运脾化浊，化三焦之湿邪，疗效显著。如治寒饮咳喘者，取小青龙汤加苍白术以化饮邪；暑湿发热者，取三仁汤加苍白术以辛开湿邪；湿热癃闭者，取滋肾通关丸加苍白术以祛浊邪；对内伤虚劳之证，常于滋腻之大补气血方中加入苍白术，既监制补益药物滋腻之弊，又能促进药物吸收，有一举两得之功。

二、慢病当以缓图治

慢性病由于患者长期受到六淫、七情、外伤跌仆、各种病痛的干扰，以致影响气血的正常循行，出现气机受阻，瘀血停滞。由于瘀血的产生与存在，使脏腑得不到正常濡养，最终导致脏腑虚衰，精气神亏耗，无力祛逐邪气，从而出现虚实夹杂，寒热并见，真假互现的病证。

颜师继承其父德馨教授的"慢性病投以膏滋药尤为相宜""制膏缓图""改煎为膏，便于常服，以竟全功"的学术观点，赏识《慎斋遗书》"病有新久，新则势急，宜治以重剂；久则势缓，宜调以轻剂"之说，认为凡疾病缠绵不愈，正气已伤，邪气内陷，正邪交结，蛮补则易恋邪，峻泻则易伤正，故而提出"急性病贵于早逐客邪，慢性病当以缓图治"的学术思想。

颜氏内科起源于孟河医派，孟河医家以和法缓治为宗旨。颜氏内科传承了孟河医派的用药特点，以历代用药轻灵而闻名。所谓轻，即用药剂量轻；所谓灵，即治疗效果显著。颜师在临床上传承与发扬用药轻灵特色，强调在慢性疾病的治疗过程中，不宜用重剂猛药，以防伤及正气，更不主张长期应用大剂量苦寒之品，以重伤胃气。

颜师认为《素问·至真要大论》的"谨察阴阳所在而调之，以平为期""疏其血气，令其条达，而致和平"是治疗慢性病的二大法则，习用补中益气汤、清暑益气汤、麦门冬汤等王道之方，以调整阴阳平衡；取逍遥散、血府逐瘀汤、黄芪赤风汤等和平之方以调畅气血，缓以图治，以求气通血活，阴平阳秘。

三、气血失衡是心脑病的基本病机

颜师根据心脑生理功能与气血的关系密切的特点，认为心脑病的基本病机是气血失衡。因为任何致病因子侵犯心脑，势必首先影响气血失和，循行受阻，造成心脑失养，导致心脑功能低下，进而出现功能失调和病理障碍，引发病变。因此从气血失衡入手深入研究心脑病的病机，有利于把握治疗的原则性和方向性，从而使辨证论治更能解决主要矛盾。

（一）心病病机

《素问·痿论》谓："心主血脉。"《素问·五脏生成》则谓："诸血者皆属于心。"脉为血府，与心相连，使血畅流脉中，环周不休。若外感寒热，邪伤气血；或情志不和，气滞血阻；或生活失节，痰瘀内生阻脉；或久病气弱，均可致使气血失衡。脉中血行受阻，瘀阻脉道，则发胸痹心痛；血不养心，心神不宁，则发惊悸怔忡；瘀阻气道，气机升降失权，则发咳逆喘促；瘀阻水道，水湿外溢皮肤，则发为心水。可见心病所表现的证候均与气血失衡有关。

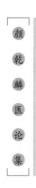

（二）脑病病机

脑之所以发挥其主元神的功能，必须以气血的濡养和气机的升降有序为先决条件。若气机逆乱，上冲于脑，则见眩晕、头痛、失眠、烦躁等症。若瘀血上停于脑，阻于脑络，则见突然昏仆、言语不清、半身不遂或身体麻木等症。正如《内经》所谓"血之于气，并走于上，则为大厥""大怒则形气绝，血菀于上，使人薄厥"。他如尸厥、暴厥、阳厥、暗痱等，都与气血逆乱与失衡于脑相关。脑部气血运行失常，不仅可使气血逆乱与失衡，而且可产生内风、内寒、内湿、内燥、内火等邪，而发脑病。

（三）心脑病病机演变

颜师认为心脑病从病因作用于机体，到相应的症状出现，以致病情的发展，其病机不是一成不变的，而是根据正邪相搏、脏腑相传等因素，气血失衡也会出现由表入里，由实转虚的变化，其病机演变有一定的规律性，探讨其演变规律，对指导临床辨证和用药有重要的意义。

1. 气滞血瘀是心脑病的早期病机

气为血帅，气行则血行，气滞则血运不畅，脉道不利，血滞脉瘀。凡如胸闷胸痛、惊悸失眠、头晕目眩、头痛头胀等，舌暗紫，或有瘀斑瘀点，脉涩，多见于胸痹、心悸、眩晕、头痛等。

2. 痰瘀交阻是心脑病中期阶段

气机阻滞，水湿内停，聚而成痰，血滞脉中或血溢脉外，停而为瘀。因此，气滞血瘀的病机演变多为痰瘀互结，痰瘀一经形成，则缠绵难化，且贯穿疾病始终，互为转化。凡如头重头蒙、耳鸣耳聋、胸闷胸痛、肢体麻木不仁等；舌紫苔白腻或黄腻；脉弦或滑，多见于胸痹、心悸、眩晕、中风、痴呆等。

3. 寒化、热化为心脑病晚期阶段

寒化则伤气耗阳，演变为气虚血瘀，或阳虚血瘀。阳气亏损，不能温通血脉，则症见神疲乏力、心悸气短、头晕目眩、肢体麻木、口流涎沫、半身不遂等，甚则出现面色苍白，畏寒肢冷，胸痛彻背，下肢浮肿，舌淡紫且胖嫩，脉迟或弱。痰瘀热化则伤津损阴，演变为阴虚血瘀，津血同源，津亏血少，血脉涩滞，则症见胸痛隐隐，头晕目眩，心悸怔忡，气促汗出，舌紫红苔薄少津或有裂纹，脉虚细、数，或促脉，多见于心痛、怔忡、心水、中风、痴呆等。

四、治病不可失于通塞

治病不可失于通塞，而通塞关键在于疏通气血塞滞。颜师在学术上深受历代医典与颜氏内科长辈的影响。如颜亦鲁先生的痰湿当以理气为先的思想，颜德馨教授"久病必有瘀，怪病必有瘀"之说，认为疾病的基本病理过程离不开气血失调，而痰瘀是气血失调的必然结果。气机升降失常，脏腑功能失调，津液不得正常循环输布，停留裹杂而成痰湿；血气不得正常循环运行，停留脉之内外而成瘀血。痰瘀为患，变化多端，百病丛生。若痰瘀不除，诸病难瘳。

历代文献对此有着精辟论述，如《素问·至真要大论》谓："谨守病机，各司其属，有者求之，无者求之，盛者责之，虚者责之，必先五胜，疏其血气，令其条达，而致和平。"指出审机论治，除了必先使五脏元气充足外，当需疏通血气，令其通畅调达。历代医家对此多有发挥，如《丹溪心法》谓："气血冲和，万病不生。一有怫郁，诸病生焉。"《王氏医存》谓："气血周流则不病，气滞血凝故病。"《医林改错》谓："气通血活，何患疾病不除。"为此，颜师极力赏识明代张浩《仁术便览》中所谓的"治病之要，不可失于通塞，或一气之微汗，或一旬之通利，如此乃常治之法，久则清浊自分，荣卫自和"观点。临床在审机论治中，不忘通塞的原则，凡属气滞显著者，每稍以柴胡剂；属血瘀明显者，则佐以桃红剂，例如取四逆散疏肝理气，或配桃红四物汤活血化瘀；或用平胃、枳术理气化湿；或加二陈导痰行气化痰，随证而施，多有事半功倍之效。颜师认为在祛邪之剂中加入疏通气血之品，能因势利导，有利于祛除病邪，而在应用补益剂时，也应注意调气活血，故忌呆补，加入调畅气血之药，则更有利于促进补益药的吸收，从而达到扶正达邪的目的。

颜氏内科学术经验丛书

颜乾麟医话医论医案集

颜乾麟医案集

心 系 病 证

一、冠状动脉狭窄

案 ❶ 张某，女，58 岁。

[初诊] 2015 年 9 月 8 日。

主诉：反复胸痛 3 月余。

病史：患者 3 个月前经查为冠脉狭窄。刻下症见反复胸痛，唇青，动则气促，痰白黏稠，量少。

舌脉：舌红苔薄白，脉细弦小数。

检查：冠脉 CTA（2015.6.2）示：左前降支斑块，狭窄约 50%。心超（2015.6.2）示：心脏形态结构尚正常，轻度肺动脉高压。

诊断：中医：胸痹。

　　　西医：冠状动脉粥样硬化性心脏病。

辨证：气虚血瘀。

治则：温阳益气，活血化瘀。

处方：生黄芪 30 克　党参 9 克　苍白术各 9 克　当归 9 克　蔓荆子 9 克　葶苈子包煎, 18 克　桂枝 5 克　赤白芍各 9 克　丹参 15 克　川芎 9 克　降香 5 克　红花 6 克　苏子 15 克　枳壳 6 克　桔梗 6 克　炙甘草 5 克　14 剂

[二诊] 胸痛较前改善，偶有头痛，脉细，舌红苔薄白略干。气虚血瘀之证。上方川芎增至 15 克，去苏子，加生蒲黄 9 克。

以升补宗气、化痰祛瘀为主线，若见气阴两虚时，则加生脉饮；见便溏，则取祛风胜湿法酌加祛风药如防风用至 9 克；如是加减治疗近一年。

随访：一年后复查冠脉 CTA：冠脉狭窄降至 30%；继续服用中药，两年后复查冠脉造影示：冠脉狭窄降至 20%。

按 颜师常从气血论治冠脉狭窄。首先，注重升补宗气，《灵枢·邪客》曰："宗气积于胸中，出于喉咙，以贯心脉而行呼吸焉。"宗气的生理功能主要体现在对心肺功能的调节上，宗气失常则心脉不畅，肺气失于宣肃。临床常仿李东垣补气升阳之法。取黄芪、党参、蔓荆子、升麻、柴胡、苍白术等药升补宗气，宗气得升，则心气足、心脉畅、心血行。同时注重泻肺逐水，常取苦降辛散之葶苈子清热平喘、利水消肿。其次，对于气虚血瘀者，常以升补宗气法（党参、黄芪、蔓荆子、葶苈子）合冠心Ⅱ号方（丹参、川芎、赤芍、红花、降香）。再次，因冠心病病机特点为"阳虚阴凝"，阳虚为本，阴凝为标，颜师提出"心病宜温"，因温药既可温补阳气，又可温运血行、温化寒饮，标本兼顾，有一举而两得之妙。方常以桂枝茯苓汤温经通络，利水安神；以枳壳汤调畅气机，炙甘草以甘温缓急。对于冠脉狭窄或颈动脉斑块者，颜师喜用生蒲黄，剂量为9~15克，生蒲黄甘辛、凉，入肝、心经，有凉血止血，活血止痛之效。《本草正义》言："蒲黄，专入血分，以清香之气，兼行气分，故能导瘀结而治气血凝滞之痛。"

案❷ 康某，男，60岁。

[初诊] 2014年6月4日。

主诉：反复胸闷2月余。

病史：患者于4年前查出血糖偏高，胆固醇偏高。近2月来反复胸闷，于医院行冠脉CTA检查提示：左冠前降支软斑块，狭窄50%。刻下觉头晕、头胀，时有畏寒，少量白痰，胃纳尚可，大便日畅，入夜平安。

舌脉：舌红苔薄白，脉右寸弱，左关部细弦。

检查：冠脉CTA（2014.5）示：左冠前降支软斑块，狭窄50%。

诊断：中医：胸痹。

   西医：冠状动脉狭窄。

辨证：气虚血瘀。

治则：补气活血化瘀。

处方：生黄芪30克　当归10克　赤白芍各10克　川芎10克　桃仁6克　红花10克　柴胡10克　川牛膝6克　枳壳6克　桔梗6克　桂枝5克　苍白术各10克　党参10克　厚朴10克　陈皮6克　生蒲黄包煎，9克　炙甘草5克

28剂

[二诊]　2014年7月9日。胸闷较前缓解，头晕头胀仍有，脉右寸已起，舌红苔薄白，痰白量少。前方川芎加至15克，枳实易枳壳，去柴胡、厚朴、陈皮，加黄连5克、藁本10克、蔓荆子10克，28剂。

[三诊]　2014年8月6日。头晕头胀消失，胸闷未发，入秋后畏寒重，肺气不足证。前方去藁本、蔓荆子，加防风6克、炮姜3克、茯苓10克，28剂。

随访，2015年9月复查冠脉CTA提示冠状动脉斑块消失。患者有肺气不足之证，入冬易咳，经多年诊治后，咳症减缓，至今胸痹未发。

按　患者反复胸闷，持续不缓解，经检查有冠脉狭窄，四诊合参，辨证为气虚血瘀之证，以参芪补气，血府逐瘀汤活血化瘀，平胃散健脾化痰，再以颜师治疗冠脉斑块经验用药生蒲黄包煎入汤剂。二诊，患者胸闷改善，头晕头胀仍有，川芎剂量加至15克活血止痛，藁本、蔓荆子以清脑止痛。三诊，头晕头胀已平，胸闷未发，其后转而治疗他症，生蒲黄一直服用1年有余，再次复查冠脉CTA提示冠脉斑块消失。

案❸　孙某，男，76岁。

[初诊]　2015年5月8日。

主诉：反复胸部隐痛1月。

病史：患者既往有冠心病陈旧性心梗、高血压病、高脂血症病史。查冠脉CTA（2015.2）提示冠脉狭窄大于70%。近来胸部隐隐作痛，胃纳一般，时而泛酸，大便成形，口干口苦，入夜平安。

舌脉：舌淡苔薄白，脉左寸弱，右关部细弦。

检查：冠脉CTA（2015.2）提示冠脉狭窄大于70%。

诊断：中医：胸痹。

　　　　西医：冠状动脉粥样硬化性心脏病。

辨证：阳虚血瘀。

治则：温阳益气，活血化瘀。

处方：生黄芪30克　党参9克　苍白术各9克　当归9克　赤白芍各9克　红花6克　桃仁6克　川芎9克　枳壳6克　桔梗6克　黄连5克　桂枝5克　吴茱萸2克　广木香9克　川牛膝9克　炙甘草5克　28剂

[二诊]　2015年6月19日。患者服用上方1月，至其他医生处服用中药2周。近来时而胸痛，精神尚可，少有泛酸，胃纳一般，大便日畅，时而

困倦。脉左关部弦滑，舌红苔薄白。为气虚血瘀之证。上方去桃仁、川牛膝，加降香5克、怀牛膝30克，14剂。

[三诊] 2015年7月3日。患者胸痛已平，胃纳一般，泛酸已平，大便日畅，入夜平安。饭后困倦，汗出不多。脉弦而小数，舌红苔薄黄。为气虚血瘀之证。

处方：生黄芪30克 党参9克 苍白术各9克 黄连5克 桂枝5克 当归9克 白芍9克 川芎9克 红花6克 降香5克 枳实9克 桔梗6克 柴胡9克 怀牛膝30克 白蒺藜15克 炙甘草5克 14剂

[四诊] 2015年7月17日。患者胸痛未发，困倦，餐后尤甚，不泛酸，胃纳一般，口秽，大便日畅，入夜平安。脉左寸弱，余脉弦，舌红苔薄黄。为气虚湿热夹瘀之证。上方去降香，川芎剂量调整至15克，加升麻6克。

随访，患者一直服用上方加减至2015年12月复查冠脉CTA提示冠脉通畅，未见狭窄。

按 患者经冠脉CTA检查为冠脉狭窄，未进一步行冠脉造影检查，未行支架植入治疗，就诊于颜师门诊寻求中医治疗。初诊症见胸部隐隐作痛，持续难以缓解，结合舌脉，辨证为阳虚血瘀之证。方以参芪补气，桂枝温阳，血府逐瘀汤活血化瘀，另以左金丸平肝抑酸，广木香行脾胃气滞治疗。二诊，时有胸痛，精神较前略有改善，仍以温阳益气活血为治，方去桃仁、川牛膝，加怀牛膝30克，与桂枝5克组成药对以潜镇虚阳，加降香以活血止痛，治疗胸痛效佳。如《本经逢原》言："降真香色赤，入血分而下降，故内服能行血破滞，外涂可止血定痛。"三诊，患者胸痛已平，以冠心Ⅱ号方活血化瘀，枳壳易为枳实，与白术组成枳术丸以补其脾胃虚弱。四诊，胸痛未发，以补气温阳活血为原则，继服至年底，总共服药6月余，经复查冠脉CTA提示冠脉无狭窄。

二、风湿性心脏病

方某，女，65岁。

[初诊] 2016年4月20日。

主诉：反复胸闷40余年，加重1周伴神疲。

病史：确诊为风湿性心脏病病史40余年，8年前行主动脉瓣、二尖瓣置换术，有胆石症病史。其间反复胸闷，近1年来神疲乏力，动则气促，持续性房颤。近1周来胸闷加重，伴神疲甚，食后作胀，下肢浮肿，畏寒肢冷，胃纳一般，大便畅，入夜平安。

舌脉：舌红苔薄黄，脉右寸弱。

诊断：中医：心水。

西医：风心病。

辨证：气虚血瘀。

治则：补气温阳，活血化瘀。

处方：生黄芪30克　党参9克　当归9克　川芎9克　桂枝5克　丹参9克　桃仁6克　红花6克　柴胡9克　枳实9克　桔梗6克　青陈皮各6克　苍白术各9克　葶苈子包煎，18克　蔓荆子9克　炙甘草5克　14剂

[二诊] 2016年5月18日。药后上午身体感觉舒适，到傍晚胃胀，少腹隐隐作痛，潮热汗出，寒热往来，入夜难寐，脉右寸已起，舌红苔薄白。为气虚血瘀，肝气不达之证。

处方：生黄芪30克　党参9克　苍白术各9克　桂枝5克　熟附子3克　当归9克　白芍9克　川芎9克　柴胡9克　枳实9克　青陈皮各6克　木香15克　薄荷3克　茯苓30克　焦山栀6克　丹皮6克　炙甘草5克　14剂

上方加减继续服用数月，诸症消失。

按 颜德馨教授曾提出风湿性心脏病出现水肿，可归入"水气病"之"心水"范畴。心水虽首见于《金匮要略·水气病脉证并治》："心水者，其身重且少气，不得卧，烦而躁，其人阴肿。"但在此之先，《内经》对心水证部分症状有散在的描述，如《素问·逆调论》谓："夫不得卧，卧则喘者，是水气病也。"《素问·气交变大论》谓："岁水太过，寒气流行，邪害心火……甚则腹大胫肿、喘咳。"《素问·水热穴论》谓："水病下为胕肿大腹，上为喘呼不得卧，标本俱病，故肺为喘呼，肾为水肿。"指出该证由寒邪损伤心阳所致水肿，并且由心可影响肺和肾，致使标本同病，还会出现呼吸喘息等症状。基本病机为心阳式微，阳虚水泛，凌心射肺。其病位虽然主要在心，但与肺、脾、肾诸脏关系密切，肺为水之上源，脾主运化，肾为水之下源。肺脾肾功能失常，势必导致血瘀、痰浊、水邪的留潴而为害，加重心阳的亏虚。故心水证当属本虚标实之证，心阳虚弱为本，血瘀、痰浊、水邪为标。治疗当宗补气活血，温阳利水为原则。

该患者初诊即见阳虚之证明显，且久病宗气不足，颜师以升补宗气方合血府逐瘀汤，加桂枝温经、丹参活血，取其"化血利水"，瘀从水道而去之

意。二诊现肝郁化火之势，先去蔓荆子、葶苈子，调整为丹栀逍遥散加减清肝解郁理脾为先，不忘温阳大法，加熟附子和辛温气烈，壮阳化气。宗温阳活血利水之原则，随证加减，治疗数月，患者心水之证平。

三、二尖瓣返流

叶某，男，67岁。

[**初诊**]　2016年12月14日。

主诉：胸闷气促1年伴口苦。

病史：患者近1年出现胸闷，活动后气促，曾查心超（2016.11.9）示：重度二尖瓣返流，肺动脉高压。近来胸闷，活动后气促，口苦，汗出不多。胃纳一般，大便日畅，入夜平安。

舌脉：舌暗红苔薄白，脉弦滑。

检查：心脏彩超（2016.11.9）示：重度二尖瓣返流，肺动脉高压。

诊断：中医：胸痹。

　　　　西医：二尖瓣返流。

辨证：气虚血瘀。

治则：升补宗气，活血化瘀。

处方：生黄芪30克　党参9克　苍白术各9克　蔓荆子9克　葶苈子包煎，18克　当归9克　赤白芍各9克　川芎9克　枳壳6克　桔梗6克　柴胡9克　红花6克　桃仁6克　川牛膝6克　陈皮6克　炙甘草5克　14剂

[**二诊**]　2016年12月28日。服上方无不适，入夜泛酸，大便略溏，口干，脉两关弦滑，舌红苔薄白。为宗气不足之证。上方去桃仁，加丹参9克、黄连3克、吴茱萸2克。

随访，后续宗升补宗气，调气活血法治疗，遇泛酸甚，酌加黄连用量至5克；见夜尿频，合缩尿丸；有痰，加二陈汤等随证加减，患者胸闷、气促等症状明显缓解。

按　本案患者为重度二尖瓣返流，因不愿手术，故寻求中医治疗。患者主证为胸闷、气促，动则亦甚，此乃宗气不足表现。宗气积于胸中，主心肺功能，其下者，注于气街，使肺气宣肃而不喘，其上者，贯于心脉，使心神和平而不悸。宗气兴旺，则清阳上升，浊阴下降，心肺协调，营卫气血和畅。若宗气不足，心无力推动血液运行而瘀血潜生，肺无力治节水津运行而水邪内停，遂生水肿、喘促诸证。方以升补宗气法合血府逐

瘀汤合二陈汤，全方具补气、活血、化痰、利水之功。并以此为原则随证加减治疗。

四、心脏移植术后

韩某，男，51岁。

[初诊] 2017年1月11日。

主诉：反复胸闷、心悸5年余，加重1月。

病史：该患为1998年上海市首例心脏移植手术者，一直服用利尿剂、抗排异药物、抗感染药物等，有糖尿病史。症见反复胸闷，动则心悸，腹胀，手足冷，胃纳一般，大便日畅，入夜难以平卧，下肢浮肿。

舌脉：舌红苔薄黄，脉右寸弱。

检查：面色青黄，唇紫，身形消瘦，腹部胀大。

诊断：中医：心悸。

　　　　西医：心脏移植术后。

辨证：气虚血瘀。

治则：温阳利水，活血化瘀。

处方：生黄芪30克　党参9克　当归9克　白芍9克　川芎9克　桂枝5克　黄连5克　桃仁6克　红花6克　柴胡9克　枳壳6克　桔梗6克　川牛膝6克　苍白术各9克　泽兰泻各15克　炙甘草5克　14剂

[二诊] 2017年1月25日。患者胸闷、心悸略有改善，睡眠好转，下肢肿胀，腹胀，大便呈水样，小便不畅，脉细数，舌红苔薄白。为阳虚水泛，血脉不和之证。上方去桃仁、柴胡、川牛膝、黄连，加熟附子3克、丹参9克、陈皮6克、猪茯苓各15克，14剂。

[三诊] 2017年2月8日。患者胸闷、心悸改善，下肢浮肿好转，大便略成形，入夜难以平卧，畏寒，腹胀，脉细，舌红苔薄白。为阳气式微也。上方去丹参、陈皮，加葶苈子18克、桑白皮9克、枳壳易为枳实6克，14剂。

[四诊] 2017年2月22日。胸闷、心悸略平，腹胀，入夜口干，大便成形，下肢略浮肿，脉细，舌红苔薄白。为阳虚水停之证。上方去桑白皮、枳实、桔梗，葶苈子用至30克，加紫菀9克、槟榔6克，14剂。

[五诊] 2017年3月8日。胸闷、心悸略平，小便通畅，睡眠已安，腹胀好转，仍畏寒。上方去白芍、紫菀、槟榔、大腹皮，加蔓荆子9克、干

姜3克，14剂。

[**六诊**]　2017年3月22日。大便已成形，继以随证治疗。

按　患者在二十年前接受了心脏移植手术，当时正值壮年，后续一直精心治疗，总体病情稳定。随着年龄增长，脏腑功能衰退，气血运行不力，病症显现并很快加重。初次就诊时面色青黄，唇紫，身形消瘦，腹部明显鼓大，自述每日需要服用二十多种西药。近日胸闷心悸，腹胀难忍，一派阳虚血瘀水停之象，颜师予以参芪补气，桂枝汤温经，血府逐瘀汤活血化瘀，泽兰泻以活血利水，全方以扶正（补气、温阳）祛邪（活血利水）为治。二诊，胸闷、心悸改善，阳虚症状明显，去桃仁、柴胡、川牛膝、黄连，加熟附子3克、丹参9克、陈皮6克、猪茯苓各15克，以增加温阳利水之力。三诊，针对患者夜难平卧，加葶苈子、桑白皮泄肺利水，枳术丸以健脾化湿。四诊，葶苈子剂量增至30克，再加紫菀取"提壶揭盖"之意，槟榔行下焦之气滞利水。五诊，阴水已祛，以理中丸、升补宗气法善后。到六诊时面色已大为好转，腹部鼓大基本消退，西药亦减至五六种。本案为心脏移植术后，心功能不全病例，当从"心水"论治，整个治疗过程仍为注重阳气，从气血论治，温阳化水，升补宗气，活血利水。

五、心律失常

案❶　杨某，女，38岁。

[**初诊**]　2018年5月3日。

主诉：反复心悸1年余，加重伴胸闷2周。

病史：患者既往室性早搏1年余，一直服用心律平治疗，但仍反复心悸发作。近2周来自觉加重，伴胸闷，入暮后亦甚，乏力、饥饿后头昏，受凉后易于腹泻，易感，入睡难，胃纳可，大便通畅。

舌脉：舌红苔黄略干，脉细而结。

检查：心电图（2018.5.3）示：室性早搏三联律，ST段压低。

诊断：中医：惊悸。

　　　西医：室性心律失常。

辨证：肝家气火有余，心阳受阻。

治则：清肝理气，温阳安神。

处方：柴胡9克　当归9克　白芍9克　薄荷3克　茯苓30克　苍白术各9

克 黄连5克 桂枝5克 枳壳6克 桔梗6克 灵芝15克 川芎9克 丹参9克 远志9克 干姜3克 炙甘草5克 14剂

[二诊] 2018年6月6日。心悸较前改善，伴有乏力，胸闷入暮后加重，乏力，头昏较前改善，二便调，入睡难略有改善。脉涩，舌红苔薄白。为阳气不足，瘀血阻络之证。治以温阳通经，活血化瘀。方以黄芪赤风汤合苓桂术甘加附子汤加减。

处方：黄芪30克 防风6克 苍白术各9克 桂枝5克 白芍9克 黄连5克 枳壳6克 桔梗6克 茯苓30克 灵芝15克 熟附子3克 酸枣仁15克 木香6克 丹参9克 川芎9克 炙甘草5克 14剂

[三诊] 2018年6月20日。心悸改善，偶有活动后胸闷、头昏，入夜安。为阳亏血瘀，心神失养之证。

处方：生黄芪30克 党参9克 桂枝6克 黄连6克 苍白术各9克 枳壳6克 桔梗6克 茯苓30克 灵芝15克 当归9克 酸枣仁15克 炙远志9克 川芎9克 白芍9克 丹参9克 炙甘草5克 14剂

随访，2018年8月15日，心悸已平，ECG示窦性心律。

按 叶天士在《临证指南医案》提出："女人以肝为先天。"是说女子为病，肝气易于郁滞，肝火易于内生，扰动心神，心神不宁则心悸。颜师认为以肝气郁滞证为主者，病在气分，当以疏肝理气为先，重视"气机"在疾病中的作用，认为"气通则血活"。初诊，方以逍遥散为主疏肝实脾，方中白术改为苍术、白术，取"补脾不如健脾，健脾不如运脾"之意；茯苓用30克，与灵芝组成药对，健脾安神效更佳；逍遥散中原用炮姜，患者有畏寒症状，予以干姜易炮姜；枳壳汤以枳壳、桔梗一升一降调畅气机；川芎疏肝为主；丹参活血安神；远志化痰补肾安神。全方以治气（逍遥散）、活血（丹参、当归之类）、安神（丹参、茯苓、灵芝、远志）、温阳实脾（苓桂术甘汤），标本兼治。二诊，加强安神，以酸枣仁、熟附子药对，颜师之意为"心病宜温""安神即是抗心律失常"。三诊，以此方案加减治疗2周后获愈。

案❷ 王某，男，89岁。

[初诊] 2018年8月24日。

主诉：心悸阵发2周余。

病史：患者既往有冠状动脉狭窄，心律失常，房颤，颈动脉粥样硬化病史。近2周来心悸阵发，动则尤甚，伴有胸闷，胸痛，偏侧头痛，耳鸣，无头晕，疼痛程度一般，以胀痛为主，胃纳一般，入夜多梦，大便欠畅，小便频数。

舌脉：舌红苔薄黄，脉偶见结脉。

诊断：中医：心悸。

西医：冠心病，心律失常，房颤。

辨证：气阴不足，痰热内扰。

治则：益气养阴，清化痰热。

处方：生黄芪30克　党参9克　麦冬9克　五味子6克　黄连5克　枳实9克　法半夏9克　茯苓9克　陈皮6克　桂枝5克　丹参9克　益智仁6克　乌药6克　苍白术各9克　白蒺藜15克　炙甘草5克　14剂

[二诊]　2018年9月9日。心悸较前减少，头痛已平，耳鸣好转，改变体位后出现郁冒，胸闷已平，恶寒，易于汗出，入夜足冷，胃纳一般，入夜平安，脉细弦，舌红苔薄黄。气虚痰瘀交阻之证。

处方：生黄芪30克　党参9克　苍白术各9克　黄连5克　法半夏9克　天麻9克　桂枝5克　赤白芍各15克　生地9克　川芎15克　香附9克　藁本9克　柴胡9克　枳实9克　桔梗6克　炙甘草5克　14剂

[三诊]　2018年9月21日。心悸明显好转，偶有小发，活动后略气促，口角流涎，精神尚可，胃纳一般，大便略干，入夜梦呓。脉右寸小滑，舌红苔薄黄。为气虚痰热之证。

处方：生黄芪30克　党参9克　苍白术各9克　黄连5克　石菖蒲9克　枳壳6克　桔梗6克　法半夏9克　茯苓30克　郁金9克　陈皮6克　丹参15克　赤白芍各9克　桂枝5克　川芎9克　炙甘草5克　14剂

按　患者耄耋之年，气阴皆为亏虚，气虚则失却其温通、推动作用，血、津液为此滞涩不通；其次，气虚则无以生血，则化源不足。均可致心中悸动不安，动则气促；又兼见头痛、耳鸣，此为脑病，为痰热内扰心神所致，"脑病宜清""心病宜温"，心脑同病，故心脑同治，予以黄芪生脉饮益气养阴，苓桂术甘汤温阳利水，黄连温胆汤清化痰热，白蒺藜祛头面之风，且为治疗耳鸣之要药；丹参以活血凉血安神；缩泉丸温肾收涩小便。二诊，脑病基本改善，心悸亦有好转，去黄连温胆汤，以交泰丸交通心肾治疗心悸，半夏白术天麻汤化痰平肝，以柴胡疏肝理脾和胃，藁本治疗头痛。三诊，心悸基本平复，入夜梦呓，重点治疗脑病，以白金丸之意清心安神开窍，继以交泰丸、二陈汤、丹参为用。

六、高血压病

案❶ 黄某，男，48岁。

[初诊] 2019年8月28日。

主诉：血压升高伴头胀痛1周。

病史：患者近1周来因劳累晚睡，加之与家人动怒后，出现头胀，头重脚轻感来就诊，测血压为185/118 mmHg。刻下面红目赤，头胀、头晕，情绪易怒，大便一日3~4次，入夜难眠。

舌脉：舌红苔薄白，脉细。

检查：血压185/118 mmHg。

诊断：中医：头痛。

西医：高血压病。

辨证：虚阳上亢。

治法：潜镇虚阳，解郁利湿。

处方：柴胡9克　黄芩9克　法半夏9克　党参9克　桂枝5克　白芍9克　羚羊角粉另吞，0.6克　黄连5克　怀牛膝30克　川芎15克　枳实9克　泽泻15克　苍白术各9克　肉桂2克　车前子包煎，18克　生甘草3克　14剂

硝苯地平片舌下含服1片，监测血压情况。

[二诊] 2019年9月11日。血压145/90 mmHg。患者近2周来自行监测血压为120~130/90~98 mmHg。自述除服上方以外，每日含服1片硝苯地平片。刻下头晕改善，仍有头重脚轻感，情绪烦躁，夜间鼻塞，尿频，大便稀，每日3~4次，足不冷。为虚阳上浮之证。上方去黄连、枳实、车前子、肉桂、生甘草；加煅牡蛎（先煎）15克、生薏仁15克、熟附子5克、泽兰15克、黄柏5克、炙甘草5克，14剂。硝苯地平片改为硝苯地平控释片，每日一片，晨起空腹服。

[三诊] 2019年9月25日。血压120/95 mmHg。头晕明显好转，略有头胀，头重脚轻明显改善，紧张时面红，大便偏稀，每日3~4次。脉弦而小数，舌胖大，质淡。为虚阳上亢之证。以上方桂枝改为肉桂2克，白芍剂量改为15克，去泽兰泻、黄柏、生薏仁，加葛根9克、丹参15克、生石决（先煎）15克、车前子（包煎）18克，14剂。继以硝苯地平控释片，每日一片，晨起空腹服。

随访，患者服用上方14剂后停服降压西药，血压仍维持正常、平稳。

按 患者七七之年，肾精亏虚，加之近日劳累，更伤精气，"阳气者烦劳则张"，加之情绪易怒，阳气亢盛于上则见头晕，头胀，头重脚轻感。"急则治其标"，当急需以潜镇上亢之虚阳，以绝肝风扰动而引发中风之患。以小柴胡汤解少阳之郁热；羚羊角粉以平肝息风；桂枝汤调和营卫；泽泻汤加车前子以利水除饮治疗头晕；怀牛膝、肉桂药对以潜镇浮阳，引火归元；黄连以泻心火；枳实白术组成枳术丸以健脾消食，行气化湿。二诊，患者血压下降，头晕略有改善，但症状改善不甚明显，观其舌质淡胖，大便稀薄等症，此为脾虚之证，此头晕乃虚阳上浮，故加强治本，以上方去黄连、枳实、车前子、肉桂、生甘草，加煅牡蛎、生薏仁、熟附子、泽兰、黄柏、炙甘草，熟附子以温阳，和羚羊角粉组成药对，潜镇虚阳。三诊，患者血压进一步下降，症状均具明显改善，调整用药，小柴胡汤不变，熟附子、羚羊角粉仍用，加入葛根升清阳以降浊气，丹参凉血活血，生石决、煅牡蛎组成药对潜阳平肝，车前子利水降压。患者既往无高血压病史，此次劳累并情绪异常诱发，虽然三诊时血压基本正常，然其仍服用降压西药，期待进一步加强降压中药治疗后，监测血压正常后可以停服西药，以期阴阳重新平衡而体健。整个3次诊疗过程，颜师谨守病机，病虽发者迅速，一派阳证表现，然患者舌质淡胖，大便稀薄，此上亢之阳为虚阳，本虚之证，"治病求本"，颜师运用"反治"法，治疗此例收获较好疗效，值得我辈学习。

案❷ 沈某，男，68岁。

[**初诊**] 2019年2月21日。

主诉：头晕伴行走不稳半月余。

病史：患者既往有高血压病史5年余，半月前出现头晕，伴行走不稳，于外院急诊就诊，曾查头颅CT和MRI未见明显异常。表现为夜间坐起头晕甚，无心悸、汗出，无恶心、呕吐，偶有头痛，自测收缩压为150 mmHg左右，干咳，入夜口角涎沫，胃纳一般，二便畅，入夜早醒。

舌脉：舌红苔黄腻，脉左寸弱。

检查：血压150/90 mmHg，头颅CT和MRI未见明显异常。

诊断：中医：眩晕。

西医：高血压病。

辨证：气虚痰阻，清阳不升。

治则：补气养阴，清热利湿。

处方：生黄芪30克　防风6克　赤白芍各9克　黄芩9克　川芎15克　白蒺藜15克　蔓荆子9克　葛根9克　桔梗6克　丹参15克　藁本6克　黄连3克　肉桂3克　怀牛膝30克　泽泻15克　苍白术各9克　炙甘草5克　14剂

[二诊]　2019年3月7日。患者服用上方后，头晕减而未已，改变体位而发，伴有头痛，收缩压略高，略有耳失聪，腰酸，入夜已能入睡，早醒，难以再眠，口角流涎，脉左寸弱，舌红苔薄黄。为气虚湿热之证。方药：上方去泽泻、丹参，蔓荆子缺药，加党参9克、升麻6克、茯苓30克、灵芝15克，28剂。

[三诊]　2019年4月4日。患者近来血压平稳，头晕、头痛好转，入暮而发，伴有胸痛，动则为甚，胃中略泛酸，口角流涎已平，入夜平，脉右关略弦，舌红苔薄黄。为气虚湿盛，清阳不升之证。以上方去升麻、肉桂、怀牛膝、灵芝，茯苓由30克减量至9克，加降香6克、青陈皮各6克、广木香9克、佛手6克，28剂。

[四诊]　2019年5月16日。患者头晕、头痛基本缓解，症见腰酸，目胀，仍以黄芪赤风汤合逍遥散加桑寄生加减出入。

按　患者头晕，转动体位即发，伴有头痛，结合寸脉弱，舌红苔黄腻，证属气虚湿热。气虚当以脾胃之气为主，脾主升清，清气不升则头晕，故当以补气升清阳为治；又"高巅之上，惟风火可到"，初诊以黄芪赤风汤补气活血祛风，白蒺藜祛风平肝；头痛当属风、瘀，川芎为头痛要药，与黄芩苦泄相配防其辛香走窜之性；黄连、肉桂组成交泰丸交通心肾，以治疗入夜易醒；丹参活血凉血安神，既助睡眠又可活血；肉桂、怀牛膝为颜师常用药对，肉桂可潜阳，怀牛膝可降逆，两者可引火归元以治疗头晕；泽泻与白术组合为泽泻汤之意，以利水除饮，健脾制水；桔梗质轻载药上行，葛根解肌升阳。二诊，患者头晕减而未已，眠差，去泽泻、丹参，加党参、升麻以补中益气汤之意加强升举清阳之气功效；茯苓、灵芝药对健脾安神治疗眠差。三诊，头晕、头痛进一步好转，血压平稳，睡眠均改善，出现胸痛，胃胀之症，故治疗转变方向，仍以黄芪赤风汤补气活血祛风治疗头晕之症；以降香行气活血止痛，治疗胸痛；青陈皮、广木香、佛手以理气止痛治疗胃胀不适。四诊，头晕、头痛基本缓解，胃部不适改善，转为治疗他病。

脑 系 病 证

一、阿尔兹海默病

案❶ 艾某，男，60岁。

[**初诊**] 2015年4月22日。

主诉：健忘4年，加重伴入夜吵闹不安1月。

病史：近4年来记忆力明显下降，对他人有敌视感，入夜吵闹不安，偶有尿失禁。既往高血压史10余年，自服ACEI或ARB类降压药，血压控制尚可。近1月以来健忘加重，且入夜吵闹，观其神情淡漠，口齿不清，答非所问，记不清家庭住址等个人信息。胃纳一般，大便日畅，入夜眠少。

舌脉：舌红苔薄白，脉两寸弱，关部细弦。

检查：面色晦暗，神情淡漠，口齿不清，答非所问。

诊断：中医：癫证。

西医：阿尔茨海默病。

辨证：痰火扰心。

治则：清热化痰，解郁开窍。

处方：生黄芪30克　党参9克　茯苓9克　石菖蒲9克　炙远志9克　丹参15克　川芎15克　黄连3克　黄芩6克　黄柏6克　焦山栀6克　苍白术各9克　枳实9克　肉桂2克　怀牛膝15克　炙甘草5克　56剂

[**二诊**] 2015年6月17日。入夜吵闹减少，睡眠略有改善，口齿不清好转，盗汗，入睡鼾鸣，咯黄色黏痰，脉细数，舌红苔薄白。为心肝火旺，伤及元气之证。以十味温胆汤合三黄（黄连、黄芩、黄柏）汤出入。

处方：生黄芪30克　党参9克　生熟地各9克　石菖蒲9克　炙远志9克　桂枝5克　白芍9克　黄连5克　黄芩6克　黄柏6克　焦山栀6克　熟附子3

克　苍白术各9克　枳壳9克　煅牡蛎先煎，15克　炙甘草5克　42剂

［三诊］　2015年7月29日。头脑略清，入夜平安，二便自理。上方加减继续服用4月余，症状持续改善。

按　阿尔茨海默病（Alzheimer disease，AD），是一种中枢神经系统变性病，起病隐袭，病程呈慢性进行性，是老年期痴呆最常见的一种类型。主要表现为渐进性记忆障碍、认知功能障碍、人格改变及语言障碍等神经精神症状。当属于中医学之"痴呆""癫证""狂证""郁证"等范畴。

该患以入夜吵闹为主证，结合舌脉，颜师辨证为"痰火扰心"之证，患者病久，两寸脉弱，为气不足，故治当固本清源，以参芪扶助正气；以黄连解毒汤清热解毒，取"脑病宜清"之意；定志丸以安神定志；枳实丸健脾化湿；怀牛膝、肉桂药对以潜镇虚阳；丹参一味活血凉血安神。二诊，入夜吵闹即有改善，去怀牛膝、肉桂、丹参，加生熟地组成当归六黄汤，加桂枝牡蛎汤养阴清热，调和营卫止汗。三诊，入夜吵闹已平，头脑略清，以原方案加减善后。

案❷　王某，女，66岁。

［初诊］　2015年12月16日。

主诉：狂躁4月余。

病史：患者既往有房颤病史10余年，冠脉介入手术2年，脑梗死病史1年，记忆力下降，时间、空间定向力差1年。4个月前无明显诱因开始出现精神异常，自言自语，哭笑无常，甚则骂人打人，时伴幻听幻觉，诊断为阿尔茨海默病，予盐酸美金刚口服，然症状逐渐加重。刻下面色晦暗，眼神不定，忽哭忽笑忽怒，有幻听幻觉，大便干结，小便频数。

舌脉：舌质暗红苔黄，脉左寸关细弦而小数。

检查：冠脉造影检测（2013年）提示某支血管狭窄75%。

诊断：中医：狂证。

　　　　西医：阿尔茨海默病。

辨证：痰火扰心。

治则：清热凉血解毒，安神定志开窍。

处方：黄连3克　枳实9克　法半夏9克　陈皮6克　茯苓9克　黄芩9克　黄柏6克　石菖蒲9克　炙远志9克　郁金9克　丹参15克　桂枝5克　赤白芍各9克　苍白术各9克　水牛角先煎，30克　生甘草3克　14剂

［二诊］　2015年12月30日。精神亢奋，舌苔黄腻。为心火上炎，痰

热蒙窍之证。以黄连解毒汤、黄连温胆汤、犀角地黄汤合方清泻心肝之火，化痰逐瘀，养阴安神。服药 3 个月。

[三诊] 2016 年 3 月 23 日。哭笑打骂较前好转，胃痛隐隐，多痰，色白黏稠，大便干，入夜少眠。脉涩，苔黄腻。为痰热瘀阻之证。上方加平胃散，并加强活血化瘀、化痰降浊之力。

处方：水牛角先煎，30 克 赤白芍各 15 克 生地 15 克 桃仁 9 克 苏子 15 克 黄连 5 克 黄芩 6 克 黄柏 6 克 生山栀 3 克 苍白术各 9 克 厚朴 9 克 青陈皮各 6 克 法半夏 9 克 茯苓 9 克 木香 15 克 生甘草 3 克 42 剂

[四诊] 2016 年 5 月 4 日。精神亢奋、哭笑无常明显好转，持续性房颤，小便频数，大便日畅。脉细，舌红苔薄黄略干。为心阳不足，痰热内阻之证。治以补气温阳，化痰活血。

处方：生黄芪 30 克 党参 9 克 桂枝 5 克 熟附子 5 克 黄连 5 克 酸枣仁 9 克 法半夏 9 克 陈皮 6 克 茯苓 9 克 川芎 9 克 丹参 9 克 枳实 9 克 桔梗 6 克 黄芩 5 克 黄柏 5 克 炙甘草 5 克 42 剂

[五诊] 2016 年 6 月 15 日。情绪尚可控制，心率较平稳。随证治疗 2 年，患者基本恢复正常生活，不仅能生活自理，还能外出旅行。

按 该患为阿尔茨海默病，据症状、舌脉辨病为"狂证"。《素问·至真要大论》言"诸躁狂越，皆属于火"。患者常有幻听幻觉，喜怒无常，颜师认为此为痰火扰心之证，参其大便干结，数日一解，急当清心泻火，予黄连解毒汤；痰热扰心，神机失用，以黄连温胆汤清热化痰；痰热入血，予犀角（水牛角）地黄汤凉血解毒；丹参凉血安神；《医方考》白金丸为白矾炒郁金常用于治疗癫狂之证，因今无白矾炒，故颜师在治疗神志病常用石菖蒲配郁金，因石菖蒲功可开窍豁痰，又可引药入心经，两药配合常用于治疗神志病效佳。如是加减治疗至三诊患者精神亢奋、哭笑无常等均有改善，至五诊情绪可控，据"脑病宜清"，以清热解毒，化痰开窍，活血化瘀为原则进行随证加减治疗 2 年后，症状持续缓解。

二、精神分裂症

郑某，女，30 岁。

[初诊] 2018 年 7 月 26 日。

主诉：11 年前患精神分裂症，近 1 周来情绪难以自控。

病史：患者于 2007 年受到精神打击后患精神分裂症，一直服用奥氮平、

氯硝西泮片、二甲双胍、黄体酮等药。近一周来情绪难以自控，时而低落，时而烦躁，入夜难以入眠，月经不调，量少，淋漓不尽，易于感冒，清晨痰色黄，量少，胃纳一般，大便时有不畅。

舌脉：舌红苔薄黄，脉细弦。

检查：形体肥胖，糖耐量异常，雄激素略高。

诊断：中医：狂证。

    西医：精神分裂症。

辨证：痰瘀交阻化火。

治则：清化痰热，清心安神。

处方：黄连5克 炒竹茹6克 肉桂2克 法半夏15克 北秫米15克 石菖蒲9克 郁金9克 陈皮6克 茯苓30克 枳壳9克 当归9克 赤白芍各9克 薄荷3克 苍白术各9克 丹参15克 炙甘草5克 14剂

[二诊] 2018年8月9日。面色红，发痤疮，进食稍有不慎即大便偏稀，胃纳一般，小便正常，神疲乏力，情绪尚平稳，入夜能入睡。脉弦而小数，舌红苔薄黄且润。痰热内扰心神之证。上方去薄荷、丹参、当归、北秫米，半夏易为9克，加连翘9克、炮姜2克、远志9克，28剂。

[三诊] 2018年8月23日。情绪尚平稳，月经提前4天而至，经血色暗，有血块，入夜尚平稳，胃纳一般，大便尚可，脉右寸小弱，两关部弦滑而小数，舌红苔薄黄。为痰热扰心之证。上方去远志、石菖蒲、炮姜，加升麻6克、香附9克、干姜3克、丹参9克，14剂。

随访，至2019年12月，患者情绪已平，月经按期而至。奥氮平由原来服用10 mg减至2.5 mg，已停用黄体酮和氯硝西泮片。

按 患者年轻女性，既往有精神分裂症病史，为情志病，当归属于中医"脑病"范畴。初诊患者情绪不稳定，心情烦躁不安，失眠，痰黄，脉弦滑，皆为痰热扰心之证，以黄连温胆汤去滑石，枳实易为枳壳清化痰热，加肉桂与黄连组成交泰丸之意，以交通心肾；以白金丸（今无白矾炒郁金，以单药郁金）豁痰安神，配以石菖蒲引经入心，开窍安神；半夏秫米汤和胃安神；茯苓30克以健脾安神，合苍白术、半夏为二陈汤之意以健脾化痰；丹参凉血活血安神。全方以"清"药为主，再配以逍遥散疏肝解郁。二诊，患者能够入睡，情绪尚为平稳，去逍遥散，加远志化痰开窍，连翘清热散结治疗痤疮，炮姜温中以顾护胃气。三诊，睡眠明显改善，情绪稳定，月经前期，神疲乏力，脉寸口弱，此为气虚之象。加入党参、干姜以理中汤补气温中之意，升麻升提之意，时值月经期当以疏肝为先，香附疏肝理气；因情绪已经平稳，睡眠改善去菖蒲、郁金、远志，丹参剂量减少至9克，转为治疗月经不调。

三、脑膜瘤

龚某，男，63岁。

[**初诊**]　2018年8月29日。

主诉：左侧面部牵掣伴左下肢沉重走路不便近半年。

病史：诊断为脑膜瘤六年余，有脑梗塞、糖尿病、高脂血症病史。头颅MR增强（2018.4.23，复旦大学附属华山医院）示：右额部镰旁脑膜瘤；两侧额叶、侧脑室多发缺血灶，透明隔间腔形成。目前左侧面颊部牵掣、麻木感，左眼睑不舒，头不痛，左下肢沉重，走路不便，胃纳尚可，二便正常，入夜平安。

舌脉：舌红苔薄黄白滑，脉弦滑。

检查：头颅MR增强（2018.4.23，复旦大学附属华山医院）示：右额部大脑镰旁见一类圆形异常信号灶，T1W呈略低信号。病灶以宽基与大脑镰相连。病灶约3.19 cm×3.01 cm大小，周围见低信号环。周围脑组织未见明显水肿带，增强后病灶明显均匀强化，并见脑膜尾征。透明隔间腔形成，余脑室系统未见异常。右额部镰旁脑膜瘤；两侧额叶、侧脑室多发缺血灶，透明隔间腔形成。

诊断：中医：中风。

西医：脑膜瘤。

辨证：风痰阻滞脑络。

治则：祛风逐痰，活血通络。

处方：生黄芪30克　党参9克　苍白术各9克　当归9克　赤白芍各9克　制南星9克　法半夏9克　白附子6克　枳实9克　茯苓9克　陈皮6克　防风己各6克　生薏仁15克　升麻6克　荷叶9克　炙甘草5克　28剂

[**二诊**]　2018年10月10日。左侧面颊不舒，此起彼伏，不咳，少黄痰，胃纳尚可，大便为常，脉弦而小滑，舌红苔滑腻。为痰热内阻之证。

处方：生黄芪30克　党参9克　苍白术各9克　当归9克　白芍15克　制南星9克　法半夏9克　白附子6克　黄连5克　枳实9克　茯苓9克　陈皮6克　干姜3克　天麻15克　夏枯草15克　炙甘草5克　28剂

[**三诊**]　2018年12月5日。左侧面颊不舒略有改善，入冬后或逢寒加重，入夜难眠，痰白量少，胃纳尚可，大便为常。脉左寸关部细弦，舌红苔薄黄

腻。左侧属肝，原方加入清肝之品。上方去枳实、陈皮、干姜、天麻、夏枯草，加桑叶 9 克、丹皮 6 克、肉桂 2 克、黄芩 6 克、川芎 9 克，黄连剂量减至 3 克。

随访，以补气、化痰、祛风、疏肝或和解少阳为法，加减服用至 2019 年 4 月 10 日复诊。患者复查头颅 MRI 增强（2019.3.29，复旦大学附属华山医院）示：右额部镰旁脑膜瘤，与 2018.4.21 片大致相仿。患者左侧面部不适偶发，仅逢冷则略有不适，较前明显好转，左眼睑不舒、左下肢沉重已平。睡眠明显改善，无他不适症状。以黄芪赤风汤合三生饮合黄连温胆汤加通天草 9 克。此后随访至今患者无明显不适症状。

按 本案为脑膜瘤患者，病变位于右侧额部，症见左侧面颊、左侧眼睑不适，有牵掣感，麻木感，以及左下肢沉重感。以感觉异常为主。为中医脑病范畴，无头痛、头晕者可从"中风""中经络"论治。

首先，分析该案病机特点为病本：气虚；病标：风、痰、瘀阻络。颜师认为麻者，虚则气虚，实则痰阻，该患者二者均具；肿瘤、肿块类疾病，痛者瘀血为多，不痛者痰湿为多，参考该患为痰阻之证；气虚、痰阻皆可影响气血运行，且"久病入络"，故有瘀血阻络之象；"高巅之上，惟风火可到"，头部之疾皆与"风"邪有关。对此，颜师运用黄芪赤风汤以补气活血祛风，黄连温胆汤或三生饮化痰通络，以半夏天麻汤祛风化痰等。

其次，病变脏腑在肝、脾。病在左侧，左候肝，且牵掣不适等痉挛之证皆当从肝论治，因肝藏血主筋，《素问·六节脏象论》："肝者……其充在筋。"肝之气血亏虚，筋膜失养，则筋力不健，运动不利。颜师总结古人用药经验，从肝论治常获效，全程以当归芍药甘草汤养肝柔肝，舒筋缓急为治；时而根据患者症状调整为小柴胡汤和解少阳；肝旺时以冬桑叶、丹皮清肝。此皆为从肝论治。肝郁、肝火易克脾土，脾虚则生痰湿，治疗以二陈汤或平胃散或半夏秫米汤健运脾胃或顾护脾胃贯穿始终。

再次，颜师注重引经药在脑病中的运用，该患者在治疗过程中常以通天草以引经入脑。

四、垂体瘤

案❶ 王某，女，63 岁。

[**初诊**] 2019 年 7 月 17 日。

主诉：垂体瘤术后 1 年余，伴视野缺损，嗅觉丧失。

病史：患者于 2017 年 3 月年因视物模糊、视野缺损行检查时发现垂体瘤，于复旦大学附属华山医院神经外科行内镜下经蝶窦垂体瘤切除术，因斜坡肿瘤广泛侵犯，最后于内镜下行部分切除；术后 3 月余（2017 年 10 月）再行 γ 刀治疗；此后 1 年半（2018 年）患者再次觉视物模糊，查头颅 MRI 提示垂体瘤增大，再次行手术治疗。既往有高血压病十几年，糖尿病病史，目前血压控制可，餐后血糖略高。刻下视野缺损，嗅觉消失，项部冷感，胃纳一般，大便隔日而解，口腔溃疡频发，口干，唇红，下肢湿疹。

舌脉：舌尖红苔薄白，脉左寸弱。

检查：头颅 MRI（2017.3.23，复旦大学附属华山医院）：鞍区、蝶窦、斜坡占位，T1 等低，T2 等高信号，增强后均匀强化，垂体瘤可能。

复查头颅 MRI 垂体增强（2019.12.13，上海交通大学附属第六人民医院）：垂体瘤术后，鞍区病灶体积较前（2019.6.5）大致相仿，鞍底及斜坡骨质信号异常。

诊断：中医：中风，中经络。

西医：垂体瘤术后。

辨证：气虚肝郁，湿热之证。

治则：补气化湿，和解少阳。

处方：生黄芪 30 克　党参 9 克　苍白术各 9 克　升麻 6 克　柴胡 9 克　黄芩 6 克　法半夏 9 克　当归 9 克　白芍 9 克　薄荷 3 克　茯苓 9 克　黄连 3 克　陈皮 6 克　黄柏 6 克　砂仁后下，6 克　炙甘草 5 克　28 剂

［二诊］　2019 年 8 月 28 日。患者口疮已愈，视物模糊，痰少、色白，鼻涕黏稠，畏寒改善，嗅觉消失，胃纳一般，大便通畅。脉细弦，舌红苔薄黄。为气虚湿热，瘀血内阻之证。

处方：生黄芪 30 克　党参 9 克　苍白术各 9 克　柴胡 9 克　黄芩 9 克　半夏 9 克　当归 9 克　川芎 9 克　赤白芍各 9 克　红花 6 克　桃仁 6 克　制南星 9 克　谷精草 9 克　木贼草 9 克　黄柏 5 克　炙甘草 5 克　14 剂

［三诊］　2019 年 9 月 11 日。患者服上方后略有怕热、汗出，偶有心悸，两目翳障，胃纳尚可，大便通畅，入夜易醒，夜尿频。脉细弦，舌红苔薄黄。术后必有瘀。方药：上方去谷精草、木贼草，加橘络、丝瓜络、柏子仁以辛润通络，养心安神，14 剂。

［四诊］　2019 年 9 月 25 日。两目为障，嗅觉失常，痰少白黏，胃纳尚可，大便略干，隔日而解。脉细弦，舌红苔薄黄，气虚血瘀之证。上方去柏

子仁，加杏仁 9 克通便、细辛 3 克通肺气，14 剂。

[五诊]　2019 年 10 月 23 日。患者眉棱骨时有疼痛，嗅觉丧失，曾有一次闻及家人吸烟味道，逢凉鼻衄，胃纳尚可，大便略干，入夜神疲，多梦，情绪略抑郁，全身多发扁平疣。脉左寸弱，右关部细弦，舌红苔薄黄。

生黄芪 30 克　党参 9 克　苍白术各 9 克　桂枝 5 克　赤白芍各 15 克　生薏仁 15 克　白芷 6 克　丹参 15 克　生牡蛎先煎，30 克　柴胡 9 克　黄芩 9 克　法半夏 9 克　细辛 3 克　茯苓 9 克　陈皮 6 克　炙甘草 3 克　14 剂

[六诊]　2019 年 11 月 6 日。患者近来鼻塞甚，以右侧为主，鼻胀，鼻涕中有少量黑色分泌物，胃纳一般，大便畅，入夜平安。脉左寸小滑，舌红苔薄黄。为风火夹阳上升之证。上方去桂枝汤、去生牡蛎，加荆防风各 9 克、辛夷花 9 克、藿香 9 克以温通鼻窍，祛风为治，14 剂。

[七诊]　2019 年 12 月 4 日。患者左眼视物模糊，嗅觉丧失，近来近人中处红赤，按之胀痛，肛门灼热而痛，小溲亦有热感，不咳而痰，入夜乱梦，脉右寸弱，两关部弦滑，舌红苔薄黄。为气虚湿热之证。

处方：生黄芪 30 克　党参 9 克　苍白术各 9 克　桂枝 5 克　赤白芍各 9 克　柴胡 9 克　黄芩 9 克　黄连 5 克　法半夏 9 克　焦山栀 6 克　黄柏 6 克　当归 9 克　薄荷 3 克　茯苓 30 克　丹参 15 克　炙甘草 5 克　14 剂

[八诊]　2019 年 12 月 18 日。复查头颅 MRI 垂体增强（2019.12.13，上海交通大学附属第六人民医院）：垂体瘤术后，鞍区病灶体积较前（2019.6.5）大致相仿，鞍底及斜坡骨质信号异常。视野检查较前改善，左眼有异物感，嗅觉仍丧失，肛门附近发疹瘙痒，鼻塞，入夜尤甚。脉左寸弱，右细弦，舌红苔薄黄。为气虚湿热之证。

处方：生黄芪 30 克　党参 9 克　苍白术各 9 克　柴胡 9 克　黄芩 9 克　法半夏 9 克　黄连 5 克　升麻 6 克　白芷 6 克　连翘 9 克　生薏仁 9 克　当归 9 克　黄柏 6 克　川牛膝 9 克　陈皮 6 克　炙甘草 5 克　14 剂

按　患者垂体瘤，因侵犯组织较多，无法全部手术切除，故术后肿瘤常复发。由于肿瘤压迫视神经，故常见视物模糊。颜师结合患者四诊信息，辨证为气虚伴有肝气郁结之证，结合"目无寒证""肝开窍于目"理论，予以升补中气，补中益气汤加减；疏肝理气予以小柴胡汤、逍遥散出入为治；另患者口干、唇红、面色红、口疮频发，提示虚火上炎，予以三才封髓丹补脾抑火。二诊，患者畏寒好转，口疮平，有痰，且术后必有瘀，加强活血、化痰治疗，予以通窍活血汤合三生饮加减；嗅觉失常，肺开窍于鼻，病当责

之于肺，肺主气，从"宗气不足"论治，仍以参芪补气；视物模糊，仍从肝论治，以小柴胡汤加谷精草、木贼草清肝明目主之。谷精草，《本草纲目》言其可"治目盲翳膜"。木贼草，《嘉祐本草》曰："主目疾，退翳膜。"三诊，患者服上方后觉怕热汗出，颜师认为木贼草外形酷似麻黄，有发汗作用，故去之。五诊，患者嗅觉有改善迹象，曾有一次可闻及家人吸烟味道，但逢冷鼻衄为表虚之证，予以桂枝汤调和营卫，继以白芷、细辛通鼻窍，仍以参芪补气、小柴胡汤和解少阳；二陈汤化痰为治；加生薏仁、生牡蛎可祛湿散结，又可清湿热治疗扁平疣。六诊，患者鼻塞不适，为风火夹阳上升之证仍以上方去桂枝汤、去生牡蛎，加荆防风、辛夷花、藿香以温通鼻窍，祛风为治。七诊，下焦湿热症状明显，入夜乱梦，瘀血为病，加用茯苓、丹参安神，丹参又可凉血活血。八诊，复查头颅 MRI 垂体瘤未增大，视觉检查亦有所改善。整个半年的治疗过程，无论当中患者症状有何变化，颜师始终宗补气行气，活血化痰之法随证加减，患者之前未行中医治疗时肿瘤常有复发，而服用中药半年垂体瘤不但无增大，视觉亦有所改善，提示颜师所用之法对垂体瘤有效。

案 ❷ 陈某，女，32岁。

[**初诊**] 2018年5月4日。

主诉：垂体瘤手术9年余，反复头痛1月余。

病史：患者垂体瘤手术9年余，时有头痛发作，以后脑部为主，每于劳累而发，痰白、量少，有泡沫，精神尚可，胃纳一般，月经按期而至，经前腹痛，经血鲜红，有少量血块，白带略黏，近日口腔溃疡，大便畅，入夜平安。

舌脉：舌红苔薄黄，脉左寸弱，右寸小滑。

检查：头颅 MRI 增强（2018.5.29，上海市第十人民医院）：垂体位置未见异常，上缘欠光整，垂体前叶偏左侧为主见一大小约 1.1 cm×0.6 cm 的异常信号灶，边界欠清，T1、T2 呈低信号，增强后强化程度低于正常垂体组织，垂体柄右偏。鞍隔无上抬，鞍底无下陷。两侧海绵窦内未见异常信号影及异常强化影。蝶窦黏膜增厚。扫描所示脑实质内未见明确异常信号灶。结论：垂体瘤复查。请与老片对比，随访复查。

诊断：中医：头痛。

　　　　西医：垂体瘤。

辨证：气虚痰阻。

治则：补气活血，健脾消痰。

处方：生黄芪30克　防风6克　白芍9克　白附子6克　制南星6克　法半夏9克　当归9克　柴胡9克　薄荷3克　茯苓9克　苍白术各9克　黄柏5克　丹参9克　枳壳6克　砂仁后下，5克　炙甘草5克　35剂

[二诊]　2018年6月15日。头痛减而未已，以后脑部为主，月经衍期而至，经血鲜红，无血块，目胀，呃逆，痰白黏，胃纳一般，大便通畅，入夜浅睡。脉左寸弱，右寸小滑，舌红苔薄黄。为气虚痰阻之证。

处方：生黄芪30克　防风6克　白芍9克　当归9克　党参9克　白附子6克　制南星9克　法半夏9克　川芎9克　黄芩9克　泽泻15克　苍白术各9克　羌活9克　茯苓9克　黄柏5克　炙甘草5克　28剂

[三诊]　2018年7月13日。患者头痛较前明显好转，胸闷，痰白黏，少有泡沫，易于咳出，月经已四十余天未至，胃纳一般，大便畅，入夜平安。脉右寸小滑，舌红苔薄白，舌缨线存在。为气虚痰阻，肝气郁结之证。

处方：生黄芪30克　防风6克　白芍9克　白附子6克　制南星9克　法半夏9克　当归9克　柴胡9克　薄荷3克　茯苓9克　陈皮6克　川芎15克　苍白术各9克　枳实9克　桔梗6克　生茜草30克　28剂

[四诊]　2018年8月10日。患者头痛已平，服上方后月经来潮，量少，血块，口干，手抖，痰白、质黏，胃纳一般，大便畅，寒热往来，入夜平安。脉细弦，舌红苔白略干。为气阴不足之证。

处方：生黄芪30克　防风6克　白芍9克　当归9克　白附子6克　桂枝5克　苍白术各9克　茯苓9克　法半夏9克　制南星9克　柴胡9克　薄荷3克　陈皮6克　黄芩6克　党参9克　生茜草30克　28剂

按　患者于9年前行垂体瘤手术，术后症见头痛、月经衍期、形体肥胖等症，于颜师处就诊，经间断治疗，头痛明显改善，月经按期而至，形体肥胖明显改善。至2018年5月，复查头颅MRI提示垂体瘤较前可疑增大，加之头痛时发，故再次于颜师处就诊。"高巅之上，惟风火可到"，头部疾病必与"风"与"火"有关，以王清任的"黄芪赤风汤"以补气活血祛风，使气通血活；垂体瘤为实体瘤，颜师认为多与"痰"有关，加之患者症见痰白黏，脉右寸小滑，皆为痰之象，予以"三生饮"化痰消瘤。"女人以肝为先天"，常有肝气不疏，予以逍遥散疏肝健脾化痰；以丹参活血凉血安神；口腔溃疡乃虚火上炎，予以封髓丹滋阴降火。全方以正邪兼顾，补消结合。二诊，患者头痛减而未已，加大制南星剂量以消瘤；此外加用川芎、黄芩药

对，川芎乃"治头痛之要药"，头痛必用川芎，但其性温发散，配以黄芩苦寒收敛为辛开苦降之意；以泽泻汤利水除饮；后脑部为督脉所过，羌活通督脉，以羌活祛风止后脑疼痛最佳。三诊，患者头痛明显好转，但仍偶有头痛，月经衍期而至，以黄芪赤风汤为基础方，加大川芎剂量以止头痛，月经不行则气血不畅，以逍遥散疏肝通经，加生茜草以凉血通经。四诊，头痛止，月经来潮，渐显气阴不足之象，且有往来寒热，此乃小柴胡汤适应证，故在黄芪赤风汤、三生饮基础上加入小柴胡汤以和解少阳，桂枝汤以调和营卫，因月经将行，加入薄荷为逍遥散之意，生茜草通经。

五、颈性眩晕

朱某，女，55岁。

[**初诊**]　2018年6月6日。

主诉：反复发作性眩晕20天。

病史：患者于20天前无明显诱因突发眩晕，于医院就诊查头颅CT提示未见明显异常。然眩晕仍时有发作，发则视物旋转，改变体位加重，伴冷汗出，无恶心、呕吐，手足发冷，易于疲劳，胃纳一般，大便通畅，入夜脘腹郁滞，素有头痛病史。

舌脉：舌紫苔薄黄，脉弦滑。

检查：头颅CT提示无明显异常。

诊断：中医：眩晕。

　　　　西医：颈性眩晕。

辨证：气虚血瘀证。

治则：补气祛风，活血化瘀。

处方：生黄芪30克　防风6克　白芍9克　当归9克　川芎15克　红花6克　桃仁6克　枳壳6克　桔梗6克　川牛膝6克　桂枝5克　黄芩6克　煅牡蛎先煎，15克　苍白术各9克　青陈皮各6克　炙甘草5克　28剂

[**二诊**]　2018年7月4日。眩晕已平，腰背易于汗出，易于疲劳，胃纳一般，大便略粘，入夜早醒，难以再眠。脉弦滑，舌红苔薄黄。为气虚湿阻之证。

处方：生黄芪30克　防风6克　白芍9克　黄连3克　法半夏9克　天麻9克　茯苓9克　陈皮6克　枳壳9克　川芎15克　黄芩6克　煅牡蛎先煎，15克　桂枝5克　苍白术各9克　泽泻15克　炙甘草5克　28剂

按 患者为发作性眩晕，以改变体位加重，考虑为颈性眩晕。参其脉证皆为气虚血瘀之证。以黄芪赤风汤补气活血祛风，以血府逐瘀汤理气活血；以桂枝加牡蛎汤调和营卫止汗；川芎、黄芩药对以活血止痛治疗头痛；青陈皮理气行气治疗胃脘胀满。二诊，眩晕已平，仍以黄芪赤风汤、桂枝加牡蛎汤、血府逐瘀汤加减为基础方，加清眩化痰汤化痰息风，健脾祛湿巩固疗效。

六、震颤

丁某，女，65 岁。

[**初诊**]　2019 年 1 月 14 日。

主诉：反复头摇、头晕加重 1 月余。

病史：患者反复头摇动，头晕加重一月余，头晕甚时头不自主摇动，伴恶心，后头痛，病情加重于入暮后，甚则下午 5 点左右即只能上床平卧，痰多，色白，口干，时有心悸，入夜易醒，醒后难眠。

舌脉：舌红苔薄黄，脉左寸弱。

诊断：中医：颤证。

　　　西医：震颤。

辨证：气阴不足，肝风内动。

治则：补气养阴，平肝祛风。

处方：生黄芪 30 克　党参 9 克　北沙参 9 克　麦冬 9 克　五味子 6 克　女贞子 9 克　料豆衣 9 克　当归 9 克　白芍 9 克　煅牡蛎先煎，15 克　苍白术各 9 克　法半夏 9 克　明天麻 9 克　淮小麦 30 克　红枣 7 只　炙甘草 5 克　14 剂

[**二诊**]　2019 年 3 月 7 日。患者头摇、头晕均有好转，入夜多梦，口干、大便畅，略粘，后脑隐隐作痛，胃纳一般，唇红口干。脉细而弦，舌红苔中见剥。为气阴不足之证。

处方：生黄芪 30 克　防风 6 克　白芍 9 克　南北沙参各 9 克　麦冬 9 克　五味子 6 克　当归 9 克　女贞子 9 克　料豆衣 9 克　明天麻 15 克　苍白术各 9 克　百合 9 克　淮小麦 30 克　红枣 7 只　炙甘草 5 克　14 剂

[**三诊**]　2019 年 4 月 18 日。患者颈部两侧作痛，以右侧为甚，伴有眩晕阵发，入暮后头晕、头摇较前明显改善，仍以神疲时头摇，胃纳一般，早醒难以再寐，大便略粘，唇红口干，脉左关部弦细，舌红苔中剥脱。气阴不足之证。上方去五味子、百合、淮小麦、红枣，加葛根 9 克、丹参 9 克、煅

牡蛎15克、钩藤18克。

按 颤证为风邪所致，外风为感受六淫风邪，内风为肝风内动，阴虚风动，血虚风动。结合脉证，该患当为内风，阴虚风动为主，夹有风痰上扰清窍；治当补气养阴，潜阳祛风之法。故方以黄芪生脉饮补气养阴，颜师总结了马培之四步养阴法（第一步，沙参、麦冬；第二步当归、白芍；第三步，女贞子、料豆衣；第四步，生石决、煅牡蛎）以滋阴潜阳；再用半夏白术天麻汤以平肝化痰祛风；甘麦大枣汤以养阴安神。全方以补气养阴扶正，以平肝息风祛邪，固本清源。二诊，患者头摇、头晕较前明显改善，精神较前好，不至于入暮后即上床平卧，原方案辨证得当，以上方去煅牡蛎，加黄芪赤风汤以补气活血祛风治疗头晕，加百合清心安神。三诊，患者休息不佳后出现后头颈部疼痛，以葛根生津舒筋，加丹参以凉血活血安神，加钩藤以平肝祛风。其后继服该方1月，精神明显好转，头晕明显减轻，头摇不劳累时基本不发作，睡眠有所改善。颜师强调，病程长，疲劳时、饥饿时病情加重，或是晨轻暮重，皆为虚证，当以补益为主，结合舌脉佐证。但补益不可失于通塞，适当加入调气活血之品，并顾护脾胃，才可见更好疗效。

七、睡眠障碍

丛某，女，65岁。

[初诊] 2018年1月6日。

主诉：反复失眠多年，加重2周余。

病史：患者既往有高血压病史多年，收缩压偏高。自绝经后即常有入睡困难，且易于情绪紧张，胃胀，食后为甚，甚则作痛，泛酸，大便欠畅，时有秘结。

舌脉：舌中剥脱苔，脉左关部弦滑。

诊断：中医：不寐。

西医：睡眠障碍。

辨证：肝郁化火，气阴耗伤。

治则：清心疏肝，养心安神。

处方：生地9克　赤白芍各15克　当归9克　黄连3克　肉桂2克　百合9克　柴胡9克　枳实9克　青陈皮各6克　广木香15克　吴茱萸2克　佛手6克　苍白术各9克　淮小麦30克　红枣7只　炙甘草5克　28剂

[二诊] 2018年2月14日。进服上方后已能入眠，早醒，醒后难以再

寐，入夜多梦，大便通畅，胃纳一般，胃胀、泛酸已减而未止，血压尚平稳，时而焦虑不安。脉右关部弦滑，舌红苔黄腻，中似剥脱。为阴亏之证。

处方：生地9克　赤白芍各15克　当归9克　黄连3克　肉桂2克　百合9克　法半夏15克　北秫米15克　柴胡9克　枳壳9克　广木香15克　青陈皮各6克　茯苓30克　淮小麦30克　红枣7只　炙甘草5克　28剂

[三诊]　2019年4月20日。已能入眠，入眠易醒较前次数减少，醒后较前容易入眠，胃纳可，大便通畅，心情不畅。脉左寸弱，舌红苔薄白略干，阴分亏虚已缓，上方去百合，加灵芝15克，28剂。

按　患者为老年女性，绝经后肾水亏虚，"水不涵木"，以致肝阳内盛，时有焦躁不安；"木郁克土"，则食之不化，症见胃胀，以食后为甚；火郁扰心，心神不安则失眠，又因肾水亏虚则"心肾不交"；右关部弦滑提示"木凌土位"，肝郁化火；舌苔剥脱提示火旺伤阴。符合《金匮要略》百合病证治，予以百合地黄汤清肺养阴以"金水相生"；以交泰丸交通心肾；以四逆散疏肝解郁；以左金丸抑肝和胃；以药对青陈皮、广木香疏肝理气治疗胃胀；以佛手理气止痛；甘麦大枣汤养心安神治疗浅睡眠或易醒，并改善精神紧张之证。二诊，患者入睡较前改善，但仍易醒，焦躁情绪有所改善。肝郁克伐脾土，致脾虚食水难化，"胃不和则卧不安"，加强健脾、和胃、安神之药，以半夏秫米汤和胃安神，茯苓30克以健脾安神。三诊，患者已经可以入眠，易醒频次亦较前为减少，原方加入灵芝与茯苓组成药对，加强安神之效力。

八、中风言语不利

张某，男，65岁。

[**初诊**]　2019年7月25日。

主诉：舌强、语言不利3周。

病史：患者3周来无明显诱因出现舌强，言语不利。此前曾经发生过2次，能够自行缓解。此次发作3周仍未缓解。曾行头颅MRI检查：未见明显异常。伴有腰背部酸楚，大便秘结、2~3日一解，胃纳一般，入夜乱梦，膝关节略酸。

舌脉：舌红苔薄白，脉弦。

检查：头颅MRI（外院，时间不详）：未见明显异常。

诊断：中医：喑痱证。

　　　　西医：短暂脑缺血发作？脑供血不足？

辨证：肝肾不足，虚风内动。

治则：补肾开窍。

处方：生熟地各9克　山萸肉9克　熟附子3克　桂枝3克　巴戟天9克　肉苁蓉9克　石斛9克　石菖蒲9克　远志9克　茯苓9克　麦冬9克　五味子6克　羌活9克　苍白术各9克　桔梗6克　炙甘草5克　14剂

［二诊］　2019年8月8日。患者服上方2周后自觉舌强和言语不利均有改善，大便仍2~3日一解，羊屎状，胃纳一般，入夜多梦。脉弦而小滑。上方桂枝易为肉桂3克，去桔梗，加天冬9克、僵蚕9克，14剂。

随访，患者服用该方2周后言语不利已平。

按　该患无高血压病史，头颅MRI检查无明显异常，但发作性舌强语謇此次为第3次，且前2次可自行缓解，此次3周仍不能缓解。症状表现为舌强，言语不利，下肢、腰部酸楚无力，符合喑痱之证。《素问·脉解》云："所谓入中为瘖者，阳盛已衰，故为瘖也。内夺而厥，则为瘖痱，此肾虚也，少阴不至者，厥也。"故而颜师运用地黄饮子治疗，该方出自刘完素《黄帝素问·宣明论方·卷二诸证门》："喑痱，肾气虚弱厥逆，语声不出，足废不用。"本方由干地黄、巴戟天、山茱萸、肉苁蓉、石斛、炮附子、五味子、肉桂、白茯苓、麦门冬、石菖蒲、远志、生姜、大枣、薄荷诸药组成。《医方集解》言："此手足少阴、太阴、足厥阴药也。熟地以滋根本之阴；巴戟、苁蓉、官桂、附子以返真元之火；石斛安脾而秘气；山茱温肝而固精；菖蒲、远志、茯苓补心而通肾脏；麦冬、五味保肺以滋水源，使水火相交，精气渐旺而风火自息矣。"颜师加羌活利言语，桔梗载药上行，苍白术健脾运脾，防大队滋补药碍脾胃运化。二诊，患者症状有所改善，以上方加天冬加强养阴，僵蚕以祛风化痰利言语。随访药后言语不利平。

九、中风后吞咽障碍

忻某，男，69岁。

［初诊］　2019年10月18日。

主诉：中风后吞咽困难半年余。

病史：患者于2019年3月突发胸痛，于医院检查提示主动脉夹层，累及颈动脉，于2019年3月27日手术后即出现吞咽障碍，饮食物呛，经查头颅MRI提示：右侧额颞叶大片亚急性脑梗死灶（伴出血性脑梗待排），双基底节、放射冠区多发小缺血灶。刻下症见口角歪斜，饮食作梗，咽部似有痰阻，口唇麻木感，记忆力差，计算力差，反应迟钝，心烦易怒，频频哈欠，胃纳一般，大便偏干，入夜平安。

舌脉：舌红苔薄黄腻，脉右寸小滑，右关大于左关。

诊断：中医：中风。

西医：脑梗死后遗症期。

辨证：中经络（痰瘀阻络）。

治则：化痰活血，开窍降逆。

处方：黄连5克　炒竹茹6克　法半夏9克　茯苓9克　青陈皮各6克　赤白芍各9克　旋覆花包煎，6克　白附子6克　代赭石先煎，15克　黄芩6克　石菖蒲9克　远志9克　党参9克　郁金6克　枳壳6克　苍白术各9克　生甘草3克　28剂

[二诊]　2019年11月15日。患者服用上方后吞咽障碍明显好转，饮食物偶有呛，喉中痰阻感已平，胃纳可，精神明显好转，能自行穿衣、洗澡，口唇部略麻，大便秘而不结，脉右寸小滑，左寸小弱，舌红苔薄黄腻。气虚为本，痰热为标。

处方：生黄芪30克　桂枝5克　赤白芍各9克　黄连5克　苏叶6克　炒竹茹6克　法半夏9克　茯苓9克　苍白术各9克　陈皮6克　厚朴9克　干姜2克　枳实9克　桔梗6克　黄柏5克　炙甘草5克　28剂

[三诊]　2019年12月13日。患者诉服用上方后头上发包块，不痛，近来舒张压略高90 mmHg左右，觉心悸，进食略干则偶有呛，胃纳尚可，大便通畅，入夜平安。脉左寸小滑，舌红苔薄黄。为脾虚湿热之证。

处方：黄连5克　炒竹茹6克　法半夏9克　茯苓9克　青陈皮各6克　旋覆花包煎，6克　代赭石先煎，15克　厚朴9克　苏叶梗各9克　桂枝5克　苍白术各9克　怀牛膝30克　佩兰9克　桔梗6克　生甘草3克　28剂

随访，服上方后，吞咽障碍明显好转，转治他症。

按　患者为中风后半年余，吞咽困难，饮食物呛，喉中似有痰阻，结合舌脉，颜师认为此为痰瘀阻络之证。阻于喉部，与气搏结而有滞涩感，治疗当以温胆汤以温化痰湿；白附子化痰祛风，与半夏合用为三生饮之意；旋覆花代赭石汤以降逆利气；定志丸安神定志、白金丸豁痰通窍，清心安神治疗情绪异常。二诊，患者喉中痰阻症状消失，吞咽困难明显好转，偶有饮食呛，且精神及自理能力均有改善。鉴于患者标实大衰，予以适当扶本，以黄芪建中汤补气温经；黄连苏叶汤辛开苦降，祛湿降逆；仍以温胆汤化痰；半

夏厚朴汤去紫苏叶以温化痰湿。三诊，患者服用上方觉血压略高，心悸，结合舌脉，考虑其痰湿中阻未除，延缓补虚固本，去黄芪、干姜之温补，再回到初诊方去定志丸、白金丸，加怀牛膝、桂枝潜镇虚阳，引火归元以降压；苏叶梗、佩兰以化湿温中，调畅中焦气机。

肺 系 疾 病

一、慢性咳嗽

徐某，女，62岁。

[**初诊**] 2015年5月20日。

主诉：咳嗽半年余，伴咽部有阻塞感。

病史：起初因感冒引发咳嗽，缠绵半年余，之前经中、西医检查并治疗，症状时好时坏。患者未能提供相关检测报告及以往治疗方案。刻下症见咳嗽阵发，以干咳为主，咽部有阻塞感，时有胸痛，胃纳一般，大便日畅。

舌脉：舌红苔薄黄，舌缨线存在，脉右寸关细弦滑。

诊断：中医：咳嗽。

西医：慢性咳嗽。

辨证：阴虚肺燥。

治则：清肝泻火，润肺止咳。

处方：桑白皮9克 地骨皮9克 南北沙参各9克 麦冬9克 五味子6克 炙紫菀9克 炙款冬花9克 天花粉9克 炙枇杷叶包煎，18克 紫苏叶3克 厚朴9克 茯苓9克 法半夏9克 桔梗6克 苍白术各9克 炙甘草5克

14剂

[**二诊**] 2015年6月3日。干咳较前好转，咽痒即咳，咳时略呛，遇冷、风易发，口干，脉右寸小滑，舌红苔薄黄且干。

处方：南北沙参各9克 桑白皮9克 桑叶9克 杏仁9克 炙紫菀9克 炙款冬花9克 炙百部9克 天花粉9克 炙枇杷叶包煎，18克 当归9克 荆芥9克 前胡9克 徐长卿15克 法半夏9克 桔梗6克 葶苈子包煎，18克 炙甘草5克 14剂

随访，患者服用上方后咳嗽已平，再行抄方14剂巩固疗效。

按 患者反复咳嗽半年余，久咳、干咳，当辨证为阴虚肺燥之证，以致肺气失于宣肃，治以泻白散清泻肺热，止咳平喘；肺喜润而恶燥，以生脉饮（南北沙参代人参）益气养阴，润燥生津；以四七汤行气散结，降逆化痰；甘桔汤行气利咽。二诊，患者干咳已见好转，惟有遇冷或风才咳，予以止嗽散祛风止咳；加徐长卿止咳，该药本为祛风湿药物，具有止咳作用，现代药理研究证实含有丹皮酚等成分，有使用其抗呼吸道过敏反应的报道；加葶苈子以泻肺利水，治疗呛咳；桑叶皮泻肺清肝，天花粉清热生津，共奏祛风止咳，润燥泻肺之功。

二、变应性咳嗽

卢某，女，58 岁。

[**初诊**] 2015 年 7 月 29 日。

主诉：咳嗽伴咽痒咽痛 1 周余。

病史：患者既往有慢性咽炎史，此次于医院诊断为"变应性咳嗽"，症见阵发干咳，伴有咽痒咽痛，咽喉似有棉絮状物阻塞，两胁作胀，口干唇燥，胃纳一般，大便畅，入夜平安。

舌脉：舌红苔薄白，脉细。

诊断：中医：咳嗽。

西医：变应性咳嗽。

辨证：风热入侵肺系。

治则：祛风清里，化痰散结，疏肝理气。

处方：荆芥9克 薄荷3克 牛蒡子9克 僵蚕9克 桔梗6克 柴胡9克 枳壳9克 赤芍9克 丹皮9克 川芎9克 香附9克 青陈皮各6克 法半夏9克 厚朴9克 苏叶3克 生甘草3克 14剂

[**二诊**] 2015 年 8 月 12 日。咳嗽、咽痛咽痒悉止，咽部仍有不畅之感，口干，四肢筋脉牵掣。脉细而小数，舌缨线明显。为气虚肝郁之证。

处方：生黄芪30克 防风9克 白芍9克 党参9克 苍白术各9克 当归9克 柴胡6克 升麻6克 青陈皮各6克 法半夏9克 茯苓9克 苏叶6克 厚朴9克 桂枝3克 桔梗6克 炙甘草5克 14剂

[**三诊**] 2015 年 8 月 26 日。咽部阻滞感好转，四肢牵掣，有时手足麻木，舌缨线存在。咳嗽已平，转为行气活血治疗他症。

按 2009 年的《咳嗽的诊断与治疗指南》中指出，变应性咳嗽的临床表现为慢性咳嗽、多为刺激性干咳，呈阵发性，白天或夜间均可咳嗽，遇到刺激性的气体、灰尘、冷空气、讲话等容易诱发，咳嗽常常伴有咽痒。该患者素有慢性咽炎病史，时而阵发干咳，近1周来咳嗽加重，表现为干咳，伴咽痛咽痒，口干唇燥，皆为风邪化热伤阴表现；两胁为肝脉所主，参其舌脉，为肝气郁结。方用喉科六味汤加减，该方出自清代张宗良《喉科指掌》，荆芥取其祛风解表，薄荷取其疏风散邪，僵蚕取其祛风化痰散结，桔梗取其宣肺豁痰、利咽止痛排脓，生甘草取其清热解毒、祛痰止咳，且桔梗、生甘草即《伤寒论》中治疗咽痛的经典方桔梗汤，防风取其祛风解表胜湿之效。再合半夏厚朴汤与柴胡疏肝散加减以疏肝理气，下气散结。二诊，患者咳嗽已平，仍有肝气郁结，痰气交阻之象，予以疏肝理气，化痰散结为主继续治疗。

三、妊娠咳嗽

陈某，女，45岁。

[初诊] 2018年8月29日。

主诉：咳嗽伴咽痒近1周。

病史：患者于数月前接受试管婴儿胚胎移植术（子宫内膜8.2 cm），现孕28周余。近1周来无明显诱因咳嗽，咽痒即咳，有痰难咯，咳时前额痛。胃口不佳，略恶心，口中淡，喜甜食，大便略艰。

舌脉：舌红苔薄白，脉细滑。

检查：血常规未见异常。

诊断：中医：子嗽。

　　　　西医：上呼吸道感染。

辨证：风热犯肺。

治则：疏风散热，兼顾保胎。

处方：党参9克　茯苓9克　白术9克　陈皮6克　砂仁后下，3克　黄芩6克　荆芥6克　前胡6克　桔梗6克　薄荷后下，3克　升麻6克　炒杜仲9克　桑寄生9克　枳壳6克　苎麻根9克　炙甘草3克　7剂

嘱其若咽痒、咳嗽止，则去黄芩、前胡、荆芥、薄荷。

[二诊] 2018年10月10日。患者言药未尽咳嗽已平，转为治疗他症。

按　患者为妊娠期咳嗽，当从"子嗽"论治。颜师治疗妊娠咳嗽以保胎为主，前人有"胎前一包火，产后一把冰"之说，以黄芩、苎麻根清热安胎；脾胃不和则呕恶纳差，以香砂君子汤健脾化湿，加升麻以升清阳之气；

再以补益肝肾保胎之品如炒杜仲、桑寄生。兼以治肺，以荆芥配前胡一宣一降治疗风咳最效；以甘桔汤加薄荷行气利咽。

四、间质性肺病

徐某，女，63 岁。

[初诊] 2019 年 2 月 22 日。

主诉：反复咳喘 3 年余。

病史：明确诊断间质性肺炎 3 年余，肺动脉高压。反复咳喘，动则亦甚，易于感冒，动则气促，全身皮肤色黑。20 天前感冒后至今仍有咳嗽，咯少量白痰，动则气促，乏力，面部及四肢、躯干皮肤黧黑，手足发冷，胃纳一般，大便畅，入夜平安。

舌脉：舌红苔薄黄白且润，脉右寸小滑。

检查：心脏彩超（2018.6，复旦大学附属华山医院北院）：中度肺动脉高压。肺 CT（2016.5.4，复旦大学附属华山医院北院）：两肺间质性肺炎，纵膈及两腋下多发肿大淋巴结，双侧胸膜增厚；心脏大，心包增厚。

诊断：中医：肺胀。

西医：间质性肺病。

辨证：宗气不足，痰饮伏肺。

处方：生黄芪 30 克　党参 9 克　苍白术各 9 克　蔓荆子 9 克　葶苈子包煎，18 克　川芎 9 克　赤白芍各 9 克　炙麻黄 6 克　熟地黄 9 克　白芥子 6 克　干姜 2 克　法半夏 9 克　茯苓 9 克　陈皮 6 克　桂枝 5 克　炙甘草 5 克　28 剂

[二诊] 2019 年 3 月 22 日。服上方后咳嗽、气促略有改善，入夜形体畏热汗出，大便秘而不畅，痰色白，胃纳一般，脉左寸弱，舌胖苔薄白，仍宗旧制。上方去干姜，桂枝易为肉桂，加厚朴、陈皮、生地。

[三诊] 2019 年 7 月 12 日。服用上方加减至今，当中有过湿疹发作，感冒较前发作频率明显降低。咳嗽、活动后气促明显好转，面色黧黑有所改善，仍有畏寒，少痰，色白，时有胸闷，胃纳一般，大便略稀，便前腹痛，入睡难。脉两寸弱，舌红苔白水润。予以温阳活血，升补宗气之法。

处方：生黄芪 30 克　党参 9 克　苍白术各 9 克　炙麻黄 6 克　肉桂 2 克　川芎 9 克　白芍 9 克　当归 9 克　五味子 6 克　吴茱萸 2 克　红花 6 克　补骨脂 9 克　肉豆蔻 3 克　黄连 3 克　炙甘草 5 克　14 剂

按　患者明确诊断为间质性肺病，肺动脉高压。为典型慢性肺病患者，

在其病程中亦明显体现着慢性肺病的病因病机、发展进程。首先，患者症见动则气促，时有胸闷，此为胸中大气不足即宗气不足表现，结合舌胖、脉寸弱亦验证该证诊断成立；其次，症见畏寒，肢冷，苔润，此为病程日久损伤阳气而致阳气不足之证；再次，并有肺动脉高压病史，结合"病久入络""病久必瘀"理论，存在瘀血内停；最后，肺为水之上源，病则易于生痰生饮，患者常与痰相伴，存在痰饮内停。故在治则治法方面，颜师以升补宗气，温阳活血立法，以升补宗气法合阳和汤、四物汤出入。此后仍一直坚持治疗，随访至 2019 年 10 月开始患者自行停服抗肺动脉高压药物波生坦，活动后气促等症均明显改善，因期间 2 次肺动脉高压测定均在感冒期间测定，均未加重，暂不参考。随访其后的肺动脉压监测。

五、支气管、肺部感染

案❶ 倪某，男，84 岁。

[初诊] 2018 年 4 月 11 日。

主诉：咳嗽加重 2 天。

病史：患者 1 周前感冒后咳嗽，于医院就诊查血白细胞正常，中性粒细胞比例略高，予以抗生素口服，然咳嗽无明显改善，近 2 日咳嗽加重，呈阵发性呛咳，声音嘶哑，痰色黄，质黏，痰难咯出，咳甚则头痛、胸痛，汗出甚。

舌脉：舌红苔薄黄腻，脉弦滑。

诊断：中医：咳嗽。

　　　　西医：急性支气管炎。

辨证：寒包火证。

治则：清热肃肺，化痰止咳。

处方：炙麻黄 5 克　杏仁 9 克　生石膏打，15 克　葶苈子包煎，18 克　桔梗 6 克　桑白皮 9 克　象贝母 9 克　枇杷叶包煎，18 克　知母 9 克　法半夏 9 克　茯苓 9 克　陈皮 6 克　苍白术各 9 克　枳壳 6 克　地骨皮 9 克　生甘草 3 克

14 剂

[二诊] 2018 年 5 月 9 日。服药 14 剂后咳嗽已平，目眩，两目分泌物色黄，入夜胸部汗出，白日动辄汗出，胸痛未发，血糖平稳，夜尿频频，大便一日解三次，先干后溏，脉右寸弱，舌红苔薄白。为宗气不足之证。

处方：生黄芪 30 克　党参 9 克　苍白术各 9 克　蔓荆子 6 克　葶苈子包煎，

18克　白芍9克　五味子6克　黄连3克　黄芩9克　黄柏6克　桂枝5克　煅牡蛎先煎，15克　枳壳6克　桔梗6克　补骨脂6克　地锦草30克　14剂

按　老年患者，感冒后咳甚，医院诊断为急性支气管炎，予以抗生素服用后咳嗽未见好转，就诊时阵阵呛咳，咳时面红，难以停止，此为肺气夹痰火上逆所致，予以麻杏石甘葶汤辛凉宣泄，清肺平喘，关键一个葶苈子，辛、苦，大寒而入肺经，功能祛痰止咳，下气行水，治疗痰热壅肺之咳嗽最为有效；以泻白散清泻肺热，加象贝母清肺化痰，枇杷叶润肺下气；二陈汤健脾化痰并顾护脾胃，以绝生痰之源。患者服用14剂咳嗽即平。

案❷　单某，男，48岁。

[初诊]　2019年5月31日。

主诉：急性肺部感染，咳嗽2周。

病史：患者于2周前因咳嗽于医院就诊，行肺CT检查提示：肺部感染（未见报告），予以静脉输注头孢类（具体不详）抗生素3日未见好转，其后加用左氧氟沙星注射液输注咳嗽仍未改善；再调整用头孢类抗生素加阿奇霉素注射液输注咳嗽仍未平，故来就诊于中医。刻下咳嗽呈阵发性呛咳，直至痰咳出方可缓解，痰色黄，质黏稠，难以咯出，时有胸闷，无胸痛，鼻衄，背冷。

舌脉：舌红苔黄腻，脉细。

诊断：中医：咳嗽。

西医：急性肺部感染。

辨证：寒包火证。

治则：清泻肺热，兼以温化。

处方：炙麻黄6克　杏仁9克　石膏打，15克　葶苈子包煎，18克　桑白皮9克　法半夏9克　茯苓9克　陈皮6克　枇杷叶包煎，18克　苏子9克　五味子6克　细辛3克　苍白术各9克　枳实6克　桔梗6克　生甘草3克　14剂

随访，患者服用14剂后咳嗽已平，未来就诊。

按　患者肺部感染2周，一直应用抗生素治疗，然咳嗽未平，虽咳嗽为呛咳，咳痰色黄、难咯，为肺热之象，已有舌苔厚腻、背冷、鼻衄之脾胃湿热、阳气损伤之证，故治疗当以清泻肺热、化痰降气兼以温化，故以麻杏石甘葶合五味子、细辛主之；以桑白皮泻肺中实热，枇杷叶润肺降气，苏子温肺降气；以枳壳汤调畅气机，助气化湿除；二陈汤健脾化痰以绝生痰之源。

脾 胃 病 证

一、慢性胃炎

江某，女，71岁。

[初诊] 2019年7月3日。

主诉：反复胃部隐痛加重2周。

病史：患者既往有慢性萎缩性胃炎伴肠化生1年余。近来胃中隐隐作痛，晨起泛酸，略有恶心，动则汗出，以头部为甚，略有头晕，胃纳一般，大便日畅，入夜早醒。

舌脉：舌红，有紫气，苔薄白，脉左寸关部细弦。

检查：胃镜：慢性萎缩性胃炎伴轻度肠化生。

诊断：中医：胃痛。

西医：慢性胃炎。

辨证：肝木克土。

治则：疏肝理气和胃。

处方：生黄芪30克 防风9克 赤白芍各9克 吴茱萸2克 广木香15克 党参9克 茯苓9克 苍白术各9克 泽泻15克 煅牡蛎先煎，15克 法半夏9克 桂枝3克 黄芩6克 青陈皮各6克 炒麦芽15克 炙甘草5克 14剂

[二诊] 2019年7月17日。头晕好转，空腹胃胀，少有泛酸，嗳气为快，食之尚可，痰白量多，不咳而嗽，大便日畅。脉弦右侧大于左侧，舌红苔薄黄略干。为脾虚肝郁，湿热中阻之证。

处方：炙黄芪30克 桂枝3克 防风6克 赤白芍各9克 黄连3克 吴茱萸2克 广木香15克 柴胡9克 苍白术各9克 枳实9克 青陈皮各6克 制半夏9克 茯苓9克 川芎6克 白蔻仁后下，3克 炙甘草5克 14剂

[三诊] 2019年7月31日。头晕已平，胃痛消失，食之则泛酸至咽喉

部，嗳气减少。脉右寸小滑，舌紫，苔薄白略干，肝胃不和之证。上方去川芎、柴胡，加生荷叶9克、炒谷麦芽各15克，14剂。

[四诊] 2019年8月14日。吞酸偶有，食后易于发作，汗多，以头面部为甚。胃纳一般，大便日畅，入夜平安。脉左弦滑，舌红有紫气，舌缨线存在。为虚中夹实之证。以2019年7月17日方去白蔻仁，加佛手6克、香附9克，14剂。

[五诊] 2019年9月25日。患者以上方加减服用至今，胃痛未发，空腹或食入泛酸已平，嗳气减少，大便畅，入夜平安，口不干，近日肩部外伤疼痛。脉弦，舌紫苔薄白。

处方：炙黄芪30克　桂枝3克　赤白芍各9克　当归9克　片姜黄6克　海桐皮9克　黄连3克　吴茱萸2克　广木香15克　柴胡9克　苍白术各9克　枳壳6克　青陈皮各6克　羌活6克　厚朴9克　炙甘草5克　14剂

随访，至2020年2月5日，患者胃痛、泛酸未发。

按 患者初诊为治疗头晕而来，经服中药，头晕好转。素有慢性胃炎，近来胃中隐痛，空腹泛酸，此为胃阳不足之证，然观其舌脉为气血不畅，此为肝木克土之证。治疗当以黄芪建中汤温补中气，柴胡疏肝散疏肝理气和胃，左金丸以抑肝和胃；初诊时颜师尚照顾治疗头晕以黄芪赤风汤合泽泻汤为主。二诊，患者头晕改善后，专治胃部症状，去黄芪赤风汤、泽泻汤等，将生黄芪易为炙黄芪，加二陈汤健脾化痰；此后以上方加减治疗总共近3个月，患者胃部症状消失。

二、慢性结肠炎

邓某，男，55岁。

[初诊] 2016年8月10日。

主诉：慢性泄泻10余年，加重伴里急后重2周。

病史：慢性结肠炎病史10余年，反复泄泻，曾自服香连丸1年余，症状时有缓解。然饮食稍有不慎则发，大便有黏液，偶有完谷不化。近2周来泄泻较前频发，难以自控，泄前腹痛，气不秽，伴里急后重。

舌脉：舌红苔薄白，脉弦。

诊断：中医：泄泻。

西医：慢性结肠炎。

辨证：脾虚湿热。

治则：健脾温中，化湿行气。

处方：党参9克　茯苓9克　苍白术各9克　黄连3克　木香6克　炮姜3克　槟榔6克　吴茱萸3克　五味子6克　升麻6克　白芍9克　川芎9克　山药9克　白扁豆9克　桔梗6克　炙甘草5克　28剂

[二诊]　2016年9月7日。大便较前成形，先干后溏，里急后重仍有，纳食不佳。脉右关弦滑。为脾虚肝旺之证。

处方：党参9克　茯苓9克　苍白术各9克　黄连3克　木香6克　炮姜3克　白芍9克　防风9克　陈皮6克　车前草30克　升麻6克　荷叶9克　炙乌梅6克　莲子9克　芡实9克　炙甘草5克　28剂

[三诊]　2016年10月5日。大便渐已成形，稍食冷仍泄泻，上方去木香、莲子、芡实，加枳实6克、厚朴9克、焦楂曲各9克。其后随访，泄泻已平。

　按　患病十余年，"病久必虚"，然今发则泄前腹痛，伴有里急后重，此为本虚标实之证，本虚为脾阳不足、脾不升清，标实为湿热下注；里急后重提示兼有气机不畅。以理中汤加吴茱萸、山药温补脾阳治本；加升麻升提阳气；合香连丸加芍药、槟榔为芍药汤之意清热化湿，行气止痛；加山药、扁豆、桔梗为参苓白术散之意以健脾化湿；加五味子以酸味收敛为佐。二诊，腹泻已有改善，去扁豆、山药、槟榔、白芍、五味子、吴茱萸等，加痛泻要方补脾柔肝，祛湿止泻；加车前草"利小便以实大便"；加荷叶与苍术、升麻组成清震汤以升清降浊；芡实、莲子、乌梅收敛为功。全方既有温脾升清，又有利湿泄浊，并有收敛止泻。至三诊，患者病情基本好转，去收敛之品，稍加消食通导之药以善后。

三、急性肠炎

房某，男，47岁。

[初诊]　2019年3月21日。

主诉：泄泻伴腹痛2天。

病史：患者素有慢性泄泻病史2年余，逢凉即发。近2日无明显诱因泄泻，1日数次，粪便稀薄，甚则水样或黏状，便前腹痛，气秽，里急，胃纳一般，少有泛酸。

舌脉：舌红苔薄黄，脉两关部弦滑。

诊断：中医：泄泻。

　　　西医：急性肠炎。

辨证：肝木克脾，湿热内阻。

治则：抑肝扶脾，清利湿热。

处方：防风9克　苍白术各9克　白芍9克　陈皮6克　吴萸2克　葛根9克　黄连3克　黄芩6克　焦楂曲各9克　车前子包煎，18克　广木香9克　枳实6克　槟榔6克　党参9克　茯苓9克　生甘草5克　14剂

服用7剂即泄泻已平，其后自行抄方14剂巩固疗效。

按　患者反复泄泻，逢寒则发，本为脾虚寒证。然近来发作频繁，便前腹痛、气臭秽、里急之证皆为实证表现，肝郁克脾，可见腹痛则泻，泻后痛减，予以痛泻要方抑肝扶脾；湿热内阻则大便臭秽，予以葛根芩连汤清利湿热；焦楂曲消食化积；里急为气机不畅表现，予以五磨饮理气通滞；车前子利小便实大便。1周则泄泻平。

四、胃下垂

张某，女，57岁。

[**初诊**]　2018年10月10日。

主诉：胃部胀满不适5年余，加重1月。

病史：患者既往有胃下垂病史5年余，时有胃部胀满不适，近1月来加重，多食即胀，入暮尤甚，嗳气频频，矢气臭秽，口干，午后汗出较多，大便艰涩，入夜早醒。

舌脉：舌红苔白略干，脉右寸弱，右关部细弦。

诊断：中医：胃下。

　　　　西医：胃下垂。

辨证：脾弱肝旺。

治则：升补中气，疏肝化湿。

处方：生黄芪30克　党参9克　苍白术各9克　柴胡9克　升麻6克　枳实9克　赤白芍各15克　青陈皮各6克　广木香15克　焦楂曲各9克　姜半夏9克　旋覆花包煎，6克　白蔻仁后下，6克　茯苓30克　当归9克　炙甘草5克　28剂

[**二诊**]　2018年12月5日。胃中胀满明显好转，胃纳改善，嗳气已平，动则背部汗出，唇紫，入夜难寐，脉左寸略起，舌红苔薄白略干，气虚肝旺之证。

处方：生黄芪30克　党参9克　苍白术各9克　柴胡9克　升麻6克　枳

实 9 克　赤白芍各 9 克　青陈皮各 6 克　广木香 15 克　黄芩 6 克　桂枝 5 克　法半夏 15 克　北秫米 15 克　茯苓 30 克　炙甘草 5 克　28 剂

随访，患者服药过后胃部症状已平，睡眠改善，汗出止。

按　早在《黄帝内经·灵枢·本脏篇》就有"肉䐃不称身者胃下，胃下者下管约不利"的描述。后世医家有称之为"胃下"。此为中气下陷之证，当以补中益气汤升补中气，颜师喜用枳实以治疗脾虚下陷之证，如《内外伤辨》中枳术丸。然患者亦合并有肝旺、胃气上逆等证，予以柴胡疏肝散疏肝和胃，旋覆花、姜半夏降逆，焦楂曲以消食导滞。二诊，患者诸症皆有好转，仍以补中益气汤升补中气，以小柴胡汤和解少阳郁热，半夏秫米汤以和胃安神为辅，桂枝汤既调和营卫止汗，又增强体质，以此善后。

五、化疗后呕吐

闵某，女，72 岁。

[初诊]　2019 年 5 月 8 日。

主诉：发现结肠癌肝转移、肺转移 1 月余。

现病史：患者发现结肠癌肝转移、肺转移 1 月余，于外院行化疗，化疗期间恶心、呕吐明显，胃纳不佳，故来求诊。刻下患者在化疗中，神疲、乏力，大便粘，入夜平安，夜间头汗出，咽部略不畅，口中酸水。

舌脉：舌红苔薄白，脉右手寸弱。

诊断：中医：呕吐。

　　　　西医：结肠癌肝转移、肺转移。

辨证：肝胃不和，胃气上逆。

治则：清热化湿，活血化瘀。

处方：柴胡 9 克　白芍 9 克　党参 9 克　茯苓 9 克　苍白术各 9 克　旋覆花包煎, 6 克　代赭石先煎, 15 克　枳实 9 克　生薏仁 15 克　吴茱萸 2 克　菟丝子 6 克　制半夏 9 克　白花蛇舌草 15 克　青陈皮各 6 克　黄柏 3 克　炙甘草 3 克　14 剂

[二诊]　2019 年 5 月 22 日。服用上方后恶心、呕吐未发，矢气为快，化疗之后全身酸痛，脐部不适，连及右胁肋部，血象（三系）偏低，血压偏高，头晕，胃纳一般，脉弦而数，舌红苔薄且润。脾弱肝旺之证。

处方：柴胡 9 克　白芍 9 克　党参 9 克　苍白术各 9 克　升麻 6 克　旋覆花包煎, 6 克　代赭石先煎, 15 克　枳壳 9 克　厚朴 9 克　法半夏 9 克　陈皮 6 克

茯苓9克　菟丝子6克　五味子6克　怀牛膝30克　肉桂2克　炙甘草5克
14剂

[三诊]　2019年6月5日。服用上方后反胃好转，胃纳较前改善，化疗后神疲，全身酸痛，大便略稀，便前腹痛，泻后痛减，头昏，手麻，入夜平。脉弦，舌红苔薄白。为肝旺脾弱之证。复查肺部CT提示肺内结节较前缩小。上方去厚朴、枳壳，加防风、车前子。

[四诊]　患者血压控制可，化疗期间未发生恶心、呕吐，继以上方出入治疗。

按　患者老年女性，结肠癌术后，发现肝转移、肺转移，于外院行化疗，鉴于患者此前手术后化疗时恶心、呕吐症状明显，且骨髓抑制明显，曾予以升白等治疗均难以改善骨髓抑制，故来颜师处就诊，希望解决化疗时胃肠反应及骨髓抑制等问题。患者病史较长，年高体弱，结合脉证，为肝旺脾弱之证，予以健脾疏肝为治。方以柴芍六君汤以抑肝扶脾，颜师常用此方于各种慢性肝病中，此方出自《医宗金鉴》卷五十一，主治慢惊风，组成为柴胡、白芍加六君子汤，加葛根。后世医者多以此方治疗慢性胃病、胃肠功能紊乱、胃肠炎等疾病。肝为刚脏，宜柔宜疏，柴胡疏肝，白芍柔肝；六君子汤健脾化湿，脾强则肝不侮逆。故此方功可抑肝扶脾，治疗肝病适合。又以旋覆花代赭石汤降逆止呕，以菟丝子治疗不欲食。《方脉正宗》有以菟丝子治疗治脾元不足，饮食减少，大便不实："菟丝子四两，黄耆、于白术（土拌炒）、人参、木香各一两，补骨脂、小茴香各八钱。饧糖作丸。早晚各服三钱，汤酒使下。"《抱朴子》仙方单服法："取实一斗，酒一斗浸，曝干再浸又曝，令酒尽乃止，捣筛。每酒服二钱，日二服。此药治腰膝去风，兼能明目。久服令人光泽，老变为少。十日外，饮啖如汤沃雪也。"再以二陈汤为衬方，服用后患者化疗后恶心、呕吐等胃肠不适未发，渐次能食。二诊，化疗后血象偏低，神疲乏力，为气虚不能升散营养周身所致，予以补中益气汤加入以益气升阳；又血压偏高，此为虚阳上浮，以怀牛膝、肉桂药对潜镇虚阳。三诊，患者便溏，痛则泻，泻后痛减，予以痛泻要方主之，另加车前子以利小便实大便，同时可利尿降压。此后患者化疗6次待评估后决定是否再行化疗，胃肠反应未发。

肝 胆 病 证

一、慢性乙型肝炎

案❶ 陈某，女，45岁。

[初诊] 2016年7月27日。

主诉：腹胀近2周。

病史：7年前查出乙肝大三阳，一直服用西药，情绪抑郁。腹胀，腰酸，大便艰涩干结。月经超前而至，经血紫红。眼睑沉重，晨起口苦、口黏、口干，齿衄，肢体沉重，夜间乱梦。

舌脉：舌红苔黄腻，脉左寸弱，右细弦。

检查：面色萎黄，神情疲惫。

诊断：中医：胆胀。

西医：慢性乙型肝炎。

辨证：肝旺脾弱。

治则：柔肝健脾，利湿导滞。

处方：当归9克　赤白芍各9克　党参9克　茯苓9克　苍白术各9克　黄柏6克　柴胡9克　升麻6克　薄荷3克　白薇6克　焦山栀6克　川芎9克香附9克　焦楂曲各9克　生薏仁15克　炙甘草5克　14剂

[二诊] 2016年8月10日。口苦口黏口干好转，现少腹胀痛，大便泄泻，且便前腹痛，脉左寸弱，右弦，舌红苔薄白。为肝旺脾弱之证，上方去白薇、升麻、柴胡、薄荷，加吴茱萸3克、怀牛膝15克、防风6克、陈皮6克，14剂。

[三诊] 2016年8月24日。睡眠、胃口好转，大便状如羊屎，入夜腹胀隐痛，右肋牵掣不舒，下肢仍酸胀，脉左寸弱，右关弦滑，舌红苔薄白。

治以柔肝理气，活血利水。以初诊方去白薇、升麻、山楂、神曲，焦山栀易为生山栀3克，加桂枝3克、黄连3克、泽兰15克、红花6克，14剂。

[四诊]　2016年9月7日。腹胀、右肋牵掣不舒已平，月经延期，刻下少腹隐隐有下坠感，腰酸腹胀，便如羊粪，脉左弱，舌红苔薄黄腻。肝肾不足，肝木有余之证。方用丹栀逍遥散合二仙汤加减。

处方：生山栀3克　丹皮6克　当归9克　赤白芍各15克　茯苓9克　苍白术各9克　柴胡9克　薄荷3克　仙茅9克　仙灵脾15克　巴戟天9克　知母6克　黄柏6克　厚朴9克　陈皮6克　生茜草30克　14剂

[五诊]　月经来潮，余症好转，继以上方加减调理。

按　中医学并无慢性乙型肝炎这一医学名词，可从中医之"黄疸""胁痛""鼓胀""胆胀"等疾病论治；该患者虽无胆胀所表现"右肋胀痛"的典型症状，但根据《灵枢·胀论》载："胆胀者，胁下痛胀，口中苦，善太息。"以及《伤寒论·辨太阳病脉证并治》中的"呕不止，心下急，郁郁微烦者"，本案患者所见之口苦、口干，情绪抑郁皆与该病符合。该患以肝胆气郁为主，以归芍四君汤柔肝扶脾；越鞠丸解郁行气；三妙丸化湿；肝郁日久入血分化为瘀热，以白薇清血分之热。二诊，症见腹泻伴便前腹痛，加痛泻要方以抑肝理脾。三诊，腹泻平，继以治疗肝胆气郁为主，初诊时方加交泰丸交通心肾，泽兰、红花以活血利水；四诊胆胀之症皆平，转而治疗月经延期。整个治疗过程体现了颜师治疗肝病的学术思想，即肝者宜柔、宜养、宜疏、宜清，但不宜苦寒伐肝。颜师常以归芍六君汤、柴芍六君汤作为治疗肝病基础方，皆源于肝脏生理特性为"以木为德，故其体柔和而升，以象应春，以条达为性……其性疏泄而不能屈抑"（《内经博议》）。故在治疗上如《类证治裁》所言："肝为刚脏，职司疏泄，用药不宜刚而宜柔，不宜伐而宜和。"叶天士亦曰："肝为刚脏，非柔润不能调和""养肝之体，即可以柔肝之用。"此为治疗肝病之原则。

案❷　刘某，男，59岁。

[初诊]　2019年1月11日。

主诉：确诊慢性乙型肝炎2年余，肝硬化1月余。

病史：患者于2年前确诊慢性乙型肝炎，大三阳，曾服用2年抗乙肝病毒药物，近1月余确诊为肝硬化，为延缓病情进展，故来求诊中医。刻下小便有泡沫，无腹部胀大，无浮肿，胃纳一般，大便日畅，入夜平安。

舌脉：舌红苔薄白，脉弦，关部略大。

诊断：中医：积证。

西医：慢性乙型肝炎，肝硬化。

辨证：肝旺脾弱。

治则：抑肝扶脾。

处方：当归9克　赤白芍各9克　党参9克　茯苓9克　苍白术各9克　枳壳6克　陈皮6克　生薏仁15克　白花蛇舌草15克　厚朴9克　石见穿9克　香附9克　白蔻仁后下，6克　杏仁9克　桔梗6克　黄柏5克　炙甘草5克　56剂

[二诊]　2019年3月21日。大便略不畅，胃纳一般，腹部不胀，小便清长，精神可，清晨口苦。脉细，舌红苔薄黄。肝胃不和，湿热内阻之证。

处方：柴胡9克　白芍9克　当归9克　党参9克　茯苓9克　陈皮6克　丹参9克　桃仁6克　法半夏9克　枳实6克　桔梗6克　黄柏5克　生薏仁15克　肉桂2克　怀牛膝30克　生甘草3克　56剂

[三诊]　2019年5月30日。患者服用中药后，肝功能已正常，下肢浮肿，入暮尤甚，胃纳一般，二便自调，精神尚可，口苦。脉细弦，舌红苔薄黄。为肝木克土，湿热内阻之证。

处方：柴胡9克　白芍9克　当归9克　党参9克　茯苓15克　泽兰泻各15克　陈皮6克　苍白术各9克　枳实9克　车前子包煎，18克　肉桂2克　香附9克　怀牛膝30克　生荷叶6克　黄柏5克　生甘草3克　28剂

按　慢性乙型肝炎、肝硬化当归属于中医之"胁痛""黄疸""鼓胀""积证""聚证"等病证论治，患者无明显胁痛、黄疸、鼓胀等症状，然确有肝硬化诊断，故从"积证"论治。患者小便泡沫多，参之病程较长，为气虚不摄津液所致；脉关部弦大，为肝旺之象；此为肝旺脾虚之证，以归芍六君汤加苍术柔肝养肝，健脾运脾；脾虚则湿热内生，予以三仁汤清化湿热，宣畅气机；白花蛇舌草、石见穿清热解毒，消积散结。二诊，患者清晨口苦，为少阳郁热所致，予以上方去清热解毒之品，加桃仁、丹参活血化瘀，以抗肝硬化治疗；怀牛膝、肉桂药对以潜阳降虚火。三诊，服用上方后，原本稍有升高之肝功能有所下降，下肢略有浮肿，予以上方加泽兰泻活血利水，车前子利水渗湿，香附疏肝理气，生荷叶升发清阳，二妙丸泄下焦湿热。全过程，颜师以柔肝、养肝、扶脾、祛湿为原则，随证加减，强调肝体阴而用阳，宜柔宜养宜疏，勿伐之。

二、肝硬化腹水

阮某，男，89岁。

[初诊] 2019年7月26日。

主诉：腹部胀大十几年，加重2月余。

病史：患者既往有房颤、双房扩大、肺动脉高压（中度）、人工起搏器术后、肾结石等病史。腹部胀大十几年余，近2月来加重，刻下腹部胀大如鼓，经查彩超提示有腹水，腹腔液性暗区（56 mm×12 mm）。伴有双下肢浮肿，胃纳不香，大便秘而不结，小便黄赤。

舌脉：舌红苔黄且干，脉细弦。

检查：华东疗养院体检报告（2019.5.10）：房颤、双房扩大、肺动脉高压（中度）、人工起搏器术后、肾结石、血尿酸增高。

诊断：中医：鼓胀。

西医：肝硬化腹水。

辨证：肝旺脾弱。

治则：疏肝理气，健脾利水。

处方：当归9克　赤白芍各9克　党参9克　香附9克　乌药9克　猪茯苓各15克　泽兰泻各9克　槟榔9克　桂枝5克　陈皮6克　桑白皮9克　枳实9克　桔梗6克　苍白术各9克　黄柏5克　炙甘草5克　14剂

[二诊] 2019年8月9日。患者住院治疗，运用利尿剂、白蛋白后腹水、双下肢浮肿较前改善，口干不欲饮，大便不通，小便予以导尿中，脉细，舌红苔薄黄略干。为气阴不足之证。

处方：当归9克　赤白芍各9克　党参9克　天麦冬各9克　玉竹9克　猪茯苓各15克　泽兰泻各15克　桂枝5克　青陈皮各6克　乌药9克　大腹皮9克　香附9克　杏麻仁各9克　苍白术各9克　黄柏5克　炙甘草5克　14剂

[三诊] 2019年8月23日。腹部胀大较前改善，脐凸，近日发痛风，双下肢红肿作痛，胃纳不佳，大便通畅，口干，脉左寸弱，舌红苔薄。为肝旺脾虚之证。上方去乌药、大腹皮、香附，加生薏苡仁15克、川牛膝9克、川草薢15克，14剂。

[四诊] 2019年9月6日。腹部胀大，小便量少，不畅。胃纳不佳，大便通畅。口干，入夜难眠。脉细，舌红苔薄白。肝旺脾弱之证。上方去玉竹、天麦冬、青皮、川牛膝，加石斛9克、知母9克、小茴香3克、车前草

15 克，14 剂。

[五诊]　2019 年 9 月 25 日。腹胀较前减轻，下肢浮肿，下肢红、痛已平，小便较前通畅，皮肤干燥而痒，胃纳一般，大便畅。脉右关弦滑，舌红苔薄白。

处方：当归 9 克　赤白芍各 9 克　党参 9 克　猪茯苓各 15 克　泽兰泻各 15 克　苍白术各 9 克　炒莱菔子 9 克　桂枝 5 克　葶苈子包煎，15 克　红枣 5 只　陈皮 6 克　厚朴 9 克　小茴香 3 克　杏麻仁各 9 克　川草薢 15 克　炙甘草 5 克　14 剂

按　该患为鼓胀患者，同时又有心脏、肾脏等基础疾病。臌胀病变脏腑为肝脏，涉及脾肾，病机主要为气滞、血瘀、水停。治疗当以行气、活血、利水为主。颜师仍以归芍六君汤养肝柔肝，扶脾健脾；以五磨饮子补气行气利水；以常用药对猪茯苓、泽兰泻具健脾利水、活血利水之功；桑白皮泻肺利水。二诊，患者经用西药利尿药，颜师考虑利尿易于伤阴，以上方去槟榔、桑白皮、枳实，加天麦冬、玉竹以加强养阴，黄柏燥湿坚阴，为《金匮要略》麦门冬汤之意。三诊，患者腹部胀大略有改善，鉴于近日发痛风，去四磨饮子，加生薏苡仁组成四妙丸清利下焦湿热，川草薢祛风、利湿；川牛膝补肾活血止痛。四诊，小便量少，去玉竹、天麦冬、青皮、川牛膝，加石斛、知母养阴清热；"水为阴类"当以温药化之，以小茴香温暖下焦，温化水湿；车前草利水渗湿。五诊，腹胀好转，小便通利，上方去石斛、知母、车前草，加炒莱菔子、葶苈子、厚朴，以泻肺利水，行气消积治疗。虽患者年事高，病程久，基础疾病多，已为顽疾，然经过近 3 个月治疗，腹部胀大、下肢浮肿、便秘等症状在一定程度得到改善。

三、药物性肝损伤

岑某，女，58 岁。

[初诊]　2019 年 5 月 31 日。

主诉：肺腺癌术后服用中药 9 月余，发现肝功能异常。

病史：患者于 2017 年 10 月确诊为肺部腺癌，术后即在他处服用中药约 9 月余，经查肝功能提示升高，经保肝治疗后肝功能正常。刻下神疲、乏力，入睡困难，时有易醒，醒后难以再眠。全身关节僵硬不舒。

舌脉：舌红苔薄黄，脉左弦细。

诊断：中医：虚劳。

西医：药物性肝损伤。

辨证：气虚肝郁，痰热内阻。

处方：生黄芪30克　党参9克　苍白术各9克　升麻6克　柴胡9克　当归9克　白芍9克　薄荷3克　陈皮6克　生薏仁15克　茯苓30克　黄连3克　白花蛇舌草15克　肉桂2克　灵芝15克　炙甘草5克　28剂

[二诊]　2019年6月28日。复查肝功能正常，近日两足发冷，入夜能入睡，仅丑时易醒，2小时后才能再次入睡，口苦不明显，胃纳一般，大便一日3解，均成形。脉细弦，舌红苔薄黄。气虚肝郁，湿浊内阻之证。

处方：生黄芪30克　党参9克　苍白术各9克　柴胡9克　黄芩6克　法半夏15克　枳壳9克　当归9克　白芍9克　薄荷3克　茯苓30克　黄连3克　肉桂3克　淮小麦30克　红枣7只　炙甘草5克　28剂

[三诊]　2019年8月9日。入夜已能入睡，复查肝功能未见异常。刻下咽痒即咳，咳则胸痛，无痰，舌体发麻，精神尚可，胃纳一般，大便畅，汗出不多。脉细，舌红苔薄黄略干。

处方：生黄芪30克　南北沙参各9克　麦冬9克　杏仁9克　桑白皮9克　地骨皮9克　柴胡9克　前胡9克　当归9克　白芍9克　薄荷3克　茯苓30克　法半夏15克　淮小麦30克　红枣7只　炙甘草5克　28剂

按　患者为易肝损体质，当予以保肝同时兼以治疗不适症状，四诊合参，患者当为气虚肝郁，痰热内阻之证，予以补中益气汤升补中气；逍遥散疏肝柔肝；二陈汤健脾化湿；交泰丸交通心肾助睡眠；灵芝、茯苓药对健脾清热安神，灵芝又可保肝；白花蛇舌草、生薏仁清热解毒利湿抗肿瘤治疗。二诊，患者复查肝功能未见异常，睡眠已有改善，丑时易醒当责之于少阳郁热，予小柴胡汤和解少阳，黄芪四君子汤健脾益气化湿，交泰丸、甘麦大枣汤交通心肾、养心安神以助睡眠。三诊，复查肝功能未见异常。转为治疗他症。

四、胆石症

郭某，女，61岁。

[初诊]　2019年10月31日。

主诉：发现胆石症2年余，食入作胀1月。

病史：患者发现胆囊结石2年余，近1月来食入胃脘作胀，伴有空腹胃中隐痛，泛酸，大便秘而不结，时有心悸，情绪易于急躁，时有头痛，右耳道炎病史，时有流脓水，色淡，入夜平安。

舌脉：舌红苔薄黄，脉两关部弦滑。

诊断：中医：胆胀。

西医：胆石症。

辨证：湿热内阻，肝胃不和。

治则：补气温经，抑肝和胃。

处方：炙黄芪30克　桂枝5克　赤白芍各15克　柴胡9克　法半夏9克
黄芩9克　川芎15克　党参9克　茯苓9克　青陈皮各6克　广木香15克　枳
实9克　黄连3克　吴茱萸2克　苍白术各9克　炙甘草5克　14剂

[二诊]　2019年11月14日。服上方后食后胃胀明显好转，胃中隐痛
减而未已，无泛酸，耳朵流脓水已平，耳朵闭塞感，大便难改善，头胀改
善。脉左寸弱，左关部细弦，舌红苔薄黄，舌缨线存在。气虚肝郁之证。以
上方去黄连、吴茱萸，加佛手6克，14剂。

随访，服上方后食后胃胀、胃中隐痛平，转治他症。

按　患者空腹胃中隐痛，为中焦阳气不足之证，以黄芪建中汤温补中
气；食后作胀为肝胃气滞，以青陈皮、广木香药对疏解肝胃之气；泛酸乃肝
木克脾土之证，以左金丸抑肝扶脾；耳朵流脓水从少阳病论治，以小柴胡汤
和解少阳；头痛为肝火所致，以川芎、黄芩辛开苦降，活血止痛。二诊，患
者食后胃胀明显好转，胃中隐痛仍有，泛酸已平，上方去左金丸，加佛手以
增强疏肝理气止痛之功，患者服后即愈。

肾 系 病 证

一、充盈性尿失禁

王某，男，72岁。

[初诊] 2016年6月15日。

主诉：尿潴留近三年，有时小便失禁。

病史：患者有小脑萎缩、慢性尿潴留病史。近1个月血压不稳定，忽高忽低，步伐不稳，小便失禁与尿潴留并见，大便干结。四肢发冷，下肢无力，上半身汗出，口齿不清，饮水不呛，咳痰白黏，入夜平安。

舌脉：舌红苔薄白，脉弦。

检查：神情淡漠，精神委靡。

诊断：中医：遗尿。

　　　　西医：尿潴留。

辨证：气虚痰瘀内阻。

治则：补气活血，祛痰通络。

处方：生黄芪30克　防风6克　赤白芍各15克　法半夏9克　制南星6克
白附子6克　苍白术各9克　生薏仁15克　怀牛膝30克　黄柏6克　知母9克
桂枝6克　羌活6克　当归9克　生地15克　玄参15克　炙甘草5克　14剂

[二诊] 2016年6月29日。尿潴留略有好转，盗汗，大便略干，手足冷，脉右关弦滑，舌红苔薄黄。为肝肾不足也，上方合虎潜丸加减，去当归、白附子、牛膝、薏仁，加龟板9克、鹿角9克、石菖蒲9克。

随访，以上方加减半年后，患者反馈大小便通畅。

按　神经系统控制人体的排尿过程，当神经系统受损，则会出现排尿异常。充盈性尿失禁是膀胱内长时间充满了大量尿液后，又有排尿不畅的现象，当膀胱颈部持续性阻力过高，逼尿肌失代偿，即出现该病证的发生。颜师辨治此类疾患认为与"中气不足""肾气不固""肝气郁滞""下焦湿热"等病机有关，在治疗上常根据不同证型运用补中益气汤、金匮肾气丸、逍遥丸、四妙丸、滋肾通关丸、附子薏苡败酱散等加减。该患为小脑萎缩患者，既往有中枢神经系统损伤，当前四诊合参，为"气虚痰瘀"之证。以黄芪赤风汤活血祛风；三生饮加当归、羌活化痰祛风除痰，活血通络；四妙丸合滋肾通关丸祛湿坚阴，通利小便；增液承气汤以润肠通大便。二诊，尿潴留有好转，加入龟板、鹿角血肉有情之品以填补肾精，增强补肾填髓益脑之功；以石菖蒲化痰开窍。

二、尿失禁

案❶ 丁某，男，65岁。

[**初诊**] 2017年12月13日。

主诉：尿失禁2周余。

病史：患者既往有冠脉狭窄、高血压病、糖尿病、脑梗塞、颈部动脉支架植入术后等病史，长期服用西药控制。刻下症见小便失禁，胸闷气促，饥劳亦甚，头晕阵发，右胸部隐隐作痛，左下肢无力，痰白量少，不易咳出，餐后则泻，胃纳一般。

舌脉：舌胖苔薄白，脉左弱。

检查：精神委靡，面色萎黄，心率：80 bpm。

诊断：中医：尿失禁。

西医：尿失禁。

辨证：气虚血瘀。

治则：益气活血，温肾缩尿。

处方：生黄芪30克 防风9克 白芍9克 苍白术各9克 陈皮6克 桂枝5克 枳实9克 薤白5克 党参9克 桔梗6克 川芎15克 五味子6克 怀牛膝30克 益智仁9克 乌药6克 炙甘草5克 14剂

[**二诊**] 2018年1月17日。小便仍有失禁，大便已成形，胸闷气短，动则尤甚，左下肢乏力，有少量白痰，胃纳一般。脉寸弱，舌红苔薄白。气虚之证。

处方：生黄芪30克 党参9克 当归9克 苍白术各9克 柴胡6克 升麻6克 枳壳6克 桔梗6克 陈皮6克 蔓荆子9克 葶苈子包煎，18克 怀

牛膝30克　益智仁9克　乌药6克　潼白蒺藜各15克　炙甘草5克　14剂

[三诊]　2018年1月30日。小便失禁略平，气短略有好转，清晨咳嗽。胃纳一般，食之作呃，动则气促，入夜平安。脉寸弱，舌红苔薄白且润。气虚血瘀之证。上方去蔓荆子、葶苈子、潼白蒺藜、怀牛膝，加旋覆花（包煎）6克、红花6克、生茜草9克、代赭石（先煎）12克，14剂。

随访至四诊2018年3月14日未发。

按　患者初诊除尿失禁还有头晕、胸闷、胸痛等证，以黄芪赤风汤补气活血祛风，瓜蒌薤白桂枝汤去瓜蒌以振奋胸阳，怀牛膝、桂枝药对以潜镇虚阳，川芎活血止痛；枳术丸实脾，桔梗载药上行，缩泉丸以温肾缩尿。二诊，患者仍苦于小便失禁，鉴于其基础疾病多，病程长，加之气促，饥劳易发，根据"久病必虚""病证饥劳则发多为虚"，小便失禁为当气虚所致，"中气不足，溲便为之变"，当从补益中气论治，方以补中益气汤莫属，加缩泉丸以温肾缩尿为颜师常用方剂；并以葶苈子、蔓荆子升补宗气；去川芎加潼白蒺藜既可平肝祛风，又可补肾缩尿。三诊，尿失禁好转，转为治疗他症。

案❷　沈某，女，65岁。

[初诊]　2019年3月7日。

主诉：咳嗽则小便自遗1周余。

病史：患者既往有高血压病史，近来头晕未发。咳嗽则小便自遗，咽痒即咳，干咳，胃纳一般，大便日行1~2次，略稀，矢气多，入夜服用抗抑郁药而平。

舌脉：舌红苔薄黄，脉两关部弦滑。

诊断：中医：遗尿。

　　　　西医：尿失禁。

辨证：气虚肝旺，湿热内阻。

治则：补气疏肝，清热化痰。

处方：生黄芪30克　防风6克　白芍9克　黄连3克　升麻6克　炒竹茹6克　枳壳6克　法半夏9克　茯苓9克　陈皮6克　荆芥9克　薄荷3克　柴胡9克　当归9克　苍白术各9克　炙甘草5克　14剂

[二诊]　2019年3月21日。咳嗽已平，小便自遗略减，大便先干后溏，1日3解，气不秒，胸闷，胃纳一般，入夜平安。脉细弦，关部尤甚波及尺部，舌红苔薄黄。气虚肝旺，湿热内阻之证。

处方：生黄芪30克　防风6克　白芍9克　黄连3克　肉桂2克　陈皮6克　苍白术各9克　党参9克　怀牛膝30克　升麻6克　柴胡6克　当归9克　丹参9克　川芎9克　潼白蒺藜各15克　炙甘草5克　14剂

[三诊]　2019年4月18日。小便遗失好转，大便先干后溏，1日2~3解，便前无腹痛，胃纳一般，精神尚可，入夜平安。脉两关部弦滑，舌红苔薄黄。气虚湿盛之证。

处方：生黄芪30克　防风6克　白芍9克　党参9克　陈皮6克　茯苓9克　苍白术各9克　升麻6克　柴胡6克　车前草30克　枳壳9克　法半夏9克　黄连3克　木香6克　益智仁9克　生荷叶6克　14剂

随访，服上方后遗尿已平。

按　患者初诊因高血压眩晕来诊，经服药眩晕已平。近来因咳嗽伴遗尿来诊，脉证合参，辨证为气虚肝旺痰湿，以黄芪赤风汤补气祛风活血，黄连温胆汤以温化痰湿，以逍遥散疏肝理脾，加荆芥与柴胡宣散肺气，从"肺"论治遗尿。二诊，患者咳嗽已平，遗尿减而未止，大便溏泄，从"中气不足，溲便为之变"论治二便异常，以补中益气汤补益中气；交泰丸以交通心肾，使得心火下济肾水；怀牛膝、肉桂药对以引火归元；丹参、川芎活血化瘀，从"血瘀则水不利"论治遗尿；潼白蒺藜以平肝祛风，补肾缩尿。三诊，小便遗失明显好转，大便溏泄不减，上方加香连丸以理气燥湿，车前草利小便实大便，生荷叶以升提清阳之气，清气升则浊阴降。随访，患者服上方后遗尿已平，转为治疗他症。

三、遗精

吴某，男，36岁。

[初诊]　2015年4月8日。

主诉：遗精3月余。

病史：患者近3月来多次遗精，入夜做梦，饥饿时胃痛，腰略酸。胃纳一般，大便通畅。

舌脉：舌红苔黄腻，脉左寸细而小数，双尺细滑。

诊断：中医：遗精。

　　　　西医：遗精。

辨证：气虚湿热。

治则：健脾益气，填精补肾，清热燥湿。

处方：生黄芪15克　党参9克　苍白术各9克　知母9克　黄柏6克　砂仁后下，3克　生熟地各9克　山茱萸9克　山药9克　茯苓9克　泽泻9克　丹皮6克　芡实9克　金樱子15克　枳壳6克　炙甘草5克　14剂

并嘱节醇酒肥甘之食。

[二诊]　2015年4月22日。遗精减而未已，无梦而遗，下肢乏力，稍感腰酸，胃纳一般，有饥饿感，胃部隐隐作痛。脉两尺部细滑稍平，左寸脉细而小数，舌红苔薄黄腻。肾虚湿热证。去芡实、枳壳，加黄连3克、升麻6克，14剂。

[三诊]　2015年5月6日。仍有遗精，伴腰酸足软，性生活后尤感疲劳，口苦，畏寒。脉右弱，左细弦，舌胖苔薄黄。气虚湿热之证。去黄连、升麻，加桑寄生、枸杞子、菟丝子，14剂。

[四诊]　2015年5月20日。遗精后已无劳乏之感，畏热，口稍苦，脉细弦，舌红苔薄白。

处方：黄柏6克　知母9克　熟地9克　山茱萸9克　山药9克　芡实9克　金樱子15克　柴胡9克　黄芩6克　半夏9克　党参9克　桂枝3克　白芍9克　煅牡蛎先煎，15克　砂仁后下，6克　炙甘草5克　14剂

随访，药后遗精大为减少，上方去小柴胡汤，加平补肝肾之续断、杜仲，再进14剂，持续两个月未发。

按　《丹溪心法·遗精》认为遗精病因除肾虚之外，还有湿热："精滑专主湿热，黄柏、知母降火。"此外，湿热之产生当与脾有关，脾虚失于健运，水停则为湿邪；故颜师以知柏地黄丸加生地补肾泻火养阴，芡实、金樱子（水陆二仙丹）补肾涩精，二妙丸清利湿热，枳壳调畅气机；砂仁温中化湿合胃。二诊，调整用药，加黄连、升麻辛开苦降，黄连并可清心火，升麻可升清阳。三诊，鉴于患者畏寒，予以枸杞子、菟丝子，为颜师常用补肾阳药对；桑寄生以补肾强脊。四诊，遗精较为改善，且遗精后疲劳感消失，予以补肾基础上加入小柴胡汤和解少阳，因"足厥阴肝经绕阴器"，此病亦不离肝；桂枝汤调和营卫，改善体质；煅牡蛎潜阳平肝。全程治疗先以治肾、脾为主，继以加入治肝兼顾治心；围绕"湿邪"论治，终可愈。

四、慢性前列腺炎

陈某，男，49岁。

[初诊]　2018年10月10日。

主诉：前列腺炎3年余，近1月小便乏力。

病史：患者既往前列腺炎病史3年余，近1月来觉小便乏力，气短，肛门下坠感，头部不自主摇动，胃纳一般，大便畅，入夜平安。

舌脉：舌红苔薄白，脉两寸弱。

检查：促甲状腺素增高（未见报告）。

诊断：中医：肾虚腰痛。

西医：慢性前列腺炎。

辨证：脾肾气虚。

治则：补中益气，补肾利湿。

处方：生黄芪30克　党参9克　白蒺藜15克　茯苓9克　升麻6克　柴胡9克　当归9克　陈皮6克　苍白术各9克　枳实9克　菟丝子9克　五味子6克　白芍6克　肉桂2克　黄柏5克　炙甘草5克　28剂

[二诊]　2018年12月19日。小便乏力略好转，肛门下坠感，气短神疲，畏寒症状略平，胃纳一般，大便畅，入夜尿频。脉弦，舌红苔薄黄。古人谓"肝主小便"，原方加入疏肝之品。

处方：生黄芪30克　党参9克　茯苓9克　升麻6克　柴胡9克　当归9克　陈皮6克　苍白术各9克　枳实6克　黄芩6克　法半夏9克　知母9克　小茴香3克　白芍9克　黄柏5克　炙甘草5克　28剂

[三诊]　2019年2月27日。小便乏力明显好转，肛门下坠感减而未已，下肢畏寒，精神佳。脉右寸弱，舌红苔薄黄。气虚湿热之证。上方去茯苓，加槟榔9克继以巩固疗效。

按　多数学者将本病归于"淋证""浊病""淋浊""白淫""白浊""精浊""肾虚腰痛"等范畴讨论。鉴于该患主证表现为"小便乏力"，试从"肾虚腰痛"论治。然颜师认为"中气不足，溲便为之变"，治当补益中气，以补中益气汤为主；加菟丝子、五味子以补肾固精；滋肾通关丸去知母以利湿通阳；枳术丸以健脾扶正。二诊，小便乏力好转，因"足厥阴肝经绕阴器"，古人谓肝主小便，故加入小柴胡汤以和解少阳，去肉桂加小茴香以温暖下焦。三诊，小便乏力已平，加槟榔行气除胀善后。

气血津液肢体病证

一、2 型糖尿病

倪某，男，69 岁。

[初诊] 2019 年 1 月 10 日。

主诉：口干口苦 2 月。

病史：患者确诊糖尿病几年余，未曾服用降糖西药，仅服用中药控制血糖。近来空腹血糖 7.6 mmol/L，餐后血糖 9 mmol/L，下齿龈肿痛，入夜口干、口苦，夜尿频频，手冷，胃纳一般，大便畅。

舌脉：舌红苔薄白，脉右寸小弱。

诊断：中医：消渴。

西医：糖尿病。

辨证：气阴不足。

治则：补气养阴，清热利湿。

处方：生黄芪 30 克　党参 9 克　苍白术各 9 克　北沙参 9 克　麦冬 9 克　黄连 5 克　黄芩 9 克　黄柏 6 克　知母 9 克　肉桂 2 克　益智仁 6 克　乌药 6 克　骨碎补 9 克　怀牛膝 30 克　赤白芍各 9 克　地锦草 30 克　14 剂

[二诊] 2019 年 2 月 21 日。患者服用上方后，2 天前测空腹血糖 6.4 mmol/L，餐后血糖 8 mmol/L，口干改善，眼干，后半夜口苦，右胁肋闷痛，夜尿频，大便粘，脉两寸弱，舌红舌根苔剥脱，舌缨线存在。气阴两虚之证。

处方：生黄芪 30 克　党参 9 克　南北沙参各 9 克　麦冬 9 克　五味子 6 克　黄连 5 克　黄芩 9 克　黄柏 6 克　枸杞子 9 克　苍白术各 9 克　潼白蒺藜各 15 克　香附 9 克　知母 9 克　丹参 15 克　青陈皮各 6 克　甘草 5 克　14 剂

[三诊] 2019 年 3 月 7 日。患者血糖平稳，控制可，夜间口干减而未

已，入夜口苦，夜尿2~3次，耳鸣，大便粘，一日一解，脉寸弱，舌红苔薄白，舌缨线存在。为气阴不足之证。上方去枸杞子、香附、丹参、青陈皮，加天花粉15克、枳壳6克、白芍9克、地锦草30克，14剂。

按 患者确诊糖尿病，但未服用西药降糖药，单用中药降糖。结合舌脉、症状，辨证其为气阴不足，湿热内阻。予以黄芪生脉饮补气养阴以固本；以三黄（黄连、黄芩、黄柏）清热解毒，清利湿热以清源，颜师常以三黄降糖，具有较好疗效，加地锦草清热降糖；夜尿频多，予以滋肾通关丸滋肾通阳，缩泉丸以补肾缩尿为治；患者牙龈肿痛，以骨碎补治疗牙痛为颜亦鲁先生经验用药，又以怀牛膝30克以降虚火，潜阳为治。二诊，患者血糖平稳，仍有口干、口苦，以原方案继续，补气养阴治本，清热利湿解毒治标；患者胁肋疼痛，胁肋为肝经所过，加之舌缨线存在，此为肝经郁滞之病，予以香附、青陈皮调气疏肝；以潼白蒺藜加枸杞子易缩泉丸以补肾缩尿；以丹参凉血活血安神。三诊，患者血糖继续平稳，扶正祛邪之法不变，胁痛已平，故去疏肝理气之品，加强养阴清热为治。颜师在临床实践中总结糖尿病症见气虚湿热为多，故临床上注重补气清湿热为主，补气当以参芪为主，或健脾气以壮元气，以四君子汤为主，去湿热常以三黄（黄连、黄芩、黄柏）为主治疗；另外湿热易于耗伤气阴，气阴不足者当以补气养阴为主，常以黄芪生脉饮出入。

二、上肢静脉瘤

房某，男，31岁。

[**初诊**] 2017年11月1日。

主诉：右上肢静脉畸形2年余。

病史：患者右上肢静脉畸形，静脉成团状凸出于皮肤，局部皮肤作胀，尤以手臂下垂时肿胀明显，面部青紫，胃纳一般，大便通畅。

舌脉：舌红苔薄白，脉细弦。

检查：精神尚可，营养良好，皮肤黏膜无皮疹。

诊断：中医：筋瘤。

西医：静脉瘤。

辨证：阳虚血瘀。

治则：温经活血。

处方：生黄芪30克　防风己各6克　葛根9克　桂枝5克　片姜黄6克

赤白芍各9克　当归9克　水蛭5克　苍白术各9克　枳壳6克　白芥子9克
象贝母9克　厚朴9克　陈皮6克　川芎9克　炙甘草5克　14剂

[二诊]　2018年1月25日。患者服上方后大便略稀，日行2次，局部皮肤青紫略淡，不痛，手臂下垂肿胀已改善，胃纳一般，不畏寒，便前无腹痛，脉左弦滑大于右脉，舌红苔薄白，时值冬季，原方加入温阳之品。上方去防己、片姜黄、赤芍、象贝母、当归，加熟附子5克、党参9克、桔梗6克、丹参9克，14剂。

[三诊]　2018年2月8日。腹泻已平，嗳气频频，口不干，右上肢静脉畸形处局部青紫略退，手臂下垂肿胀感已平，胃纳一般，痰白，量不多。脉左寸弱，右寸小滑，舌红苔薄白。气虚血瘀之证。

处方：生黄芪30克　党参9克　桂枝5克　熟附子5克　桑枝15克　水蛭5克　葛根9克　厚朴9克　苍白术各9克　羌活6克　白芥子6克　丹参9克川芎9克　陈皮6克　14剂

随访至2019年3月5日。患者手臂静脉瘤处肿胀疼痛均未再发，手臂下垂未发胀痛不适，局部颜色较淡，未见长大和缩小，胃纳、二便如常，入夜平。外科建议暂不手术治疗。

按　筋瘤为中医外科疾病，《外科正宗》云："筋瘤者，坚而色紫，垒垒青筋，盘曲甚者结若蚯蚓。"其特点是：筋脉色紫，盘曲突起如蚯蚓状，形成团块，伴有患肢酸胀不适，病久可伴发湿疮、臁疮。该患者为发在右侧上肢伸侧，此为瘀血阻络致使经络阻塞不通，故见患侧肢体肿胀，不能下垂；患处色紫暗，此为瘀血之色；治疗遵循温经通络为大法，以葛根续命汤之意以祛风除湿通络，方以黄芪补气，防风己一则祛风一则祛湿，桂枝、芍药调和营卫，温通经脉，川芎行血中之气；以当归养血活血，与芍药配则柔肝养阴；白芥子性温善于祛皮里膜外之痰，二陈汤化痰除湿，象贝母豁痰散结；以片姜黄破血逐瘀且走上面，恐血瘀阻络活血之力不足，以虫类药物水蛭搜经络之瘀血。全方以补气、温经、化痰、活血、通络为主。二诊，病处皮色较前浅淡，手臂下垂已经不感肿胀不适，提示上方效佳，唯有服药后便稀，去掉赤芍之寒凉滑肠；又时值冬季，"因时制宜"，加入温阳之品熟附子，取其阳和汤之意，温阳与补血并用，祛痰与通络相伍，可使阳虚得补，营血瘀滞得除；加枳壳汤调畅气机，丹参活血凉血，防风以祛风，去防己。三诊，病处瘤体颜色浅淡，大小不变，已经再无肿胀之感，原方去枳壳汤，加桑枝、羌活、葛根以祛风通络。经过以上治疗，患者再服近2月上方后自觉右侧上肢瘤体大小虽未变化，但颜色较前浅淡，肢体肿胀不适感消失。鉴于无任何不适，未再就诊。

颜师从瘀血阻络论治该病，并以颜氏内科消瘤丸（水蛭、牡蛎、延胡索等）之主药水蛭搜剔络脉之瘀血；注重辨证论治，不同病位不同治则，发于下肢者常从湿热论治；上肢为病者，常兼夹风邪、湿邪，活血时常配以祛风、祛湿之药；"血得温则行"，注重温通经脉；另"怪病必有痰"，痰瘀阻滞交结成瘤，常以白芥子祛皮里膜外之痰，以象贝母祛痰散结。

三、颈椎病

吴某，男，58岁。

[**初诊**]　2015年7月15日。

主诉：反复颈项部作痛1年余，加重伴后脑作胀2周。

病史：患者20余年前曾患颈动脉炎，经治疗后痊愈。1年前开始颈项部作痛反复发作，近2周发作频繁，发作频率为2~3天1次，巳时至午时多发，伴后脑作胀不适，项部僵硬，发则面色发青，得热则缓，汗出则解，血压略有波动。

舌脉：舌紫苔薄白，脉弦。

检查：血压为160/95 mmHg。

诊断：中医：痹症。

西医：颈椎病。

辨证：寒凝血瘀。

治则：温经活血，化瘀止痛。

处方：柴胡9克　枳壳6克　桔梗6克　怀牛膝30克　当归9克　白芍9克川芎15克　红花6克　桃仁9克　肉桂3克　黄芩6克　苍白术各9克　葛根18克　丹参15克　羌活6克　生甘草3克　14剂

随访，2个月后，患者陪亲友就诊时反馈说，上方服用第3剂时诸症略有改善，2周后完全好转。

按　根据患者颈项部疼痛，得热则缓，发则面青等症提示为寒证，此为痛痹之证，《素问·痹论》："风、寒、湿三气杂至，合而为痹也。寒气胜者为痛痹。"寒则血凝，结合舌紫提示血瘀之证，"寒凝瘀血阻络"当为基本病机；以血府逐瘀汤为基础方，调畅气血，以达"通则不痛"之功；项部为太阳经所主，如《脾胃论》曰："如肩背痛，不可回顾，此手太阳气郁而不行，以风药散之。如背痛项强，腰似折，项似拔，上冲头痛者，乃足太阳经之不行也。"羌活、葛根皆为太阳经之药，既可祛风胜湿，又可提升清阳；以川芎15克活血止痛，颜师常与黄芩组成药对以辛开苦降，黄芩又可制约川芎之温燥升散之性；怀牛膝、肉桂药对以潜阳平肝降压；丹参以活血安神。颜师从气血论治，结合经络辨证，以行气活血温经兼祛风胜湿法，效如桴鼓。

四、关节痛

王某，女，65岁。

[初诊] 2016年8月24日。

主诉：浑身关节疼痛1周。

病史：既往二尖瓣膜置换手术20年。近1周来觉全身关节疼痛，头胀，胸闷，心烦，口苦，牙痛，失眠，偶有干咳。胃口不佳，大便畅，入夜平。

舌脉：舌红苔薄白，脉弦滑。

诊断：中医：痹症。

西医：关节痛。

辨证：肝肾不足，少阳枢机不利。

治则：补益肝肾，调畅气机。

处方：焦山栀6克　牡丹皮9克　柴胡9克　当归9克　白芍9克　薄荷3克　苍白术各9克　茯苓30克　骨碎补9克　补骨脂9克　透骨草15克　黄连3克　肉桂3克　法半夏15克　北秫米15克　生甘草3克　14剂

[二诊] 2016年9月7日。关节痛好转，睡眠略安，药后口干，少腹部隐隐作痛，脉弦细，舌红苔薄白。少腹部为肝经循行之处，肝火未平，故去黄连、肉桂，加枳实9克、黄柏5克，14剂。

[三诊] 2016年9月21日。关节痛基本消失，头胀、胸闷、睡眠明显改善，近来耳鸣，以左耳为甚，脉弦，舌红苔薄黄，肝家气火有余之证。上方去枳实、黄柏，加川芎9克、香附9克，14剂。复诊耳鸣已平。

按　全身关节痛多见于骨质疏松，中医仍归于"痹症"论治。患者先有近来情绪不畅，其后出现全身关节疼痛，颜师认为与"气血不畅"有关。情绪不畅则肝气不舒，郁滞不行则血运不畅，致气血郁滞；加之患者为七九之年，肝肾本亏，肝主筋，肾主骨，筋骨不利，故患此病。予以丹栀逍遥散清肝疏肝理脾为先，合三骨汤（补骨脂、透骨草、骨碎补）以补益肝肾，舒筋活血，祛风除湿止痹痛；再以交泰丸、半夏秫米汤交通心肾、和胃安神为佐。全方补泻兼施，兼顾体质。经2周治疗患者关节痛有所好转，4周即症状消失。

五、痛风

案❶　吴某，男，51岁。

[初诊]　2017年11月17日。

主诉：反复足底、脚踝疼痛1年余，加重1周余。

病史：患者既往有痛风、冠心病、高血压、肾结石病史，嗜烟酒，痛风反复发作。近1周来，又觉时有足底疼痛，下肢乏力，腰部沉重感，时有左胸部牵掣感，头痛，大便一日三解、稀溏，入夜平安，清晨痰白，量少。

舌脉：舌红苔薄黄，脉左寸小滑。

诊断：中医：痹症。

　　　　西医：痛风。

辨证：气虚湿盛。

治则：补气活血，清利湿热。

处方：生黄芪30克　防风6克　白芍9克　黄柏6克　苍白术各9克　怀牛膝30克　生薏仁15克　车前草15克　川草薢15克　威灵仙15克　肉桂2克　丹参15克　土茯苓15克　黄芩9克　川芎15克　炙甘草5克　14剂

[二诊]　2017年12月1日。足底作痛好转，左胸部牵掣感减轻，腰部沉重已平，大便稀薄、一日三解，便前无腹痛，胃纳正常，入夜平安。脉左弦细，舌红苔薄黄。为湿盛下注之证。上方去土茯苓、黄芩、川芎、丹参，加茯苓9克、当归9克、干姜2克，14剂。

[三诊]　2017年12月15日。足底作痛减而未已，大便稀薄，行而不畅，气不秒，胃部隐隐不舒，脉细弦，舌红苔薄黄且干。原方加入行气之品。

处方：生黄芪30克　防风6克　白芍9克　黄柏6克　苍白术各9克　生薏仁15克　川草薢15克　枳实9克　怀牛膝30克　车前草15克　羌独活各6克　肉桂3克　厚朴9克　陈皮6克　炙甘草5克　14剂

[四诊]　2017年12月29日。足痛已平，血压已趋下降，胃纳一般，大便稀薄，脉左细弦，舌红苔薄黄腻。为湿盛侵至血分之证。上方去肉桂，加黄连3克、干姜2克，巩固疗效。

按 中医并无"痛风"这一病名，现代较多医家认为可从历节病论治。《内经》有"风、寒、湿三气杂至合而为痹"，鉴于其致病特点与外邪致痹相一致，可归属中医"热痹""历节病""痛风痹"等范畴。颜师根据痛风性关节炎的临床表现为局部关节红肿热痛，参考痹证证治，并结合其病机特点，根据张璐《张氏医通》"肢节肿痛，痛属火，肿属湿，盖为风寒所郁，而发动于经络之中，湿热流注于肢节之间而无已也"之说，认为痛风病源于湿聚热蕴，气机受阻，湿热聚于关节，经络闭阻，不通则痛。治疗上以清利湿热，畅通气机为宜。患者除痛风，伴有头痛、胸部不适，以四妙丸加川草薢、土茯苓、车前草、威灵仙等祛风除湿止痛；黄芪赤风汤治疗补气活血祛风，加川芎、黄芩药对辛开苦降治疗头痛；丹参活血凉血安神。二诊，根据患者症状调整用药，祛邪之药减少，增加扶正之力。三诊，在原方案基础上以枳术丸健脾扶正，羌独活祛风除湿止痹痛。四诊，痛风已平，加用黄连、干姜辛开苦降祛湿热以巩固疗效。

案 ❷ 李某，男，58岁。

[初诊] 2018年1月26日。

主诉：痛风2年余，脚痛2周余。

病史：既往有冠状动脉狭窄，高血压病等病史，长期饮酒史及吸烟史，以及不规律服药史。痛风病史2年余，曾服用降尿酸药物（具体不详），但仍时有跖趾关节、脚趾拇指关节红肿热痛，近来觉胸闷，鼻中少有血丝，胃纳一般，时而泛酸，大便通畅，痰灰黏，易于咯出。

舌脉：舌红苔薄白黄，脉左寸弱。

诊断：中医：痹症。

西医：痛风。

辨证：痰热夹湿。

治则：健脾利湿。

处方：党参9克　茯苓9克　苍白术各9克　法半夏9克　黄连3克　瓜蒌皮9克　枳实9克　桔梗6克　黄柏6克　生薏仁15克　吴茱萸2克　赤白芍各9克　川牛膝15克　广木香9克　川草薢15克　炙甘草5克　14剂

[二诊] 2018年2月9日。患者关节红肿热痛已平，下肢皮肤瘙痒，面部略充血，背部发痒，汗出或遇热而发，痰色灰易于咯出，胃纳、大便为常，畏热，脉两寸弱，舌红苔薄黄腻。为脾虚湿热之证。治以健脾化湿祛风。

方以上方去瓜蒌皮、吴茱萸，加干姜 2 克、荆芥 9 克、白蒺藜 15 克，14 剂。

[三诊] 2018 年 3 月 9 日。患者痛风未发，足部瘙痒已平，背部仍有瘙痒，痰色灰易于咯出，胃纳一般，大便先干后溏，脉两寸弱，舌红苔薄黄腻。气虚湿盛之证。仍以健脾化湿祛风为主。上方去白蒺藜，加防风 9 克、徐长卿 15 克、车前草 15 克、苏叶 15 克，14 剂。

按 患者为痛风之病，可归于中医之"痹症"论治，痛风一般发在足部跖趾关节或者足拇指关节处，发则红肿热痛。朱丹溪言腰以下病当以湿热为多，因湿性重浊，易趋于下，而红肿热痛皆属于"热"，湿热搏结下注于足可见疼痛。病机为本虚标实，治当固本清源，健脾化湿，清热利湿。方以四君子汤健脾除湿，以四妙丸清热利湿，为降尿酸基础方，常加川草薢以补肾祛湿；小陷胸汤以宽胸理气化痰；枳实与桔梗组成药对，调畅胸中之气机；黄连、吴茱萸为左金丸之意以抑肝暖脾治疗泛酸之证；木香和中理气除脾胃气滞，全方以健脾化湿，清热利湿为主，加入调气之药，以达气血畅通则经络自通而疼痛则平之目的。二诊，患者痛风平，停服西药；背部生痛，瘙痒不适，此仍为湿热内阻所致，因胃中不适已去，故去吴茱萸、加干姜，以黄连配干姜辛开苦降，加强祛湿热；"痒"则为风，故予以加用祛风之品荆芥、白蒺藜。三诊，患者未服西药情况下痛风未发，仍以四君子汤合四妙丸为基础方，背部瘙痒仍有，但大便稀溏，去白蒺藜，加防风以祛风胜湿止泻，车前草利小便而实大便，苏叶降气以行气和胃。随访 2 月，患者痛风未发。

六、汗证

案❶ 黄某，男，28 岁。

[初诊] 2017 年 12 月 30 日。

主诉：自汗出 1 月余。

病史：近 1 月余常自汗出，动则亦甚，以背部尤甚。全身关节酸痛，胃纳一般，大小便为常，口苦，心烦，入夜鼾症。

舌脉：舌红苔薄黄，脉左寸小滑。

诊断：中医：自汗。

西医：自主神经功能紊乱。

辨证：邪热内盛。

治则：清泄内热，调和营卫。

处方：生黄芪30克　党参9克　苍白术各9克　黄连3克　黄芩6克　黄柏6克　桂枝5克　白芍9克　柴胡5克　葶苈子包煎，18克　蔓荆子9克　茯苓30克　淮小麦30克　红枣7只　生甘草5克　14剂

[二诊]　2018年1月12日。服药1周后汗出好转，但就诊前2天又不慎外感风寒，方子转为疏风散寒之荆防败毒散加减。

[三诊]　2018年2月9日。复诊外感已平，再予以上方加防风取玉屏风之意以补益肺气，增强体质，此后加减服用2月左右，患者汗出止。

按　患者汗出以背部尤甚，背部为"阳中之阳"，阳盛逼津液外泄，故汗出，以三黄汤（黄连、黄芩、黄柏）清泄内热，热去则尤釜底抽薪，失去蒸腾之动力；动则亦甚，乃气随津脱，故见气虚，以参芪补气；入夜鼾症乃肺气不降，以葶苈子泄肺热降肺气，与蔓荆子合用既可清轻上扬，清利头目；两者配合参芪又可升补宗气；汗出后关节酸痛乃营卫失和，以桂枝汤调和营卫；心烦、口苦乃肝郁化火之证，以柴、芍疏肝柔肝；以其左寸脉小滑，左寸候心，乃心神不安之脉，"汗为心之液"，治汗证当养心安神为助，以甘麦大枣汤养心安神治之。综合而治，则心神安而营卫和，内热清而汗自止。

案❷　倪某，男，84岁。

[初诊]　2018年6月6日。

主诉：反复心悸、气促5年余，伴汗出1月。

病史：患者既往有冠心病，心律失常病史。近1月来常汗出，以胸口为甚，伴有心悸，动则气促，平躺或休息改善，夜尿频，大便欠畅，胃纳一般，入夜早醒，难以再眠，头痛，以眉棱骨痛为主。

舌脉：舌红苔薄黄，脉右关部弦滑。

诊断：中医：自汗。

　　　西医：冠状动脉粥样硬化性心脏病。

辨证：气虚湿盛。

治则：升补宗气，调和营卫。

处方：生黄芪30克　党参9克　苍白术各9克　蔓荆子9克　葶苈子18克　白芷5克　黄连5克　桂枝5克　赤白芍各9克　茯苓9克　降香5克　川芎9克　煅牡蛎先煎，15克　丹参9克　红花6克　炙甘草5克　14剂

[二诊]　2018年6月22日。汗出明显见少，气促，活动后甚，头痛改

善，偶有胸闷、胸痛，痛放射至背部，脉弦滑，舌红苔薄白。仍为宗气不足之证。继以升补宗气为主善后。

按 患者耄耋之年，脏腑功能减退，时有心悸、汗出，动则气促，此乃气虚之象，汗为心之主，心气不足则神不安而心悸，气虚不摄则津液外泄，故见汗出；心神失养则难眠。宗气即积于胸中之气，又称"大气""胸中大气"，《灵枢·邪客》曰："宗气积于胸中，出于喉咙，以贯心脉而行呼吸焉。"故宗气的生理功能主要体现在对心肺功能的调节上，宗气不足的病理表现形式之一为气虚。宗气亏虚鼓动无力，则心悸怔忡，动则胸闷气促，气虚无以摄津敛汗则汗出异常。故以参、芪、葶苈子、蔓荆子以升补宗气；以桂枝汤加煅牡蛎调和营卫、酸涩止汗；另有瘀血致汗者，如《医林改错·血府逐瘀汤所治之症目》说："竟有用补气、固表、滋阴、降火，服之不效，而反加重者，不知血瘀亦令人自汗、盗汗。"以冠心Ⅱ号方活血化瘀；"心病宜温"，以桂枝茯苓汤以温经利水治疗心悸；白芷治疗头痛。全方并无止汗治标之药，而以固本为主，调和营卫为辅，心证自止而汗出愈。

皮肤头面五官病证

一、复视

郁某，男，59 岁。

[初诊] 2015 年 6 月 17 日。

主诉：双目复视 3 个月。

病史：患者既往有冠状动脉狭窄史。近 3 个月复视，伴有头晕，两小指麻木，偶有口唇有麻感，胸部刺痛阵发。

舌脉：舌胖苔薄白，脉弦。

检查：眼科检查视野、眼底、视力等未见异常。

诊断：中医：视岐。

西医：复视。

辨证：气虚血瘀。

治则：益气升阳，活血化瘀。

处方：生黄芪 30 克　桂枝 3 克　赤白芍各 9 克　当归 9 克　川芎 9 克　桃仁 9 克　红花 6 克　枳壳 6 克　桔梗 6 克　柴胡 9 克　川牛膝 9 克　苍白术各 9 克　茯苓 9 克　丹参 15 克　炙甘草 5 克　14 剂

[二诊] 2015 年 9 月 23 日。服上方加减 2 月余，患者诉右眼好转，但向左侧斜视时仍有重影，晨起或劳累时甚，时有胸闷、咽痒咳嗽，脉弦而数，舌红苔薄白。

处方：生黄芪 30 克　党参 9 克　苍白术各 9 克　茯苓 30 克　肉桂 3 克　黄连 3 克　柴胡 9 克　当归 9 克　白芍 9 克　薄荷 3 克　枳壳 9 克　女贞子 9 克　枸杞子 9 克　车前子包煎,9 克　菟丝子 9 克　炙甘草 5 克　56 剂

随访，上方加减服用 2 个月诸证平。

按　复视指两眼看一物体时感觉为两个物像的异常现象，可分为单眼

复视和双眼复视。临床上以双眼复视更多见，又分为伴眼肌运动障碍性和不伴有眼肌运动障碍性复视。从中医文献中分析，可将该病归属于"视歧"，最早见于《灵枢·大惑论》"精散则视歧，视歧见两物"。视歧多因风痰、风热上扰，肝肾阴虚所致，是以目睹一物成二像为主要表现的内障类疾病。患者有冠状动脉狭窄史，复视，伴有胸部刺痛阵发、小指发麻等症，颜师认为此为目失于濡养所致，其一，为肝阴肝血不足，无以濡养目睛；其二，为气虚血瘀，气血不能上乘于目，则目睛失养。据其伴随症状，提示后者为其病机关键。故予以黄芪桂枝五物汤合血府逐瘀汤出入以补气活血，使得气充则血行。二诊，患者右眼好转，左侧仍复视，肝开窍于目，左侧当责之于肝病，当治肝为主，予以逍遥丸为主，合五子衍宗丸以补肾填精，"精血同源"，以充肝阴肝血为治；黄芪四君子汤以补气健脾，再以交泰丸交通心肾。

二、眼球震颤

毕某，男，55 岁。

[**初诊**]　2018 年 12 月 19 日。

主诉：眼球震颤近 2 月余，加重伴头晕目眩 1 周。

病史：患者 2 年前脑出血史，有高血压病史，目前血压控制可，有甲状腺结节、痛风史。近 2 个月眼球震颤，每日寅时发作，伴头晕目眩，后仰加重。时有脘腹胀痛，矢气胀减，大便忽干忽稀。

舌脉：舌红苔黄腻，脉寸弱，关部细弦。

诊断：中医：辘轳转关。

　　　　西医：眼球震颤。

辨证：肝经湿热，肝风内动。

治则：补气活血祛风，清利肝经湿热。

处方：生黄芪 30 克　防风 6 克　赤白芍各 9 克　桂枝 5 克　柴胡 9 克　黄芩 6 克　法半夏 9 克　煅牡蛎先煎, 15 克　泽泻 15 克　苍白术各 9 克　青陈皮各 6 克　木香 15 克　枳实 9 克　怀牛膝 30 克　黄柏 6 克　炙甘草 5 克　28 剂

[**二诊**]　2019 年 1 月 16 日。眼球震颤消失，头晕明显好转，腹胀痛减，大便成形。头颈仍觉僵硬，视物易疲劳。脉右关细弦，舌胖有紫气，苔薄黄腻。肝经湿热未尽除。上方去牛膝、黄柏，加党参、葛根各 9 克。

按　"震颤"当从内风论治，肝开窍于目，眼球震颤当从肝风内动论治，结合寅时发病，寅时为肝经主令，皆可从肝论治。先颜亦鲁公言："肝

为万病之贼。"肝又为多气多血之脏，颜师谓："从肝论治即是从气血论治。""高巅之上，惟风火可到。"以黄芪赤风汤补气祛风活血；柴胡桂枝龙骨牡蛎汤清肝经湿热，和解少阳；三妙丸以清利下焦湿热；青陈皮、广木香药对以理气化滞，调畅气机。二诊，眼球震颤已消失，头颈僵硬，上方加党参、葛根以补气升清阳，葛根又能入太阳经，以此善后。

三、雷头风

N.CADDY，男，英国国籍，30岁。

[初诊] 2018年12月5日。

主诉：头上包块伴瘙痒2周余。

病史：患者近2周头上发痤疹，瘙痒不已，色红，头上汗出，脱发，胃纳一般，大便通畅，入夜早醒，晨起神疲。

舌脉：舌淡苔薄黄，脉左寸关部弦细。

诊断：中医：雷头风。

　　　　西医：湿疹？

辨证：风邪夹湿热。

治则：补气升清，化湿祛风。

处方：党参9克　茯苓9克　苍白术各9克　升麻6克　荷叶9克　荆芥9克　桂枝5克　白芍9克　黄芩6克　冬桑叶6克　丹皮6克　侧柏叶15克　当归9克　淮小麦30克　红枣5只　炙甘草5克　14剂

[二诊] 2018年12月19日。头部发包块明显减少，瘙痒减轻，惟清晨神疲，入夜睡眠不足，膝关节酸楚，胃纳一般，大便畅。脉两关略弦细，舌淡苔薄黄腻。脾虚湿盛之证。

处方：党参9克　茯苓9克　苍白术各9克　升麻6克　荷叶9克　法半夏9克　枳实9克　独活9克　补骨脂9克　陈皮6克　当归9克　白芍9克　透骨草15克　黄芩6克　厚朴9克　炙甘草5克　14剂

随访，2周后复诊雷头风症状已平，转为治疗他证。

按 金代刘完素在《素问气宜病机保命集》中提到"雷头风"为头部包块，红赤瘙痒。该案即为雷头风案。颜师认为该患为风邪外感夹湿热上扰所致，以荆芥祛风止痒，以四君子汤健脾化湿，以刘完素创之"清震汤"升清阳，调升降，方中升麻味甘气升，能解百毒；苍术辛烈，燥湿强脾；荷叶能助胃中清阳上行；阳旦汤以解表清里，调和营卫以止汗；桑叶、丹皮为叶天士常用药对，一则清肝经气分之热，一则解肝经血分郁热，且桑叶可止汗；当归、侧柏叶为生发丸组成，具凉血、养血、和血之功；另以甘麦大枣汤养心安神。二诊，患者发头部包块减少，脱发减轻，且瘙痒减轻，已效，继以原方案维持；另患者病膝部酸楚，从补肝肾，祛风湿论治。

四、耳后湿疹

卢某，女，62岁。

[**初诊**] 2019年5月22日。

主诉：耳后皮疹发红瘙痒1月余。

病史：患者于1月前无明显诱因出现耳后皮疹、色红，瘙痒，有渗出，于医院就诊诊断为湿疹，服用西药（具体不详）未见好转，故来就诊。刻下两侧耳后均见湿疹、瘙痒，口干，两颊潮热，入夜早醒，难以再眠。鼻衄，逢热而发，大便畅。

舌脉：舌紫苔薄白，脉弦而小数。

检查：耳后皮肤发红成片，有少许皮肤溃烂。

诊断：中医：浸淫疮。

　　　　西医：湿疹。

辨证：气阴不足，少阳郁热。

治则：补气养阴，和解少阳。

处方：生黄芪15克　党参9克　焦山栀3克　黄芩6克　柴胡9克　苍白术各9克　白芍9克　枳实9克　麦冬9克　五味子6克　茯苓9克　怀牛膝15克　法半夏15克　北秫米15克　炙甘草5克　14剂

[**二诊**] 2019年6月5日。服上方耳后湿疹仍未退，瘙痒，但未有新发或加重，鼻衄已止，口干减轻，入夜略能入睡，目痒。脉细，舌红苔薄且润。为气阴不足，少阳郁热之证。

处方：生黄芪15克　党参9克　麦冬9克　五味子6克　柴胡9克　黄芩6克　法半夏15克　白芍9克　焦山栀3克　香附9克　焦山楂9克　川芎6克　苍白术各9克　怀牛膝15克　枳壳6克　炙甘草5克　14剂

[**三诊**] 2019年6月19日。服上方后耳后湿疹好转，逢热则痒，腰背部牵掣不舒，入睡改善。脉寸弱，舌红苔薄黄。为中气不足，湿热下注之证。

处方：生黄芪15克　党参9克　苍白术各9克　升麻6克　柴胡9克　当归9克　陈皮6克　黄芩6克　法半夏9克　白蒺藜15克　炮姜2克　茯苓9克

炒杜仲15克　白芍9克　黄柏5克　炙甘草5克　14剂

[四诊]　2019年7月17日。耳后湿疹已平，红肿消失，仍觉逢热略有瘙痒，腰部酸楚下坠，胃纳、二便如常。脉弱，舌红苔薄黄。证同前。以上方去炮姜，加生薏仁继服。

按　湿疹属于中医"浸淫疮"的范畴，历代医家根据湿疹的皮损形态及其发生部位有不同的名称和描述，如"浸淫疮""湿疮""血风疮""面油风""旋风疮""乳头风"等。慢性湿疹常反复发作，缠绵难愈。该患者为老年女性，七八之年肾精不足而肝火有余，加之湿疹发于耳后，为胆经所过，结合症状舌脉，辨证为少阳郁热之证，颜师运用小柴胡汤以和解少阳以清其源，黄芪生脉饮补气养阴以固其本，半夏秫米汤和胃安神。二诊，仍以上法加越鞠丸出入注重调气活血解郁。三诊，患者湿疹已见好转，继续守法不变，加入补肾药物针对其肾亏之证。四诊，耳后湿疹平，皮疹消失，皮肤不红，自述遇热则略有瘙痒，另述其他不适之症，转而调之，仍以小柴胡汤兼顾治疗。小柴胡汤作为上千年前的伤寒论经方，今人应用得当仍可取得较好疗效，该病例颜师抓住发病部位为耳后这一重点，结合患者体质为年高气阴不足为病本，将该病从脏腑论治，病变脏腑位于肝胆，经络位于足少阳胆经，以小柴胡汤和解少阳为主，兼治气血。全方并未应用清热解毒，凉血等药物，而湿疹自平，全方位体现了中医的辨证思维，又体现了"气通血活，何患不除"的思想。

五、激素依赖性皮炎

周某，女，35岁。

[初诊]　2019年12月4日。

主诉：停止美容院面部美容1周后，出现面部红疹。

病史：患者一直患有面部湿疹，曾服用中药以及皮肤科外用药膏、西药等治疗，未痊愈。近期一直在某美容院运用其产品治疗，自觉面部湿疹明显改善。一周前，停止美容院产品护理后，面部突发大面积皮疹，呈大片融合性红疹，皮肤发热、瘙痒。于华山医院皮肤科就诊，予以诊断为激素依赖性皮炎，外用药膏（具体不详）、口服抗生素（具体不详）治疗，仍未见明显好转，故来诊。刻下面部皮疹右侧较甚，略瘙痒，遇热为甚，皮肤发热感，胃纳一般，大便干结，月经衍期未至。

舌脉：左手细弦，脉细。

检查：面部发红，皮疹，凸出皮肤，呈大片融合。

诊断：中医：面部激素药毒。

西医：激素依赖性皮炎。

辨证：湿热入血。

治则：凉血解毒，祛风除湿。

处方：水牛角先煎，30克　生地9克　升麻9克　连翘9克　黄连5克　赤芍9克　丹皮9克　桑叶9克　苍白术各9克　生薏仁15克　生槐花6克　厚朴9克　白蒺藜15克　陈皮6克　土茯苓15克　生甘草3克　14剂

[二诊]　2019年12月18日。患者服用上方后面部红疹明显颜色变淡，范围缩小，大便通畅或隔日而解，面部皮肤仍有灼热感，以右侧面部为甚，月经衍期3日而至，量少。脉两寸小滑，舌红苔薄黄。中医素有右肺左肝之证。

处方：水牛角先煎，30克　生地9克　升麻9克　连翘9克　生芦根30克　生薏仁15克　冬瓜仁9克　桃仁9克　黄连5克　生槐花6克　赤芍9克　苍白术各9克　西河柳15克　厚朴9克　陈皮6克　生甘草3克　14剂

[三诊]　2020年1月15日。面部红疹基本消失，略发红，舌脉同前。继以上方再服14帖巩固疗效。

按　颜师根据先贤总结之经验，从气血论治皮肤病，认为湿热久郁，入血则化为瘀热之证，热邪扰动血分，迫血溢于皮下，表现为皮疹色红、皮肤灼热等证，临证常从血热论治效佳。初诊，运用犀角地黄汤清热凉血；清胃汤以清胃泻火；槐花汤以清热凉血祛风，《日华子本草》曰其："治皮肤风。"加白蒺藜祛风平肝，桑叶泄肝经郁热；生薏仁、土茯苓祛湿解毒；生薏仁对于皮疹内有白、黄脓头效佳；再以平胃散作为衬方护胃。二诊，皮疹颜色、范围均较前明显好转，右侧面部甚，中医素有左肝右肺之说，右侧宜于加强清肺经风热，加西河柳以散风、解毒，生芦根以清解气分之热。由此体现颜师从气血论治该病，如《丹溪心法》中所述"气血冲和，万病不生，一有拂郁，诸病生焉，故人身诸病多生于郁"。皮肤病之发病亦不离气血，虽以风、湿之邪为多，然其在气分与在血分表现不同。初病在气分，可用清解、祛湿、理气之法，兼顾治血；久病在血分，常以凉血解毒，兼以祛风除湿、理气之法。

六、耳胀

刘某，男，64岁。

[**初诊**]　2019 年 7 月 25 日。

主诉：耳胀 2 周余。

病史：患者 2 周前开始觉耳胀，两耳均胀，伴头胀，大便隔日而解，粪便不甚干燥，入夜难眠，口干，面部潮红明显。胃纳一般，目糊，劳累后尤甚。

舌脉：舌胖苔薄白，脉细弦。

诊断：中医：耳胀。

　　　　西医：中耳炎？中耳气压伤？

辨证：湿热内阻，虚阳上亢。

治则：清利湿热，潜镇虚阳。

处方：生黄芪 30 克　防风 6 克　赤白芍各 15 克　杏麻仁各 9 克　黄连 3 克　肉桂 2 克　黄芩 9 克　厚朴 9 克　苍白术各 9 克　黄柏 6 克　柴胡 6 克　法半夏 15 克　怀牛膝 30 克　党参 9 克　升麻 6 克　炙甘草 5 克　14 剂

[**二诊**]　2019 年 8 月 8 日。耳胀较前改善，目糊，头略胀，上午为甚，舌麻木感，大便隔日一解，阴部肛门潮湿，面部潮红，入夜睡眠改善。脉左寸弱，舌胖大，苔薄白。气虚湿热之证，治以补气化湿之法。

处方：生黄芪 30 克　防风 6 克　赤白芍各 15 克　杏麻仁各 9 克　党参 9 克　茯苓 9 克　泽泻 15 克　苍白术各 9 克　黄连 3 克　肉桂 2 克　白蒺藜 15 克　川草薢 15 克　怀牛膝 30 克　生薏仁 15 克　黄柏 5 克　炙甘草 5 克　14 剂

[**三诊**]　2019 年 8 月 22 日。耳胀已平，头胀改善，上半身汗出，动则尤甚，大便隔日而解，入夜平安，胃纳一般，下体潮湿减而未平。脉两寸细弦，舌红苔薄黄。"高巅之上，惟风火可到"，治以补气活血，祛风清火。

处方：生黄芪 30 克　防风 6 克　赤白芍各 15 克　黄芩 6 克　川芎 9 克　桑叶 6 克　黄连 3 克　肉桂 2 克　怀牛膝 30 克　白菊花 6 克　泽泻 15 克　白蒺藜 15 克　苍白术各 9 克　茯苓 9 克　枳壳 6 克　炙甘草 5 克　14 剂

按　该病例为"耳胀案"。宋代《仁斋直指方》最早有"耳胀痛，用虎耳草汁滴入耳内，痛即止"的记载。"耳胀"这一病名始见于近代《大众万病顾问》："何谓耳胀，耳中作胀之病，是谓耳胀。"由此可见，可将其独立出一个疾病来看待。该患者初诊表现为耳胀感，伴有头胀。颜师从少阳经论治，耳为头部，"高巅之上，惟风火可到"，因此耳胀之病治当祛风清火，结合患者舌脉，为脾虚体质，故以黄芪赤风汤以补气活血祛风，小柴胡汤和解少阳，以三黄清内热，交泰丸交通心肾，怀牛膝、肉桂药对以潜镇虚阳。

使得风火得祛，少阳得解，虚阳得潜。患者服用 2 周后，耳胀明显改善，症见下体潮湿，去小柴胡汤，加白蒺藜祛风，四妙丸加川草薢、泽泻泄下焦湿热，以四君子汤补脾化湿以培补正气。至三诊，患者耳胀平，转治其他症状。从该案例学习颜师运用六经辨证，以小柴胡汤治疗耳部疾病的治法，同时结合法耳朵所处部位为头部，头部疾病特点是风火易感，注重祛风清火，同时结合患者体质，以固本清源。

七、会厌囊肿

浦某，男，49 岁。

[初诊]　2018 年 8 月 15 日。

主诉：咽喉肿痛 1 年余，加重伴声音嘶哑，言语困难 2 个月。

病史：患者 1 年多前被狗咬后注射狂犬疫苗后，出现咽喉肿痛、腰酸、小便频数等症状。2 月前发声音嘶哑，多言则咽痛且干，伴痰多，色白且黏，易于咯出，情志焦虑。胃纳一般，大便干结，入夜难眠。

舌脉：舌红苔薄黄，脉左寸关部弦滑，右寸小滑。

检查：喉镜检查提示声带增生充血，会厌囊肿。

诊断：中医：喉喑。

　　　西医：会厌囊肿。

辨证：痰瘀交阻。

治则：理气活血，健脾化痰。

处方：生地 9 克　当归 9 克　川芎 9 克　赤白芍各 9 克　桃仁 6 克　红花 6 克　柴胡 9 克　枳壳 6 克　桔梗 6 克　川牛膝 6 克　陈皮 6 克　制半夏 9 克　茯苓 9 克　炒竹茹 6 克　黄连 5 克　苍白术各 9 克　生甘草 3 克　14 剂

[二诊]　2018 年 8 月 29 日。咽痛口干好转，多言则声音嘶哑，伴两目充血、胀痛，情绪焦虑不安，胃纳一般，入夜难寐，乱梦，脉左寸关部细弦而滑，舌红苔薄黄。为痰瘀交阻之证。以铁笛丸出入。

处方：生地 9 克　天麦冬各 9 克　当归 9 克　川芎 9 克　赤白芍各 9 克　象贝母 9 克　款冬花 9 克　生诃子 6 克　桃仁 6 克　红花 6 克　生山楂 15 克　苍白术各 9 克　枳壳 6 克　桔梗 6 克　薄荷后下，6 克　生甘草 3 克　14 剂

[三诊]　发音清晰，声调也比二诊时有提高，但多言仍咽痛，不适之程度有所减轻。继进铁笛丸出入。

按　患者咽痛 1 年余，近来声音嘶哑，多言亦甚，结合脉证，颜师认为

此为痰瘀交阻之证，二者皆可阻滞气机通畅，从而致喑哑难出。颜德馨教授常言"怪病从瘀论治"，且患者病久气血乖违，予以血府逐瘀汤调气活血，黄连温胆汤以化痰健脾除湿。二诊，患者咽干咽痛好转，仍多言声音嘶哑，在化痰活血基础上加铁笛丸以润肺利咽，生津止渴。肺主气，自古有"喉为肺所主"，方中玄参、麦冬、桔梗、甘草滋阴降火，利咽宣肺；配伍瓜蒌皮润肺化痰，宽胸散结；生诃子肉降火利咽；青果清热解毒，利咽生津；凤凰衣补肺止咳；浙贝母清热化痰。诸药相合，共奏润肺利咽，生津止渴之效。生山楂既可活血又可散结，国医大师干祖望认为该药可具"消磨各种息肉"作用，常用于声带息肉治疗。三诊，发音较前清晰，音调有所提高，仍以上方出入继服。

八、鼻中隔术后状态

王某，男，26岁。

[**初诊**]　2019年4月10日。

主诉：鼻塞伴鼻涕倒流3年余，加重1月。

病史：3年前篮球撞击鼻部后鼻子酸痛，逐渐出现鼻塞，流涕。曾做过鼻甲、鼻中隔手术（右鼻孔内手术），术后鼻塞症状不减，鼻涕倒流，呈白色黏痰状。近1月来两侧鼻孔轮流鼻塞，鼻涕倒流，涕少呈白色黏痰状，嗅觉尚正常，头昏沉，口干。

舌脉：舌红苔黄白稍厚，脉弦细。

诊断：中医：鼻渊。

西医：鼻甲、鼻中隔术后状态。

辨证：湿热内阻，清窍不利。

治则：清利湿热，升阳通窍。

处方：生黄芪30克　防风6克　苍白术各9克　桂枝5克　赤白芍各9克　升麻6克　柴胡6克　葛根6克　黄芩6克　黄连5克　辛夷花包煎,6克　藿香15克　泽泻15克　细辛3克　川芎9克　炙甘草5克　28剂

[**二诊**]　2019年5月8日。鼻塞，流白涕，量多，伴有头部昏沉，胃纳一般，大便隔日而解，舌红苔薄黄。肺开窍于鼻，仍以扶正达邪之法。

处方：生黄芪30克　防风6克　苍白术各9克　法半夏9克　连翘9克　茯苓9克　石菖蒲9克　陈皮6克　路路通9克　红花6克　桃仁6克　赤白芍各9克　川芎9克　白芷6克　升麻6克　生甘草3克　28剂

［三诊］　2019年6月5日。左鼻孔已不堵塞，右鼻孔症状稍减轻，鼻涕减少，量不多，头部已不再昏沉。疗效已显。上方去半夏、陈皮、石菖蒲，加泽泻15克、细辛3克、黄连3克、黄柏5克，14剂。

按　《灵枢·本神》云："肺气虚则鼻塞不利，少气。"久病失养，损及脾胃，脾虚不能升清降浊，湿浊内生，困聚鼻窍及脑部，而发鼻塞、头脑昏沉。脾肺气虚，鼻涕倒流，湿困郁久化热，故先予补中益气、清热化痰之法。自《内经》始，历代医家认为鼻渊系胆热上移于脑，蒸迫脑汁下渗所致。颜师在继承《内经》"胆热上移于脑"基础上，对鼻渊病因病机有进一步认识。本案患者因外物撞击而诱发鼻渊，又经两次手术，虽无明显瘀血表征，然"外伤、手术必致瘀，久病必有瘀"，故二诊更添活血化瘀之力，方选王清任之通窍活血汤；加白芷、辛夷消肿排脓、善通鼻窍；菖蒲、连翘、路路通化痰散结、通络开窍；升麻、防风升清降浊。诸药相伍，共成活血祛瘀、清热化痰、排脓通窍之功。药后左鼻孔已然通畅，头部不再昏沉，右鼻孔堵塞症状减轻，鼻涕倒流现象消失，疗效显著。颜师从瘀血或痰瘀交阻论治鼻渊治疗该病提供新的思路。

妇 科 病 证

一、闭经

倪某，女，45岁。

[初诊]　2017年10月11日。

主诉：停经3月余，伴潮热汗出。

病史：患者既往有脂肪肝，子宫肌瘤，乳腺小叶增生病史。素有月经周期或前或后，经前乳房隐痛，少有血块。已停经3个月，近两周颈部不适，咽喉似有棉絮。刻诊：夜间四肢发胀，胸胁痛。

舌脉：舌红苔薄黄，有舌缨线，脉细弦。

检查：近来检查发现有脂肪肝，转氨酶偏高，其中丙氨酸氨基转移酶88 U/L（＞40 U/L），门冬氨酸氨基转移酶46 U/L（＞35 U/L）。

诊断：中医：闭经。

西医：更年期综合征。

辨证：肝郁肾亏。

治则：疏肝解郁，填精补肾。

处方：柴胡9克　当归9克　白芍9克　薄荷3克　茯苓9克　苍白术各9克　仙茅9克　仙灵脾15克　巴戟天9克　知母9克　黄柏6克　枳实9克　升麻6克　荷叶6克　生苡草30克　泽兰15克　泽泻15克　14剂

[二诊]　2017年10月25日。月经未至，出现潮热，心烦易怒，脉细，舌红苔薄黄。上方去升麻、荷叶、枳实、泽兰、泽泻，加川芎15克、红花6克、焦山栀6克、丹皮6克，14剂。

[三诊]　2017年11月8日。月经仍未至，然心悸、潮热减少，脉细弦而数，舌红苔薄黄腻。辨证为痰阻胞脉，经血不下。治以理气化痰，兼以通经逐瘀。

处方：焦山栀6克　丹皮6克　柴胡9克　当归9克　白芍9克　薄荷3克　茯苓9克　苍白术各9克　香附9克　川芎9克　法半夏9克　陈皮6克　枳实9克　桂枝5克　红花6克　生茜草30克

14剂后月经来潮。

按　《内经》言："女子……七七任脉虚，太冲脉衰少，天癸竭，地道不通，故形坏而无子也。"该患者年近七七，月经周期或前或后，近来停经3月，欲再行治疗。此年龄段停经，颜师从肝肾论治，叶天士言"女人以肝为先天"，以逍遥丸以疏肝理脾，二仙汤以补肾填精，并强调接近绝经期补肾药仙灵脾剂量略大，用至15克，相对年轻患者则仅用9克即可；加生茜草以活血通经，通常剂量用至30克；再以清震汤提升清阳加泽泻泄浊以降脂；泽兰活血利尿。二诊，月经未行，去降脂方药，加川芎、红花活血化瘀以通经；加山栀、丹皮以清肝泻火。三诊，结合脉证，以疏肝化痰为主，丹栀逍遥散清肝泻火，合柴胡疏肝散以疏肝理气，桂枝、红花、茜草温经活血通经；二陈汤健脾化痰祛湿。2周后月经来潮。

二、流产后高泌乳素血症

张某，女，29岁。

[**初诊**]　2016年2月24日。

主诉：流产后半月余，发现泌乳素增高。

病史：患者孕六周流产已半月余，恶露已净。发现泌乳素偏高（40 ng/ml），神疲，困倦，饥则胃部不适，食后嗳气，手足发冷，下肢尤甚，腰酸，易于汗出。

舌脉：舌红苔薄白，脉细弦。

诊断：中医：产后虚证。

　　　　西医：流产后高泌乳素血症。

辨证：气血两虚。

治则：疏肝健脾，大补气血。

处方：炙黄芪30克　党参9克　苍白术各9克　当归9克　茯苓9克　远志9克　酸枣仁9克　广木香6克　熟地9克　砂仁后下，3克　柴胡9克　白芍9克　枳壳6克　桂枝3克　煅牡蛎先煎，15克　炙甘草5克　14剂

[**二诊**]　2016年3月9日。脘腹作胀，精神稍振，月经已来潮，经前少腹稍痛，血块多。脉左关部弦细，舌红苔薄白。为气血不足，肝木有余之证。治以气血双补，疏肝行气，且活血化瘀。

处方：生黄芪30克　当归9克　赤白芍各9克　熟地9克　砂仁后下，3克　丹参15克　红花6克　柴胡9克　茯苓9克　苍白术各9克　川芎9克　香附9克　枳实9克　瞿麦9克　桑叶3克　炙甘草5克　14剂

[三诊]　2016年3月23日。近来咽痛，口腔溃疡，低热，神疲。脉右寸弱，舌红苔薄黄。为气虚肝旺之证。

处方：生黄芪30克　党参9克　苍白术各9克　柴胡9克　当归9克　白芍9克　茯苓9克　薄荷3克　升麻6克　桔梗6克　桂枝5克　陈皮6克　香附9克　川芎6克　黄芩6克　炙甘草5克　14剂

[四诊]　2016年4月6日。月经来潮，色鲜红，有血块，经前少腹隐痛，乳胀，面部易过敏。脉右寸已起，舌红苔薄白。方用逍遥散合八珍汤，加瞿麦、红花活血化瘀。

其后一个半月，仍投补中益气汤合逍遥散或四物汤出入。六诊时反映泌乳素指标正常，月经已正常，无血块，经前亦无不适。

按　高泌乳素血症是指各种原因引起的外周血泌乳素（PRL）异常升高，临床上出现月经量少，稀发，甚至闭经，不孕或习惯性流产等症状的临床综合征。根据临床表现，本案当归于"产后病"论治。颜师根据产后（流产后）女性生理特点气血亏虚，多虚多瘀，治疗产后病均在补益气血基础上辨证施治。以归脾汤补血安神，以柴胡桂枝龙骨牡蛎汤去龙骨以疏肝潜阳安神；再以熟地黄补肾填精，古人常以砂仁拌炒助其吸收；合白芍、当归又组成四物汤之意。全方补中有通，补而不滞，如《景岳全书》言："产后气血俱去，诚多虚证，然有虚者，有不虚者，有全实者，凡此三者，但当随证随人，辨其虚实，以常法治疗。"二诊，经期小腹痛，月经有血块提示有瘀血内阻，予以桃红四物汤合柴胡疏肝散以理气活血，加瞿麦通经，以桑叶清肝火并止汗。三诊，为气虚肝旺之证，方用补中益气汤合逍遥散加减。此后以补气养血活血，疏肝理气为原则加减治疗2月余，患者泌乳素正常。

三、月经后期

任某，女，38岁。

[初诊]　2019年1月21日。

主诉：月经延迟2月未行。

病史：患者既往月经延迟病史，曾服黄体酮治疗。刻下月经延迟2月，伴有乳房胀痛，无腹胀、腹痛，心中烦闷，畏寒，胃纳可，大便通畅，夜寐

安。近来 3 月进食量无明显改变，体重增加约 3 千克。

舌脉：舌质淡胖，苔薄白，脉弦细小滑。

检查：阴道彩超检查提示：宫颈囊肿，子宫内膜厚度：8 mm。

诊断：中医：月经后期。

西医：月经不规则。

辨证：气虚肝郁痰阻。

治则：补气化湿，疏肝健脾。

处方：生黄芪 30 克　党参 9 克　苍白术各 9 克　陈皮 9 克　半夏 9 克　茯苓 9 克　当归 9 克　炒白芍 9 克　柴胡 9 克　干姜 3 克　薄荷 3 克　生茜草 30 克　炙甘草 6 克　7 剂

[二诊]　2019 年 1 月 29 日。患者述服药 5 日后月经来潮，刻下为行经第 1 天，乳房胀痛，无腹痛，月经色鲜红，量少，无血块，胃纳可，大便通畅，夜寐安。舌脉同前。继以上方加丝瓜络、橘核，生茜草减量为 10 克。

按　患者既往有月经后期病史，形体较为肥胖，肥人多痰湿，痰湿多由脾虚而来，此为体质因素；"女人以肝为先天"，颜师认为月经后期多有肝气郁滞，气郁则加重痰湿内阻，且气郁则血不行为瘀血，故在治疗上当疏肝理气，化痰行血；结合患者气虚体质特点，予以黄芪六君子汤补气健脾化痰，逍遥散疏肝理脾解郁；生茜草一味以凉血活血，祛瘀，通经，剂量常用至 30 克。患者服用 5 日月经即行。月经通后生茜草减量继服。嘱其下次月经前 10 日再服初诊方，如此服用 2~3 个月经周期。

四、卵巢早衰

唐某，女，43 岁。

[初诊]　2019 年 3 月 4 日。

主诉：月经后期 2 月余。

病史：患者月经衍期 2 月余，于医院经查予以诊断为卵巢早衰症，建议其服用黄体酮，患者暂不欲服用西药，故来就诊。胃纳一般，心中略烦躁，大便通畅，入夜平安。

舌脉：舌红苔薄黄，脉弦细。

检查：上海市同济医院（2019.3.4）：雌激素：0.68 nmol/L。

诊断：中医：月经后期。

西医：卵巢早衰症。

辨证：肝郁肾虚，瘀血内阻。

治则：疏肝补肾，活血痛经。

处方：柴胡9克　当归9克　赤白芍各9克　薄荷3克　苍白术各9克　茯苓9克　苍白术各9克　仙茅9克　仙灵脾15克　巴戟天9克　黄柏6克　知母9克　香附9克　生茜草30克　生甘草3克　14剂

[二诊]　2019年4月4日。服药2周月经即下，胃纳一般，大便略秘，入夜平安，脉左寸弱，舌红苔薄黄，近日受风寒咽痛，治以兼顾。

处方：柴胡9克　当归9克　赤白芍各9克　薄荷后下，6克　苍白术各9克　前胡9克　杏桃仁各9克　桔梗6克　仙茅9克　仙灵脾15克　巴戟天9克　黄柏6克　知母9克　香附9克　益母草30克　生甘草3克　14剂

[三诊]　2019年4月18日。月经按期而至，大便畅通，鼻干，胃纳一般，经后略神疲，脉细，舌尖红苔薄白。为肝郁之证。上方去前胡、杏桃仁、桔梗，加生熟地各9克，川芎9克，香附9克，14剂。

按　"女子……七七天癸竭，地道不通"，然患者仅六七之年，尚未到绝经期而停经，结合舌脉当属肝郁肾亏之证，颜师予以逍遥丸疏肝理气，二仙汤温肾补肾，二陈汤以健脾化痰，生茜草以活血痛经，服药2周后月经即行。二诊，略感风寒，加用前胡疏风宣肺，薄荷后下加桔梗汤清热解表利咽，杏桃仁以降肺气活血通便，鉴于生茜草价格偏高，以益母草代之。三诊，患者月经按期而至，经后加入补血疏肝之剂。嘱其经前7~10日服用初诊方，经后服用三诊方。随访患者服用半年，月经均规律。

五、垂体囊肿

谢某，女，26岁。

[初诊]　2019年5月17日。

主诉：月经延迟10余日。

病史：患者确诊垂体囊肿病史2年余，经查泌乳素偏高，月经常有延迟。刻下月经延迟10余日，无痛经史，上次月经量少，夹有少量血块，乏力，头晕，口干，口黏，大便不成形，便前腹痛，入夜平安。

舌脉：舌缨线明显，舌红苔薄黄腻，脉弦细。

诊断：中医：月经后期。

　　　　西医：垂体囊肿，泌乳素增高症。

辨证：肝郁肾亏，湿热内阻。

治则：疏肝补肾，活血痛经。

处方：柴胡9克　当归9克　白芍9克　黄连5克　干姜2克　薄荷3克　茯苓9克　苍白术各9克　仙灵脾15克　仙茅9克　巴戟天9克　黄柏6克　知母9克　防风9克　陈皮6克　生茜草30克　14剂

［二诊］　2019年5月31日。服上方1周后行经，量少，头昏、乏力好转，大便已成形，入夜平安，清晨痰白。其母代诊，舌脉不详。上方去黄连、干姜、防风，加川芎9克、熟地9克、菟丝子9克、红花6克，14剂。

［三诊］　2019年7月12日。月经按期而至，经量较前增多，近来胃纳不佳，多梦，清晨痰白。脉细数，舌红苔薄黄。肝郁肾亏，湿热内阻之证。

处方：柴胡9克　当归9克　白芍9克　薄荷3克　茯苓9克　苍白术各9克　泽泻15克　法半夏9克　枳壳9克　仙灵脾15克　仙茅9克　菟丝子9克　黄柏6克　红花6克　川芎9克　黄柏6克　生茜草30克　14剂

按　患者为垂体囊肿，泌乳素增高症，月经衍期且量少。脉证合参，颜师认为其为肝郁肾亏，湿热内阻之证。治疗以逍遥散疏肝理气，以二仙汤补肾温阳；便溏，便前腹痛，为肝郁脾虚之证，予以痛泻要方疏肝理脾；二陈汤健脾化痰，黄连、干姜辛开苦降祛湿热；生茜草30克以活血痛经。二诊，服药1周患者行经，但量少，原方加入四物汤补血，菟丝子补肾，红花活血痛经。三诊，月经按期而至，且经量较前为多。颜师结合患者月经周期不同生理特征用药，如月经前以疏肝理气，补肾通经为主；经后当以补血温肾为主，如此循环治疗3~5个月经周期，月经可规律，然针对垂体囊肿病例当辨证与辨病结合，颜师认为该病常与"痰"有关，结合患者症状，注重健脾化痰，常以二陈汤主之，可增进疗效。

儿 科 病 证

一、慢性鼻炎

案❶　孙某，女，10岁。

[初诊]　2015年12月16日。

主诉：慢性鼻炎病史2年余，加重1周余。

病史：患者体质素弱，体型瘦小，面色萎黄，食欲不振，经常感冒。近来鼻衄，畏寒，二便调。

舌脉：舌质淡红苔薄黄，脉弱。

诊断：中医：鼻衄。

　　　西医：慢性鼻炎。

辨证：营卫失和，脾胃湿热。

治则：调和营卫，健脾祛湿。

处方：生黄芪15克　防风6克　苍白术各9克　桂枝3克　白芍9克　枳壳6克　党参9克　茯苓9克　陈皮6克　法半夏9克　炙甘草5克　红枣7枚　14剂

随访，服毕其母反馈鼻衄已平，畏寒大为好转，纳谷亦馨。

案❷　丁某，男，14岁。

[初诊]　2017年1月19日。

主诉：鼻衄伴发热3日。

病史：近3日，患者受寒后发热，鼻衄日久，鼻塞，咳嗽，痰白不易咯出，胃纳一般，大便畅，神疲乏力，入夜平安。

舌脉：舌红苔薄白，脉左寸弱。

诊断：中医：鼻鼽。

西医：慢性鼻炎。

辨证：卫气不足。

治则：补气固表，芳香化浊，清热通窍。

处方：生黄芪30克　防风6克　苍白术各9克　桂枝5克　白芍9克　红枣5只　法半夏9克　茯苓9克　陈皮6克　黄连3克　藿香9克　党参9克　川芎6克　连翘6克　薄荷3克　炙甘草5克　14剂

[二诊]　2018年7月14日。再次就诊，询问病史，患者服上方约2月余，鼻鼽已愈。

按　至明清时期鼻鼽已作为以鼻流清涕为主症的疾病名。如《本草纲目·主治第四卷·百病主治药·鼻》曰："鼻渊，流浊涕，是脑受风热；鼻鼽，流清涕，是脑受风寒，包热在内。"既给出了鼻鼽的概念，也提出了和鼻渊的鉴别，同时认为其病机多为风寒包热。也有医家认为该病病机为肺气虚寒，如《诸病源候论》曰："肺气通于鼻，其脏有冷，冷随气入乘于鼻，故使津涕不能自收。"颜师则认为鼻鼽病机当为肺气不足，表虚营卫失和。儿童"脏腑娇嫩，形气未充"，易于感受六淫邪气，肺主皮毛，肺气不足则外邪或从皮毛而入，或从口鼻而入，致营卫失调、肺之功能失用；而鼻为肺之窍，肺气不足则可见鼻病。临证常擅用玉屏风散合桂枝汤以补肺固表，调和营卫。鼻涕浓稠者加二陈汤健脾化痰（如案1）；鼻塞者加藿胆丸以芳香化浊，清热通窍（如案2），其中猪胆汁不易获取，以黄连代之。

二、湿疹

倪某，女，9岁。

[初诊]　2018年1月12日。

主诉：反复发湿疹多年，近1月再发。

病史：患者自幼湿疹、荨麻疹，反复交替发作，易于感冒、发热。近来湿疹又发，面部湿疹发红，全身瘙痒难忍，影响睡眠，胃纳不佳，手足发冷。

舌脉：舌红苔薄白，脉细。

检查：面部、胸背部及四肢皮肤均发细小红疹，有抓痕，形体消瘦，面色萎黄。

诊断：中医：浸淫疮。

西医：湿疹。

辨证：营卫失和，湿热内阻。

治则：调和营卫，化湿祛风。

处方：生黄芪15克　防风6克　苍白术各9克　桂枝5克　赤白芍各9克　生地9克　红枣5只　连翘9克　黄连3克　升麻6克　僵蚕6克　白蒺藜9克　枳壳6克　生薏仁9克　炙甘草5克　28剂

［二诊］　2018年2月9日。湿疹较前少发，鼻衄，喷嚏频发，胸部及两胁部、头部湿疹瘙痒明显，大便已通畅，脉左寸弱，舌红苔薄。营卫不和，湿热内阻之证。以上方去生薏仁，加荆芥6克、丹皮6克、党参9克、茯苓9克，白蒺藜剂量增至15克，28剂。

［三诊］　2018年3月23日。荨麻疹已退，湿疹仍频发，遍及全身，逢热而发，入夜汗出。胃纳一般，大便偏干。山根诊见青筋横行，脉细，舌尖边红，苔薄。血分湿热之证。

处方：生黄芪15克　荆防风各6克　苍白术各9克　桂枝3克　赤白芍各9克　生地9克　当归9克　连翘9克　白蒺藜15克　红枣5只　黄连3克　徐长卿后下，9克　炙甘草3克　14剂

［四诊］　2018年5月23日。服用上方后湿疹明显减轻、瘙痒略平。然其后停服中药后，皮肤略有干燥，刻下以头部瘙痒为主，易于汗出，大便通畅。脉细弦，舌尖红绛。为风火湿交阻肌肤之证。

处方：生黄芪15克　防风6克　荆芥9克　苍白术各9克　桂枝5克　赤白芍各9克　生地9克　连翘9克　黄连5克　升麻6克　僵蚕9克　白蒺藜15克　槐花6克　泽泻9克　炙甘草5克　28剂

按　患儿自幼即反复发湿疹、荨麻疹。发则遍及全身，皮肤呈小红疹，瘙痒难已。结合汗出异常、手足发冷、易感，提示营卫不和，以桂枝汤调和营卫，合玉屏风散补气祛风改善体质；以《脾胃论》清胃散凉血泄热；以连翘、僵蚕散结消肿；白蒺藜祛风止痒；生薏仁利湿。二诊，湿疹少发，瘙痒明显，加重白蒺藜用量增强祛风止痒之力；加丹皮以凉血去郁热；加党参、茯苓以四君子汤健脾化湿固本。三诊，荨麻疹已退，湿疹仍有，增加荆芥祛风解表、徐长卿祛风止痒。四诊，反馈服上方后湿疹明显减轻，瘙痒略平，然停服中药后仍发。继以初诊方加减出入巩固疗效。

三、荨麻疹

贺某，男，4岁。

[**初诊**]　2018年3月22日。

主诉：周身风团频发近1周。

病史：患者近1周来风团频发，瘙痒不已，皮疹色红，发以颜面、颈部、背部、臀部均可见，尿多，遗尿频频，平素易于感冒，山根部青筋横行，胃纳一般，大便日畅，入夜平安。

舌脉：舌红苔根部黄腻，脉小数。

检查：颜面、颈部、背部、臀部可见皮疹色红，高于皮肤，部分有抓痕。

诊断：中医：风疹。

　　　　西医：荨麻疹。

辨证：肺经湿热。

治则：清热泄肺。

处方：生麻黄5克　蝉衣6克　槐花6克　杏仁6克　生石膏9克　荆芥9克　赤白芍各6克　丹皮6克　桂枝3克　红枣5克　苍白术各6克　僵蚕6克　枳壳6克　炙甘草6克　14剂

[**二诊**]　2018年4月19日。患者服上方风团皮疹略退，小儿遗尿亦略平，胃纳一般，大便通畅，脉小数，舌红苔薄黄。肺经湿热之证。上方去丹皮，加升麻6，桂枝由3克加至5克，苍白术由6克加至9克，荆芥由9克减量至6克，另加2片生姜，14剂。

[**三诊**]　2018年5月3日。患者仍有皮疹，皮疹发作频率较前减少，以背部和下肢为多，风团淡红，瘙痒，大便日畅，入夜遗尿，性情略急躁，胃纳一般，手足发冷，鼻衄较前好转，脉细，舌尖红，苔薄黄。气虚湿热之证。

处方：生黄芪15克　防风6克　桂枝3克　生麻黄3克　蝉衣6克　赤白芍各9克　生石膏12克　杏仁6克　荆芥9克　连翘9克　升麻6克　苍白术各9克　红枣5只　生甘草5克　14剂

随访，患者服用上方后风团基本不发，易感改善，以上方善后。

按　患者为慢性荨麻疹，风团反复发作，且体质差，易于感冒。初诊时患者风团正发，色红且遍及全身，瘙痒难忍，颜师予以《冉氏经验方》麻黄蝉衣汤，以麻黄宣肺发表，蝉衣宣肺、疏散风热、透疹止痒，槐花清热凉血；荆芥祛风散邪止痒；皮疹色红，乃血分有热，予以丹皮、赤白芍清热凉血，僵蚕清热定惊，消肿散结；桂枝汤调和营卫，枳壳载药向上向外达于皮肤；另以麻杏石甘汤治疗遗尿，因肺气宣发，气行则水行，津液四布，水道通畅；小溲之通闭，与肺关系至密，若肺气壅滞，气化不及州都，膀胱失约，则遗尿不止，以麻杏石甘汤出入，以清宣肺气，通调水道，下输膀胱，启州都之气化，通上而达下。二诊，患者风团皮疹消退，遗尿亦有所改善，仍以前方为主并加强祛风之力。三诊，患儿家属诉其风团发作频率较服药前明显减少，手足发冷，服药当中有过感冒，曾服用抗生素，予以玉屏风散以补气固表，合桂枝汤调和营卫，仍以麻杏石甘汤宣肃肺气以治疗遗尿；荆芥祛风止痒；因其皮疹高出皮肤，略有硬结，以连翘散结清热；以升麻清热解毒。患者服药后易感较前改善，以该方善后。

四、急性化脓性扁桃体炎

程某，男，10岁。

[初诊]　2019年4月24日。

主诉：发热伴咽痛2日。

病史：患者素体体质不佳，易于感冒。近2日发热伴咽痛，体温最高为38.5℃，于某医院就诊诊断为急性化脓性扁桃体炎，刻下神疲、乏力，胃纳不馨，二便可。

舌脉：舌尖红苔薄黄，脉不详（家长代诊）。

诊断：中医：喉痹。

　　　西医：急性化脓性扁桃体炎。

辨证：湿热内阻。

治则：清热化湿，解毒散结。

处方：生薏仁15克　杏仁9克　白蔻仁6克　黄芩9克　桂枝5克　白芍9克　荆芥9克　牛蒡子9克　薄荷6克　连翘9克　法半夏9克　陈皮6克　苍白术各9克　厚朴9克　桔梗6克　生甘草3克　7剂

[二诊]　2019年5月8日。上方服用2剂，即热退，咽痛平，遂停服。两周后不慎又感冒，喷嚏频频，手冷，食冷则呃，口有浊味。舌红苔薄，有少许芒刺。以阳旦汤出入。

处方：生黄芪15克　防风6克　苍白术各9克　黄芩6克　桂枝3克　白芍9克　党参9克　茯苓9克　公丁香3克　白豆蔻3克　藿香9克　陈皮6克　桔梗6克　炙甘草5克　红枣5枚　7剂

药后即愈，嘱其日常可服玉屏风散、香砂六君丸以补气强脾，增强免疫力。

按 患儿主诉发热伴咽痛，舌苔黄，此为湿热内蕴之证，予以三仁汤宣上、畅中、泄下，清化湿热；颜师总结孟河医派马培之治疗喉科疾病常用药对：荆芥、薄荷、连翘、牛蒡子，以疏风散邪，散结化脓；甘桔汤利咽止痛；以阳旦汤调和营卫，兼清里热；平胃散健脾化湿，促进脾运。二诊，患儿母亲反馈服上方2剂发热、咽痛即平。近日感风寒，无发热，伴脾胃不运之证，予以玉屏风散合阳旦汤以补气实表，兼为清里；六君子汤健脾化湿；公丁香、白豆蔻、藿香温中化湿，其中公丁香为先贤颜亦鲁公常用于瓜果寒凉伤及脾胃之解药，因患儿食冷为患，故用此药；甘桔汤利咽散结。

颜乾麟医案集

鸣谢

　　本书的出版得到海派中医流派传承工程项目——"海派中医"颜氏内科流派诊疗中心建设（编号：ZY（2018—2020）－CCCX－1003）及颜乾麟上海市名老中医学术经验研究工作室（编号：ZYSNXD－CC－MZY024）的支持。